A. Teufel
BASICS Humangenetik

+4

Andreas Teufel

unter Mitarbeit von Tiziana Galante

BASICS

Humangenetik

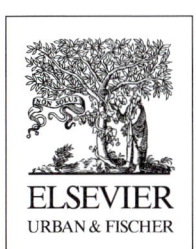

ELSEVIER
URBAN & FISCHER

URBAN & FISCHER München

Zuschriften und Kritik bitte an:
Elsevier GmbH, Urban & Fischer Verlag, Hackerbrücke 6, 80335 München

Wichtiger Hinweis für den Benutzer
Die Erkenntnisse in der Medizin unterliegen laufendem Wandel durch Forschung und klinische Erfahrungen. Der Autor dieses Werkes hat große Sorgfalt darauf verwendet, dass die in diesem Werk gemachten therapeutischen Angaben (insbesondere hinsichtlich Indikation, Dosierung und unerwünschter Wirkungen) dem derzeitigen Wissensstand entsprechen. Das entbindet den Nutzer dieses Werkes aber nicht von der Verpflichtung, anhand weiterer schriftlicher Informationsquellen zu überprüfen, ob die dort gemachten Angaben von denen in diesem Buch abweichen, und seine Verordnungen und Entscheidungen in eigener Verantwortung zu treffen.

Bibliografische Information der Deutschen Nationalbibliothek
Die Deutsche Nationalbibliothek verzeichnet diese Publikation in der Deutschen Nationalbibliografie; detaillierte bibliografische Daten sind im Internet über http://dnb.d-nb.de abrufbar.

Planung: Bettina Meschede
Lektorat: Petra Eichholz
Redaktion + Register: Text + Design Jutta Cram, Augsburg
Herstellung: Peter Sutterlitte, Rainald Schwarz
Satz: Kösel, Krugzell
Druck und Bindung: L.E.G.O. S.p.A., Italien
Umschlaggestaltung: SpieszDesign, Neu-Ulm
Titelfotografie: © DigitalVision/GettyImages, München
Gedruckt auf 115 g/qm Eurobulk 1,1 f. Vol.

Printed in Italy
ISBN 978-3-437-42 476-2

Aktuelle Informationen finden Sie im Internet unter **www.elsevier.de** und **www.elsevier.com**

Vorwort

Liebe Leserinnen und Leser,

die BASICS-Reihe wird normalerweise von Studenten für Studenten geschrieben. Dass dies beim vorliegenden Buch nicht der Fall ist, deutet schon darauf hin, dass die Humangenetik als vermeintlich kleines Fach mit vordergründig sehr komplexen Zusammenhängen nur von sehr wenigen Studierenden größere Beachtung findet. Dennoch soll auch dieses Buch den Grundsätzen der BASICS-Reihe folgen und einen möglichst einfachen Einblick in die Grundlagen der Genetik und einen breiten Überblick über ihre klinische Bedeutung bieten.

Derzeit erleben wir im Windschatten des Humanen Genomprojekts einen enormen Aufschwung der genetischen Erkenntnisse und damit auch des Faches Humangenetik. So gehört heute in vielen Disziplinen eine genetische Testung zum Standard bei der Behandlung von Erkrankungen wie zum Beispiel dem Mamma- und Kolonkarzinom vor der Behandlung mit spezifischen Antikörpern. Nicht zuletzt durch die derzeitige Einführung von neuen Sequenziertechnologien, die eine Sequenzierung des menschlichen Genoms in nur wenigen Tagen erlauben, ist für die nächsten Jahre eine starke Zunahme solch genetisch bedingter Stratifizierungen der Therapie von Erkrankungen zu erwarten und damit eine zunehmende Personalisierung der Medizin. Dieser zunehmende Einfluss genetischer Dispositionen verlangt von den behandelnden Ärzten vieler Fachrichtungen ein Grundverständnis genetischer Zusammenhänge weit über die Frage genetischer Syndrome oder kindlicher Fehlbildungen hinaus.

Als Internist hoffe ich, das Fach Humangenetik im Sinne der BASICS-Reihe zusammenfassen und somit die Grundzüge der Genetik, aber auch die enorme Komplexität der Erkrankungen für Studierende verständlich erklären und auf die wesentlichen Fakten reduzieren zu können.

Mein besonderer Dank gilt Frau cand. med. Tiziana Galante, die das Manuskript aus studentischer Sicht evaluiert und mir diesbezüglich wertvolle Hinweise gegeben hat. Frau Dr. Ulrike Teufel danke ich für die kritische Durchsicht einzelner pädiatrischer Kapitel. Frau Bettina Meschede danke ich außerordentlich für die Überlassung des Buchtitels und die anfängliche Betreuung. Frau Eichholz danke ich für ihre geduldige Durchsicht des Manuskripts und für ihre Hilfe bei der Abbildungssuche und -gestaltung.

Schließlich möchte ich meiner Frau und meinem Sohn, Ana Paula und Lucas, für ihre Geduld während des Schreibens des Buches danken. Es hat viel mehr Zeit gekostet, als anfänglich gedacht …

Ich wünsche Ihnen viel Spaß beim Lesen und hoffe, dass das Buch die Faszination der modernen Genetik vermitteln kann.

Mainz, im Oktober 2010
Andreas Teufel

Autor

Priv.-Doz. Dr. med. Dr. rer. nat. Andreas Teufel, Facharzt für Innere Medizin, Oberarzt der Allgemeinen Internistischen Poliklinik und Interdisziplinären Hepatologischen Station der I. Medizinischen Klinik und Poliklinik der Universitätsmedizin Mainz; promovierter Bioinformatiker, wissenschaftliche Schwerpunkte: genomweite genetische Expressionsstudien, genetische Netzwerke und deren Bedeutung für die Prognose und Therapie von onkologischen und hepatologischen Erkrankungen.

Inhalt

Abkürzungsverzeichnis

β-HCG	Beta-Untereinheit des humanen Chorion-gonadotropins
3-β-HSD	3-beta-Hydroxysteroid-Dehydrogenase
17-OHP	17-Hydroxyprogesteron
A	Adenin
Abb.	Abbildung
ABL-Gen	Abelson-murine-leukemia-viral-oncogene-homolog-1-Gen
Ac	Acetylierung
ACTH	*engl.* adrenocorticotropic hormone = Kortikotropin
AE	Alkohol-Embryopathie
AFP	Alpha-Fetoprotein
AGS	adrenogenitales Syndrom
Ala	Alanin
APC-Gen	Adenomous-Polyposis-coli-Gen
Arg	Arginin
Asn	Asparagin
Asp	Aspartat
BamHI	aus dem Bacillus amyloliquefaciens gewonnenes Enzym
BCR	Breakpoint-Cluster-Region
BH_4	Tetrahydrobiopterin
bp	Basenpaar
BRCA	Breast-Cancer
bzw.	beziehungsweise
C	Cytosin
ca.	zirka
CA125	Tumormarker
CBP	CREB-binding protein (CREB = cAMP response element binding)
cGy	Zentigray (Energiedosis)
CHK2-Gen	Checkpoint-Kinase-2-Gen
CK	Creatinkinase
cm	Zentimeter
CML	chronisch myeloische Leukämie
CMV	Zytomegalievirus
CpG-Gruppen	Cytosin-phosphatidyl-Guanosin-Gruppen
CT	Computertomografie
C-Terminus	Carboxy-Terminus
CTFR	cystic fibrosis conductance regulator
CYP21A2-Gen	**Cy**tochrome **P**450, subfamily XXIA (Steroid-**21**-hydroxylase, Congenital **a**drenal hyperplasia), polypeptide **2**
Cys	Cystein
d. h.	das heißt
dATP	2-Desoxyribonucleotidtriphosphat
dCTP	2-Desoxyribonucleotidtriphosphat
ddATP	Didesoxytriphosphat
ddCTP	Didesoxytriphosphat
ddGTP	Didesoxytriphosphat
ddTTP	Didesoxytriphosphat
dGTP	2-Desoxyribonucleotidtriphosphat
DMD	Dystrophin-Gen
DMPK	Dystrophia-Myotonica-Protein-Kinase-Gen

DNA	Desoxyribonukleinsäure (*engl.* desoxy-ribonucleic acid)
dTTP	2-Desoxyribonucleotidtriphosphat
EFG	epidermal growth factor
engl.	Englisch
EPH	*engl.* edema, proteinuria, hypertension
etc.	et cetera
F1	erste Filialgeneration
F2	zweite Filialgeneration
FAP	familiäre adenomatöse Polyposis
FBN1	Fibrillin-1-Gen
FGFR-3	Fibroblasten-Wachstumsfaktor (*engl.* fibroblast growth factor receptor 3)
FISH	Fluoreszenz-in-situ-Hybridisierung
FoxP4	Forhead Box Protein P4
G	Guanin
G_1-Phase	Gap_1-Phase
G_2-Phase	Gap_2-Phase
G-Banden	Giemsa-Banden
Gln	Glutamin
Glu	Glutamat
Gly	Glycin
GOT	Glutamat-Oxalacetat-Transaminase
GPT	Glutamat-Pyruvat-Transaminase
HAT	Histonacetyltransferasen
HbF	fetales Hämoglobin
hCG	humanes Choriongonadotropin
HDAC	Histondeacetylasen
HD-Gen	Huntington disease gene
HFE-Gen	High-Iron-Fe-Gen
His	Histidin
HIV	menschliches Immunschwächvirus (human immunodeficiency virus)
HLA-Komplex	Human-leucocyte-antigen-Komplex
HNPCC	hereditary non-polyposis colorectal cancer
hnRNA	heterogene nukleäre Ribonukleinsäure
IF	Initiationsfaktoren
Ile	Isoleucin
IQ	Intelligenzquotient
KHK	koronare Herzkrankheit
kras	Kirsten-rat-sarcoma-Gen
L-Dopa	Levodopa
Leu	Leucin
LFS	Li-Fraumeni-Syndrom
Lys	Lysin
Mb	Megabase
MDFI	MyoD family inhibitor
Me	Methylierung
MECP2	Methyl-CpG-bindendes Protein 2
MEN	multiple endokrine Neoplasien
Met	Methionin
ml	Milliliter
MLH1	MutL homolog 1
MLH3	MutL homolog 3
Mrd.	Milliarde

mRNA	Messenger-Ribonukleinsäure (*engl.* ribonucleic acid)	s	Sek.
MRT	Magnetresonanztomografie	S	Svedberg-Einheiten (Maß für das Sedimentationsverhalten der Protein-
MSH2	MutS protein homolog 2		komplexe)
MSH6	MutS homolog 6	s. Abb.	siehe Abbildung
MTHFR	Methylen-Tetrahydrofolat-Reduktase	s. Tab.	siehe Tabelle
NF1	Neurofibromatose Typ 1	Ser	Serin
NF2	Neurofibromatose Typ 2	SERCA	sarkoplasmatisches und endoplasma-
ng	Nanogramm		tisches Retikulum
N-Terminus	Amino-Terminus	SNP	single nucleotide polymorphism
OH-Gruppe	Hydroxygruppe	sog.	sogenannte/r/s
P	Phosphorylierung	S-Phase	Synthese-Phase
p53-Gen	Tumorsuppressorgen	SSW	Schwangerschaftswoche
PAAP-A	Pregnancy-associated plasma protein A	T	Thymin
p-Arm	petit-Arm (kurzer Arm eines Chromosoms)	Tab.	Tabelle
		TEFB	Transcription Elongation Factor B
PCR	Polymerase-Kettenreaktion (*engl.* polymerase chain reaction)	Thr	Threonin
		TORCH	teratogene Infektionen
Phe	Phenylalanin	tRNA	Transfer-RNA
PKU	Phenylketonurie	Trp	Tryptophan
PMS1	postmeiotic segregation increased 1	TSC1-Gen	Tuberous-Sclerosis-1-Gen
PMS2	postmeiotic segregation increased 2	TSC2-Gen	Tuberous-Sclerosis-2-Gen
prä-mRNA	Prä-messenger-Ribonukleinsäure	Tyr	Tyrosin
Pro	Prolin	U2-Untersuchung	zweite Untersuchung
PTPN1-Gen	Protein-Tyrosin-Phosphatase 1		(bei Neugeborenen)
q-Arm	langer Arm eines Chromosoms	UBE3A-Gen	ubiquitin protein ligase E3A
Rb	Retinoblastom	UV-Licht	ultraviolettes Licht
R-Banden	Revers-Banden	Val	Valin
RET-Gen	auf dem langen Arm des Chromosoms 10 (Protoonkogen), (Schilddrüsenkarzinom)	VANGL1	Van Gogh-like 1
		VEGF	vascular endothelial growth factor
RFLP	Restriktionslängenpolymorphismus	z. B.	zum Beispiel
RNA	Ribonukleinsäure (*engl.* ribonucleic acid)	ZNS	Zentralnervensystem

A Allgemeiner Teil

Zellen, Chromosomen

Der menschliche Organismus besteht aus geschätzten 60 Billionen einzelnen Zellen. Diese eukaryotischen Zellen erfüllen sehr verschiedene Funktionen und können daher in ihrer Morphologie sehr unterschiedlich sein. Ihre Länge liegt zwischen einigen Mikrometern und mehreren Zentimetern, z. B. bei Muskelzellen. Eine spezielle Form nehmen Neuronen ein, die vom Rückenmark bis in die peripheren Extremitäten reichen können. Alle diese eukaryotischen Zellen haben einen Zellkern mit einer Kernhülle. Durch die Existenz dieses Zellkerns unterscheiden sich diese Zellen grundlegend von Prokaryoten, die eine solche Zellorganelle nicht besitzen. Der Zellkern enthält in jeder Zelle das vollständige menschliche Genom. Einzige Ausnahme sind die Erythrozyten: Sie besitzen keinen Zellkern und somit keine Chromosomen. Aber diese Zellen teilen sich auch nicht selbst, sondern werden ständig neu gebildet.

Chromosomen

Das Erbgut einer jeden Zelle ist in Chromosomen organisiert. Die Chromosomen bestehen aus zwei Chromatiden. Diese sind am Zentromer miteinander verbunden. Durch das Zentromer werden die Chromosomen in zwei Arme unterteilt, wovon der kürzere Arm als p-Arm (petit) und der längere als q-Arm bezeichnet wird (▮ Abb. 1). Jede Zelle besitzt 23 Chromosomenpaare – jeweils 22 Autosomenpaare und ein Paar Geschlechtschromosomen, X und/oder Y. Frauen haben zwei X-Chromosomen, während Männer jeweils ein X und ein Y haben. Mit Ausnahme der Geschlechtschromosomen liegen also alle Chromosomen und damit die gesamten darauf gespeicherten Erbinformationen doppelt vor. Ein Chromosom eines solchen Chromosomenpaars stammt von jeweils einem Elternteil. Chromosomen sind letztendlich nichts anderes als sehr stark aufgewickelte DNA, Träger des menschlichen Erbguts. Das Erbgut liegt jedoch nur in Chromosomenform vor, wenn sich die Zelle im Zustand der Zellteilung befindet. Diese kompakte Form des Erbguts ermöglicht nämlich eine verlustfreie Aufteilung der DNA auf die Tochterzellen, da diese in den Chromosomen ganz dicht zusammengepackt ist. Um diese dichte Packung zu erreichen, ist die DNA zunächst um kleine Proteine, sog. Histone, gewickelt. Insgesamt vier Histon-Dimere bilden eine Kugel, die als Nukleosomenkern bezeichnet wird. Um diesen windet sich die DNA-Doppelhelix über ca. 150 Basenpaare (bp). Beides gemeinsam, also Nukleosomenkern und DNA, wird als Nukleosom bezeichnet. Nach 60 weiteren bp wickelt sich die DNA um den nächsten Nukleosomenkern. Dieser DNA-Histonen-Strang ist dann wiederum dicht in die Struktur der Chromosomen gepackt, indem der Strang erst einfach und dann zweifach verdrillt wird (DNA-Super- und DNA-Super-Super-Helix) (▮ Abb. 2). In anderen Stadien des Zellzyklus liegt die DNA aber entwickelt und lose, in Form langer DNA-Fäden vor, dem sog. Chromatin. Diese entpackte Form des Erbguts ermöglicht ein Ablesen der Gene, die für die jeweilige Zellfunktion benötigt werden.

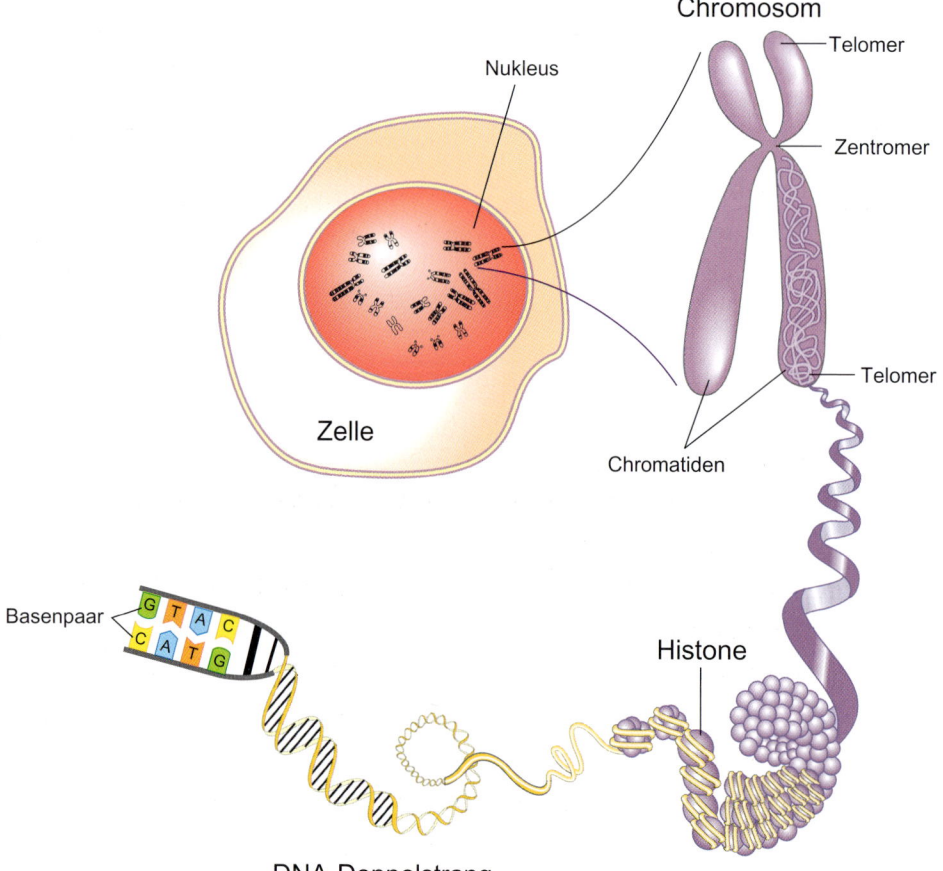

Chromosom

Telomer

Zentromer

Telomer

Nukleus

Zelle

Chromatiden

Basenpaar

Histone

DNA-Doppelstrang

▮ Abb. 1: Jede Zelle – mit Ausnahme der Erythrozyten – besitzt das gesamte Erbgut. Das Erbgut (die DNA) ist in Chromosomen organisiert und im Zellkern lokalisiert.[1]

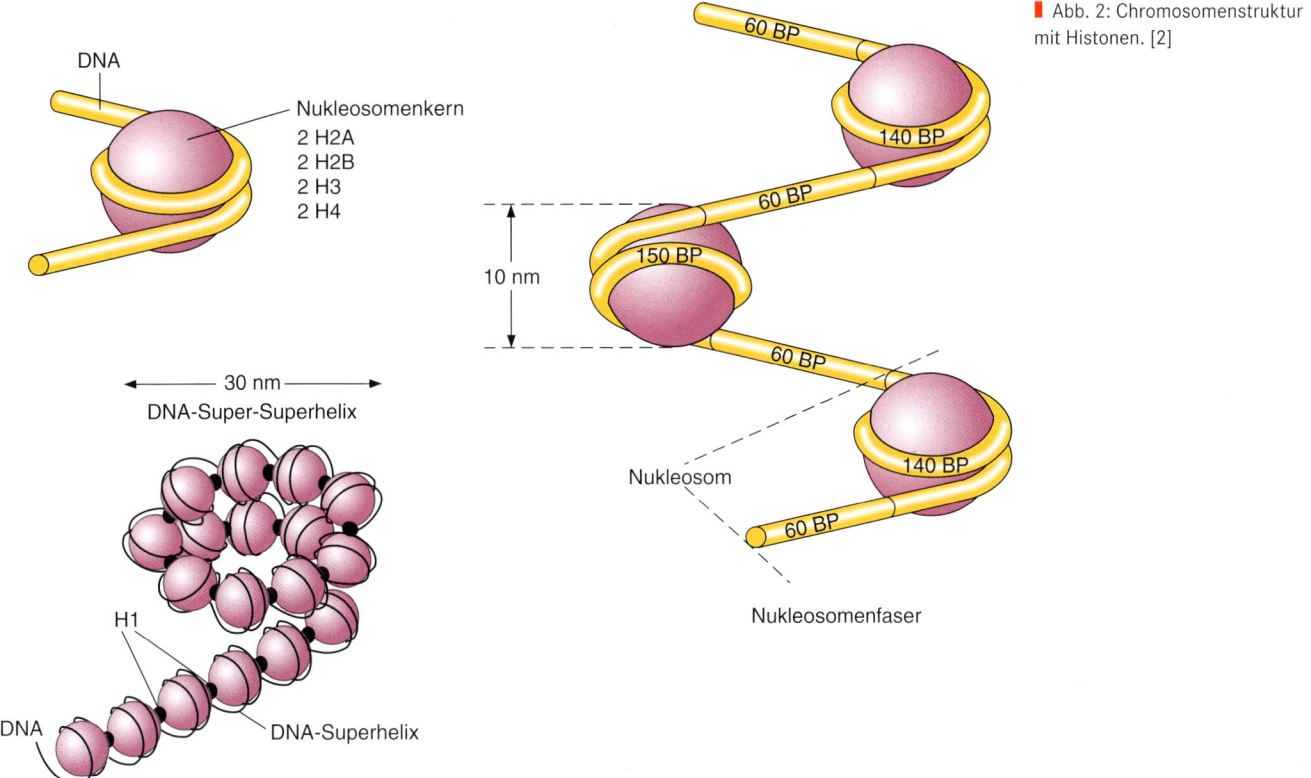

Karyogramm

Fehler bei der Chromosomenverteilung im Rahmen von Meiose (Reduktionsteilung) und Mitose (Zellteilung) können vielfältige Krankheitsbilder auslösen. Aus diesem Grund gehört die Analyse der Chromosomenverteilung und -integrität zu den wichtigen humangenetischen Untersuchungen. Während der Zellteilung werden die Fehler sichtbar, da die DNA mit Beginn der Prophase der Mitose stark zu Chromosomen kondensiert, um eine verlustfreie Verteilung auf die Tochterzellen zu garantieren.

Wenn man den weiteren Zellteilungsprozess stoppt, z. B. mithilfe des Spindelgifts Kolchizin, kann man die Chromosomen unter dem Lichtmikroskop fotografieren und anschließend untersuchen. Durch Farbstoffe lassen sich zusätzlich typische Banden anfärben, die jedes Chromosom eindeutig charakterisieren.

Das Karyogramm ist eine geordnete Darstellung der Chromosomen einer Zelle, die eine gute Übersicht über mögliche numerische oder strukturelle Fehler von Chromosomen gibt. Dabei werden die Chromosomen nach Größe, Form und Anfärbbarkeit zu Paaren zusammengefasst. Als Karyotyp bezeichnet man die Gesamtheit aller Chromosomen, die in der Metaphase der Mitose einer Zelle sichtbar sind, normalerweise 46 Chromosomen, davon 44 Autosomen und zwei Geschlechtschromosomen.

Zusammenfassung

✖ Jede Zelle, mit Ausnahme der Erythrozyten, besitzt einen Zellkern, der die Erbinformation enthält.

✖ Während der Zellteilung ist die DNA dicht gepackt in Form von Chromosomen organisiert.

✖ Jede Zelle besitzt insgesamt 46 Chromosomen: 22 Autosomenpaare und 2 Geschlechtschromosomen, X und Y, die das Geschlecht des Organismus bestimmen.

✖ Als „Karyotyp" bezeichnet man die Gesamtheit aller Chromosomen, die in der Metaphase der Mitose einer Zelle sichtbar sind.

Aufbau der DNA, Replikation

Aufbau der DNA

Die DNA ist die die eigentliche Erbinformation tragende Struktur. Sie besteht aus einer riesigen Anzahl einzelner Nukleotide, die miteinander verknüpft sind. Die einzelnen Nukleotide sind dabei aus drei Teilen aufgebaut, einer organischen Base, einem Zucker und einer Phosphatgruppe. Die DNA kennt vier unterschiedliche Basen Adenin (A), Cytosin (C), Guanin (G) und Thymin (T), wobei Adenin und Guanin Purinbasen und Thymin und Cytosin Pyrimidinbasen sind (∎ Abb. 1). Über die Phosphatgruppe sind jeweils zwei Zuckerringe zweier Nukleotide miteinander verknüpft. Auf diese Weise entstehen lange Nukleotidketten, die DNA-Molekülen entsprechen.

Die DNA liegt darüber hinaus als Doppelstrang vor. Dieser wiederum besteht aus zwei gleich langen Einzelsträngen, die über die Basen der Nukleotide verbunden sind (∎ Abb. 2). Dabei verbinden sich immer zwei komplementäre Basen, entweder Adenin und Thymin oder Cytosin und Guanin, also immer ein Purin mit einem Pyrimidin. Somit sind auch die beiden Einzelstränge der Doppelhelix insgesamt komplementär. Kennt man also die Basenabfolge eines Einzelstrangs, so kann man daraus die Sequenz des anderen, komplementären Einzelstrangs der Doppelhelix erschließen. Auch laufen die beiden Stränge der Doppelhelix antiparallel, also einander entgegengesetzt. Somit kommt es an den Enden der Stränge jeweils zu einer Paarung eines 5'-Endes mit einem 3'-Ende. Die Doppelhelix-Struktur der DNA beschreibt eine helikale Struktur, wobei eine 360°-Drehung immer zehn Nukleotide beinhaltet. Zwischen den umeinander gewickelten Einzelsträngen verbleiben seitlich Furchen – eine große und eine kleine Furche. Hier haben z. B. Transkriptionsfaktoren direkten Zugang zu den Basen und können entsprechend an diese binden.

Die Nukleotide stellen gleichsam das Alphabet des menschlichen Erbguts dar. Aneinandergereiht ergeben die Nukleotide einen „Buchstabencode", der die menschliche Erbinformation verschlüsselt. Dieser genetische Code wurde inzwischen entschlüsselt. Jeweils drei aufeinanderfolgende Nukleotide, sog. Triplets, codieren im Rahmen der Translation der DNA-Information die

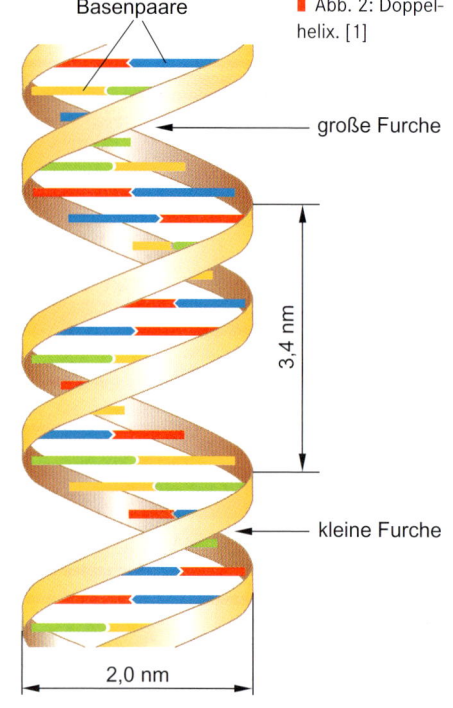

Basenpaare

∎ Abb. 2: Doppelhelix. [1]

große Furche

3,4 nm

kleine Furche

2,0 nm

Proteinsequenz für eine einzelne Aminosäure eines Proteins. Daneben gibt es auch Basenabfolgen, die ein Ende der Proteincodierung beschreiben, TAA, TAG oder TGA, sog. Stoppcodons. Theoretisch ergeben sich bei drei aufeinanderfolgenden Basen mit jeweils vier möglichen Basen 64 Möglichkeiten der Kombination und somit der Codierung. Gleichzeitig sind jedoch nur 20 Aminosäuren bekannt. Daher ist für manche Aminosäurencodierung die dritte Base eines codierenden Nukleotidtripletts variabel – zum Beispiel werden die beiden Triplets TTT und TTC in die Aminosäure Phenylalanin übersetzt (∎ Tab. 1, S. 10).

Veränderungen an Positionen eines codierenden Triplets, die nicht variabel sind, führen zu einer Veränderung der codierten Aminosäure und somit zu einer Veränderung des Sinns des Erbguts. Solche Veränderungen können dann zur Entstehung von Erkrankungen führen. Die Existenz von codierenden Triplets setzt daher auch voraus, dass die Erbinformation immer im gleichen Raster abgelesen wird, da sich sonst die Zusammensetzung der jeweiligen Triplets komplett verändert. Entsprechend wird der Startpunkt des Ablesens eines Bereichs der DNA genau definiert, um ein immer gleiches Leseraster für die DNA

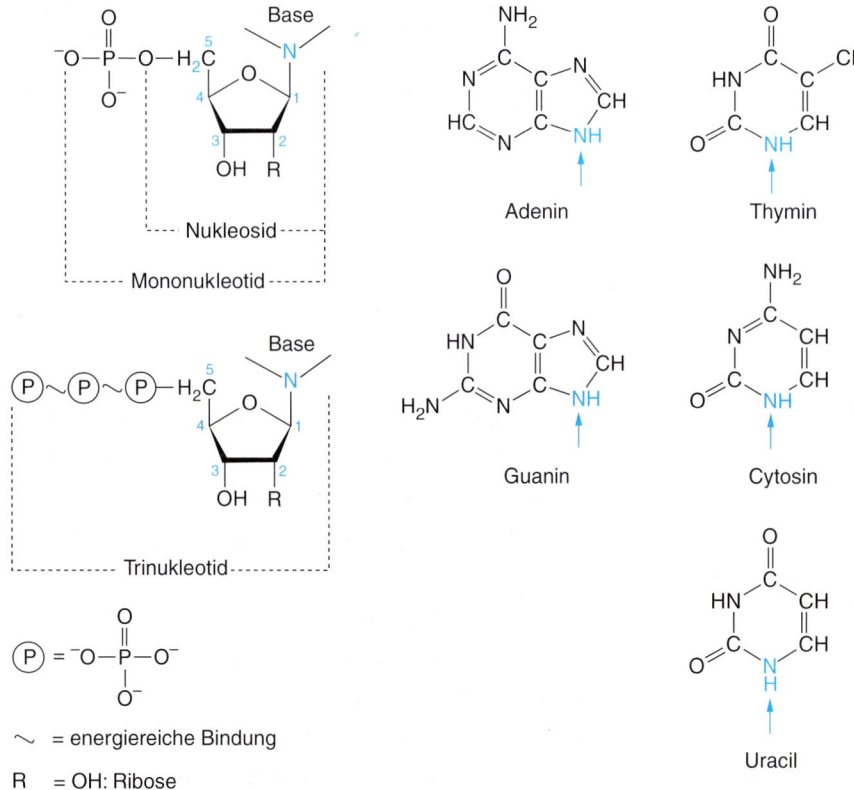

= energiereiche Bindung

R = OH: Ribose
   = H : Desoxyribose

∎ Abb. 1: DNA-Struktur/Nukleotide. [3]

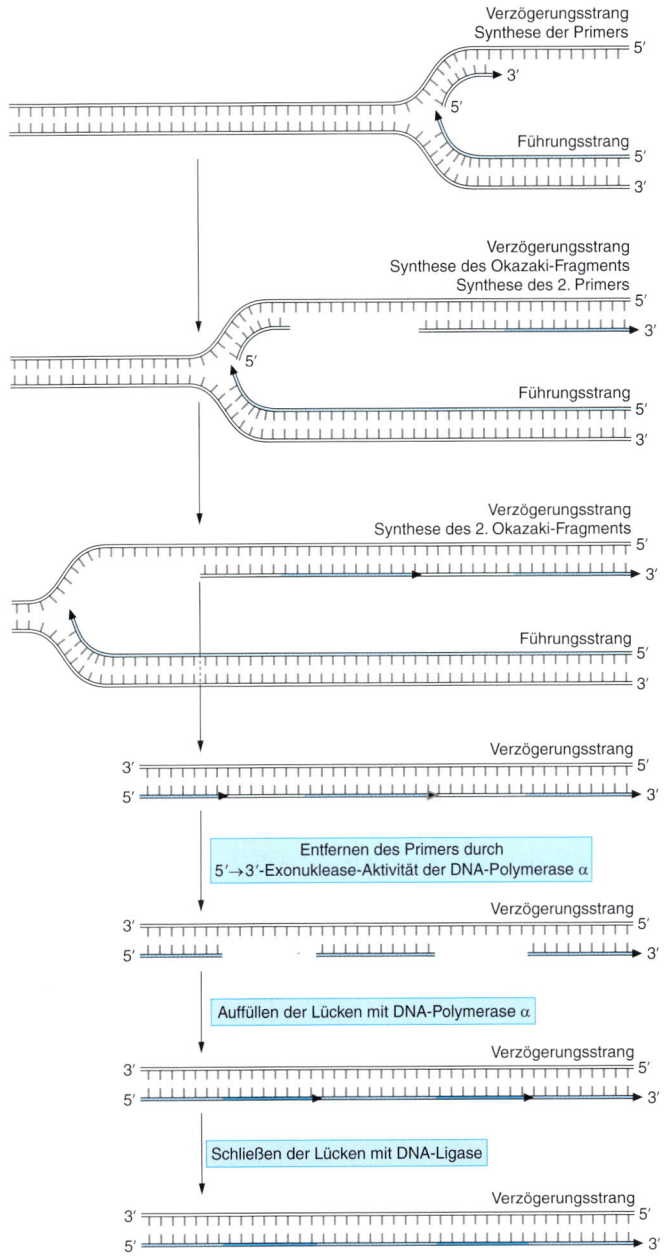

Verzögerungsstrang
Synthese der Primers

Führungsstrang

Verzögerungsstrang
Synthese des Okazaki-Fragments
Synthese des 2. Primers

Führungsstrang

Verzögerungsstrang
Synthese des 2. Okazaki-Fragments

Führungsstrang

Verzögerungsstrang

Entfernen des Primers durch
5'→3'-Exonuklease-Aktivität der DNA-Polymerase α

Verzögerungsstrang

Auffüllen der Lücken mit DNA-Polymerase α

Verzögerungsstrang

Schließen der Lücken mit DNA-Ligase

Verzögerungsstrang

Abb. 3: DNA-Replikation. [3]

zu garantieren. Veränderungen dieses Leserasters führen zu einer vollständig anderen Triplettkombination und damit zu einer veränderten oder gar abbrechenden Umsetzung der Erbinformation in funktionelle Proteine.

Replikation

Vor einer Zellteilung muss die DNA verdoppelt werden, damit anschließend jede Tochterzelle eine komplette Kopie des Genoms beinhaltet. Diesen Vorgang der DNA-Verdopplung nennt man „Replikation".
Zur Vervielfältigung muss die DNA zunächst entwunden werden, was die DNA-Topoisomerase bewerkstelligt. Anschließend wird die doppelsträngige DNA durch eine Helikase in ihre Einzelstränge getrennt. Die Verdopplung selbst verläuft

dann semi-konservativ, das heißt, dass die DNA nicht komplett neu zusammengesetzt, sondern die beiden Einzelstränge der DNA jeweils zu einem Doppelstrang aufgefüllt werden und somit die Doppelhelix komplettiert wird. Für den Start der Replikation wird allerdings ein kurzes RNA-Startmolekül benötigt, der sog. Primer. Dieser Primer wird zunächst von einer Primase an den DNA-Einzelstrang angelagert und signalisiert die Startregion der folgenden DNA-Synthese. Das Synthetisieren eines komplementären DNA-Strangs zum jeweiligen Einzelstrang der Ursprungs-DNA erfolgt im Weiteren durch die DNA-Polymerase III. Diese kann jedoch nur in 5'→3'-Richtung arbeiten. Am Leitstrang ist das kein Problem, jedoch am Folgestrang, der in entgegengesetzter Richtung verläuft. Um dieses Problem zu umgehen, synthetisiert die Polymerase am Folgestrang eine Vielzahl kleiner Fragmente in 5'→3'-Richtung, sog. Okazaki-Fragmente. Trifft eine Verlängerung des Okazaki-Fragments auf das nächste, bricht die Polymerase ihre Synthese ab. Diese einzelnen Fragmente, die in 5'→3'-Richtung synthetisiert wurden, können dann anschließend über eine DNA-Ligase zu einem Gesamtstrang verknüpft werden. Auf diese Weise wird auch am Folgestrang eine komplementäre Strangsynthese ermöglicht. Durch diese Technik können beide DNA-Einzelstränge unabhängig voneinander am gleichen Ort gleichzeitig vervielfältigt werden (█ Abb. 3).
Formal wird die DNA-Replikation in mehrere Phasen unterteilt: die Initiations-, Elongations-, Inter- und Terminationsphase. Die Initiationsphase, in der die Replikation angestoßen wird, umfasst den Zeitraum vom Aufbrechen der DNA-Doppelhelix mithilfe der Helikase bis zur Markierung der DNA durch einen Primer. In der Elongationsphase geht die eigentliche Vervielfältigung vonstatten – die beiden Stränge werden zeitgleich komplementär synthetisiert. In der Interphase werden beide Stränge wieder komplementär angeordnet und zusammengefügt. In der Terminationsphase wird die Replikation schließlich beendet.

Zusammenfassung

✖ Die DNA ist die eigentliche Erbinformation tragende Struktur.
✖ Die DNA besteht aus einzelnen Nukleotiden, die miteinander verknüpft sind; die Basen dieser Nukleotide sind Adenin, Cytosin, Guanin und Thymin.
✖ Die beiden Einzelstränge der Doppelhelix sind komplementär.
✖ Die DNA ist in einer Doppelhelix angeordnet.
✖ Tripletts aus Nukleotiden codieren die DNA-Information in Proteinsequenzen.
✖ Die DNA-Replikation ist in eine Initiations-, Elongations-, Inter- und Terminationsphase unterteilt.

Gene, humanes Genom

Gene

Die auf der DNA verschlüsselte Information liegt im Erbgut in Einheiten vor, die einzelne Informationen für ein bestimmtes Merkmal des Organismus beinhalten. Diese Einheiten werden als „Gene" bezeichnet. Ein Gen besteht zunächst aus jeweils einem DNA-Abschnitt, der in einen RNA-(Ribonukleinsäure-)Strang transkribiert wird. Gene können in Abschnitte unterteilt sein, die in den weiteren Syntheseschritten hin zur Proteinsynthese für Proteinabschnitte codieren und in Proteinsequenzen umgesetzt werden, in sog. Exons und dazwischen liegenden Introns, die nicht codierend sind. Solche Intronabschnitte können von wenigen Basen Länge bis hin zu einer Länge von mehr als hundert Kilobasen variieren. Allerdings gibt es auch Gene ohne Intronsequenzen, die nur aus einem Exon bestehen. Im Rahmen der Transkription werden zunächst alle Exons und dazwischen befindlichen Introns in einen kontinuierlichen RNA-Strang transkribiert. Erst in weiteren Schritten werden die Intronsequenzen herausgeschnitten.

Daneben gehören zu den einzelnen Genen aber auch nicht in RNA übersetzte Regionen der DNA. Diese dienen z.B. der Regulation der Ablesehäufigkeit eines Gens und damit seiner Aktivität. Dies wird als Expressionsstärke bezeichnet. Die Expressionsstärke wird über den Promotor des Gens reguliert, der in der Regel 5', also „upstream" des Transkriptionsstarts liegt. Der Promotor sorgt zum einen für eine definierte Anlagerung der Transkriptionsfaktoren des Initiationskomplexes (an die TATA-Box); zum anderen besitzt er Bindungsstellen für Transkriptionsfaktoren, die durch Bindung an die entsprechenden DNA-Abschnitte des Promotors die Expression eines Gens beeinflussen. Diese Beeinflussung der Genexpression kann sowohl stimulierend als auch hemmend sein (Abb. 1).

Am Ende eines Gens liegt eine palindrome Sequenz, also eine Sequenz, deren Nukleotidkombination vorwärts und rückwärts gelesen gleich ist und die das Ende des in mRNA transkribierten Abschnitts eines Gens markiert.

Allele

Als „Allele" werden unterschiedliche Varianten eines Gens bezeichnet. Diese können von Vater und Mutter unterschiedlich vererbt oder durch Mutationen erworben sein. Solche Allelvarianten eines Gens bestimmen eine Vielzahl körperlicher Merkmale wie zum Beispiel Augen- oder Haarfarbe. Im Beispiel der Augenfarbe codiert das Gen selbst für die Augenfarbe, kann allerdings verschiedene Allele (Ausprägungen) haben, nämlich die Augenfarben braun, blau, grün etc. Verschiedene Allelvarianten eines Gens können aber auch das Ansprechen des Organismus auf Medikamente oder sogar die Entstehung oder die Überlebenschance bei Tumorerkrankungen beeinflussen, z.B. indem dadurch Stoffwechselvorgänge unterschiedlich reguliert werden. Jeder Mensch kann aufgrund der Tatsache, dass der menschliche Chromosomensatz diploid ist, also jedes Gen zweifach vorliegt, nur zwei verschiedene Allele eines Gens besitzen. Sind die beiden Allele eines Gens identisch, spricht man davon, dass der Träger für das Allel homozygot ist. Er hat zwei gleiche Ausprägungen des Gens. Sind die beiden Allele unterschiedlich, so wird der Patient als heterozygot für das Merkmal bezeichnet.

Humanes Genom

Das humane Genom umfasst geschätzte 20 000 bis 25 000 Gene und ungefähr drei Milliarden Basen.
2001 wurden durch die private Firma Celera Genomics und

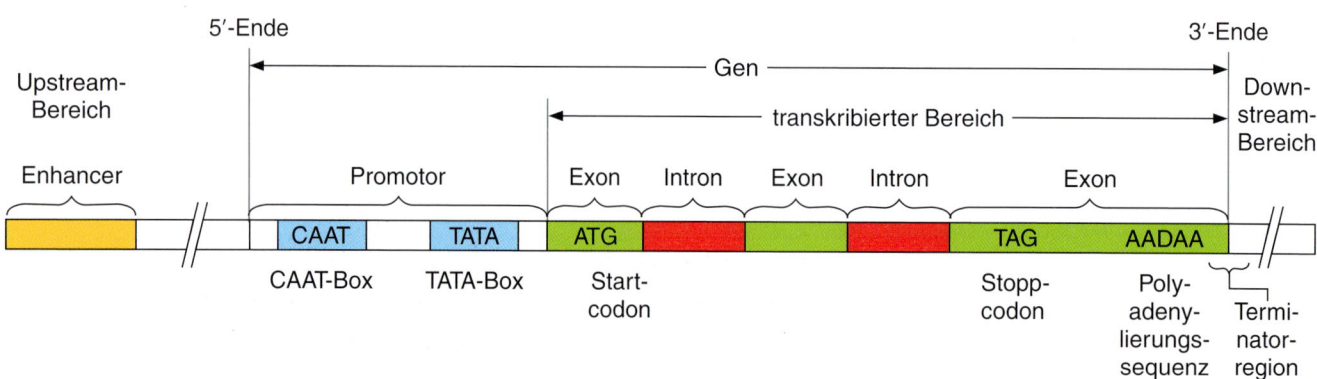

Abb. 1: Gen mit Promotor. [2]

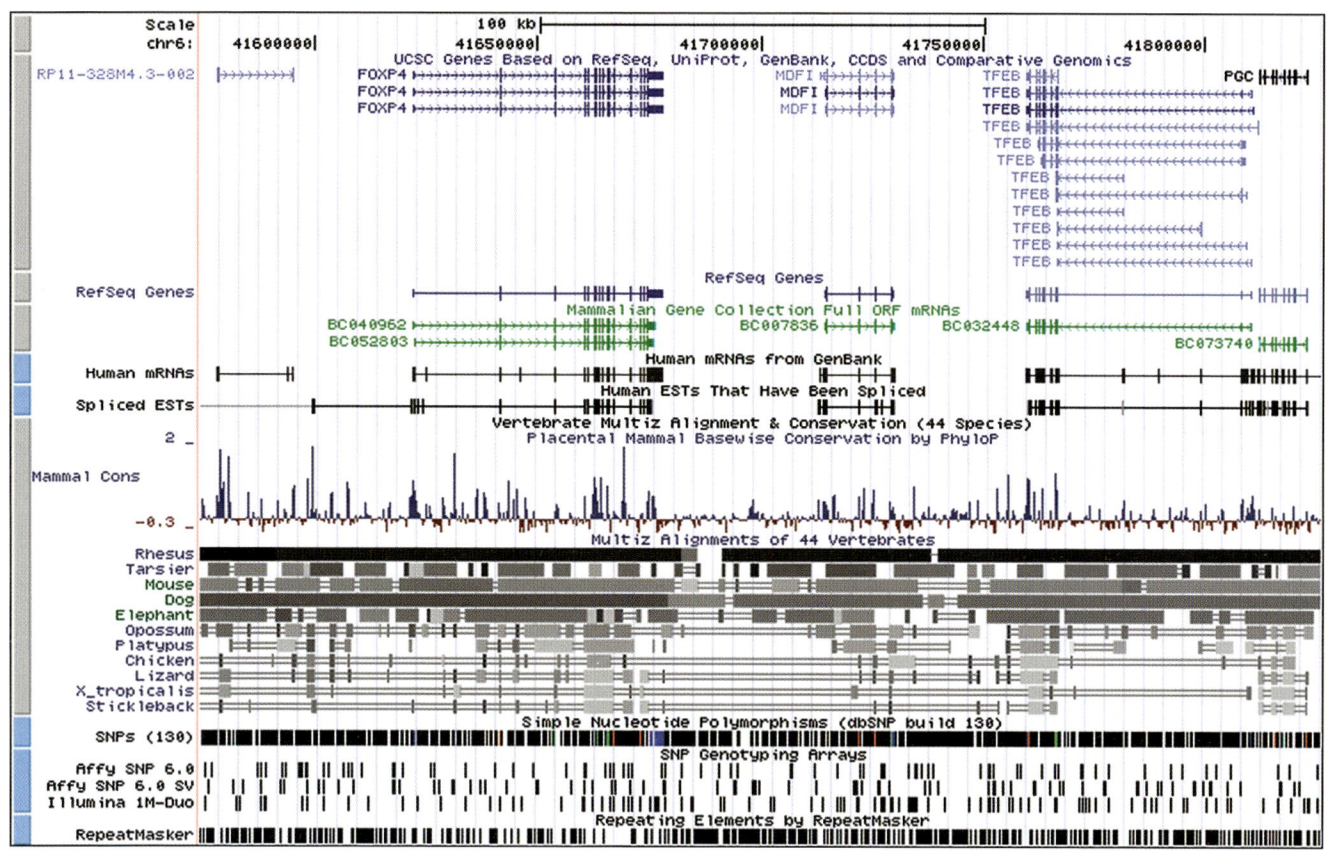

■ Abb. 2: Screenshot des öffentlich zugänglichen Genombrowsers der University of California in Santa Cruz. Abgebildet ist eine genomische Region auf Chromosom 6, die die Gene FoxP4, MDFI und TEFB beinhaltet. Neben den bekannten mRNAs aus dieser Region und einer Vielzahl weiterer genetischer Informationen ist auch die Konservierung der Gene in verschiedenen anderen Spezies aufgezeigt. [4]

den internationalen Zusammenschluss von Wissenschaftlern im Humangenomprojekt erstmals zwei vollständige Sequenzsammlungen des gesamten humanen Genoms vorgestellt. Diese Sequenzstücke sind mittlerweile fast vollständig zusammengefügt, sodass die wesentlichen Anteile des humanen Genoms als vollständig entschlüsselt und bekannt angesehen werden.

Nahezu alle Sequenzen der einzelnen Gene oder kontinuierliche Sequenzen der gesamten DNA eines Chromosoms sind heute über öffentlich zugängliche Datenbanken einsehbar und frei verfügbar (■ Abb. 2). Die größten Datenbanken sind GenBank des National Center of Biotechnology Information (www.Pubmed.org/Entrez) oder Ensembl des Europäischen Bioinformatik-Instituts (www.ebi.ac.uk/ensembl).

Zusammenfassung

✖ Ein Gen ist ein DNA-Abschnitt, der in einen RNA-Strang transkribiert wird.

✖ Ein Gen kann aus Exons und Introns bestehen.

✖ Die Aktivität eines Gens wird über den Promotor upstream des Transkriptionsstarts reguliert.

✖ Allele sind unterschiedliche Varianten eines Gens, die homozygot oder heterozygot ausgeprägt sind.

✖ Das humane Genom umfasst 20 000 bis 25 000 Gene und ca. 3 Mrd. Basen.

Transkription

Um die Informationen der DNA in biochemisch funktionelle Moleküle, die Proteine, umzusetzen, ist eine ganze Reihe von Schritten notwendig. Der erste Schritt ist die Umsetzung der DNA-Information in Ribonukleinsäureketten (RNA), die den Protein produzierenden Zellorganellen gleichsam als Boten der Erbinformation dienen. Der Vorgang des Kopierens und Umschreibens der Information in RNA wird als „Transkription" bezeichnet.
Jedes RNA-Nukleotid besteht wie die DNA-Nukleotide aus einer Base, einem Zucker und einem Phosphatrest. Im Gegensatz zur DNA besteht der Zucker allerdings aus einem Ribosemolekül, einem Zucker mit nur fünf Kohlenstoffatomen. Auch die RNA-Nukleotide werden über eine Esterbindung des Phosphatrests mit dem nächsten Zucker verknüpft und bilden so RNA-Stränge, die – als weiterer Unterschied zur DNA – allerdings einzelsträngig sind. Schließlich gibt es auch bei den Basen der Nukleotide eine Änderung gegenüber der DNA: Bei der Abschrift der Basensequenz wird in die RNA stets anstelle des Thymidins ein Uracil in die Sequenz eingebaut. Die weiteren Nukleinbasen bleiben gleich.
Die Transkription läuft im Zellkern ab. Zunächst setzt die RNA-Polymerase I an

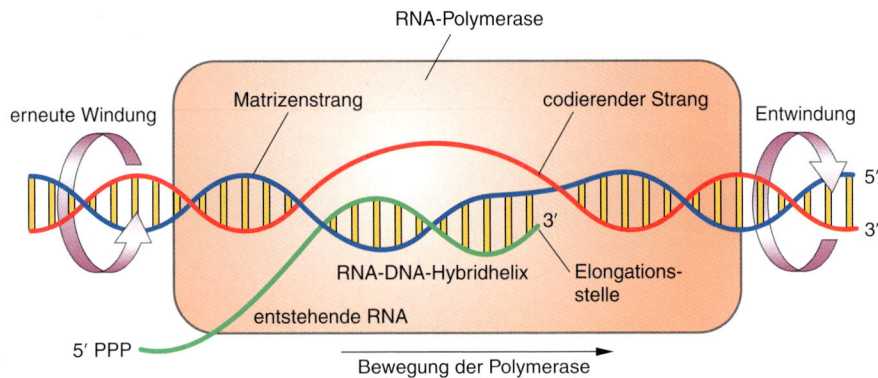

Abb. 1: RNA-Nukleotid und Verknüpfung von Nukleotiden zu RNA-Strang. [2]

den Promotor eines Gens an und beginnt die Transkription. Neben der RNA-Polymerase ist an der Transkriptionsinitiation noch eine Reihe von Transkriptionsfaktoren beteiligt, die zusammen den Transkriptions-Initiationskomplex bilden. Zunächst trennt die RNA-Polymerase die beiden Stränge der DNA-Doppelhelix auf. Komplementär zum DNA-Strang lagern sich Ribonukleotide an, die durch eine Esterbindung von der Polymerase verknüpft werden und so für die Verkettung zu einem längeren Strang, der RNA, sorgen. Das Ablesen der genetischen Information läuft so lange weiter, bis in der DNA eine Terminatorsequenz vorkommt – ATT, ATC oder ACT. An diesem bricht

dann die RNA-Synthese ab und das RNA-Transkript wird entlassen. Als Vorlage für die Synthese der RNA wird der „Folgestrang" (Antisense-Strang) der DNA verwendet. Die Synthese der komplementären RNA findet am Folgestrang in 3'→5'-Richtung statt (▮ Abb. 1). Somit hat der RNA-Strang dann dieselbe Orientierung wie der codierende DNA-Strang. Diese initial synthetisierte RNA wird als „prä-mRNA" oder „heterogene nukleäre RNA (hnRNA)" bezeichnet. Noch während der Synthese der RNA beginnt allerdings schon die Nachbearbeitung dieser initialen RNA, die posttranskriptionelle Modifikation. Die RNA wird danach als MessengerRNA (mRNA) bezeichnet.

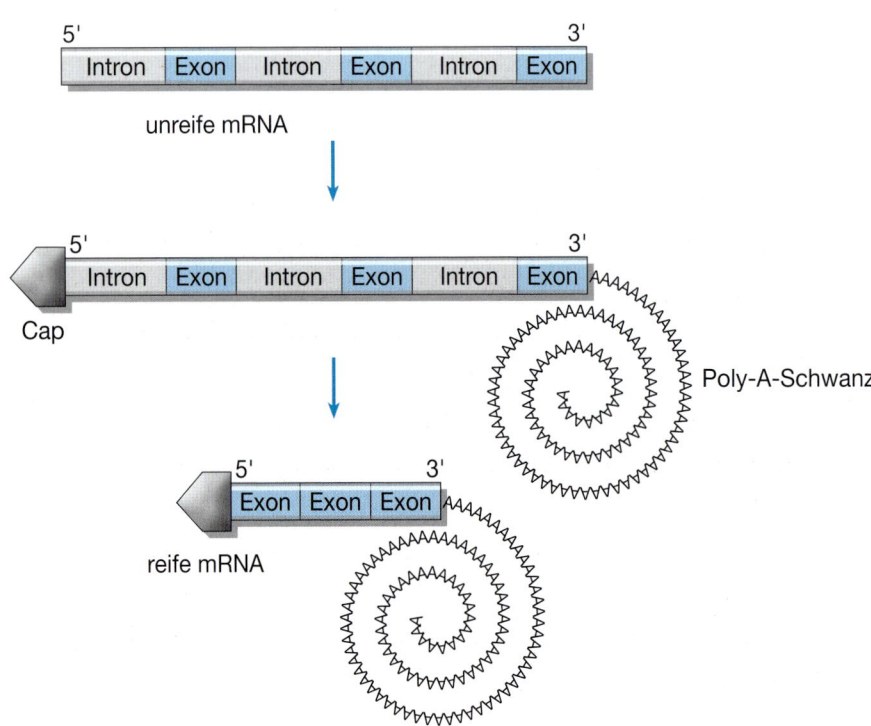

Abb. 2: Posttranslationale Modifikation der RNA. [5]

Splicing

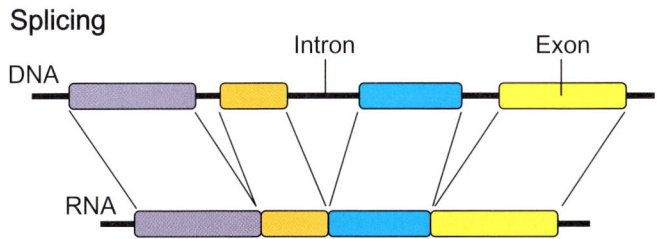

█ Abb. 3: Splicing: Beim Splicing werden die Introns aus der RNA herausgeschnitten. [1]

Posttranskriptionelle Modifikation

Im Rahmen der posttranskriptionellen Modifikation werden drei wesentliche Schritte der RNA-Änderung ausgeführt: Capping, Polyadenylierung und Splicing.

Beim Capping wird ein Guanin-Nukleotid an das 5'-Ende der RNA angefügt. Diese Veränderung der RNA bringt eine erhöhte Stabilität der RNA und ist im Weiteren für den Transport zu und die Bindung an die Ribosomen wichtig.

Die Polyadenylierung ist der Vorgang des Anhängens von Adenin-Nukleotiden an das 3'-Ende der RNA durch das Enzym Poly(A)-Polymerase. Die Polyadenylierung trägt ebenfalls zu einer erhöhten Stabilität der RNA bei sowie zu einer Verbesserung der Translatierbarkeit, also des Umschreibens in eine Proteinsequenz (█ Abb. 2).

Beim Splicing werden die Teile der RNA, die später während der Translation nicht in Protein umgesetzt werden, also die Introns, aus der RNA herausgeschnitten. Übrig bleiben lediglich die Exons, die nach dem Splicing in der RNA aneinandergereiht sind und in einem Stück im Rahmen der Translation in Protein umgesetzt werden (█ Abb. 3). Diese Aufgabe wird von einem Komplex aus mehr als 50 Proteinen bewältigt, die zusammengefasst als „Spliceosom" bezeichnet werden. Falsches Splicing kann zur Entstehung von Erkrankungen führen. Ist ein genetischer Abschnitt der DNA, an dem ein Splice-Vorgang initiiert werden soll, von einer Mutation betroffen, wird das Splicing nicht oder verändert durchgeführt. Dies führt letztendlich zu einer Änderung der transkribierten und letztendlich auch der translatierten Proteininformation. Allerdings muss ein Splicing an verschiedenen Stellen der RNA nicht unbedingt krankhaft sein. Beim sog. alternativen Splicing können Proteine, die als Splice-Faktoren dienen, die Auswahl möglicher Splice Sites beeinflussen, also Stellen in der RNA, an denen Splicing stattfinden kann. Auf diese Weise kann eine RNA völlig unterschiedlich gesplict und somit in verschiedene Proteinsequenzen übersetzt werden. Das bedeutet, dass über alternatives Splicing aus einem Gen mehrere Proteine oder Proteinvarianten entstehen können, was die höhere Anzahl der Proteine im Vergleich zur Anzahl der Gene erklärt (█ Abb. 4).

Alternatives Splicing

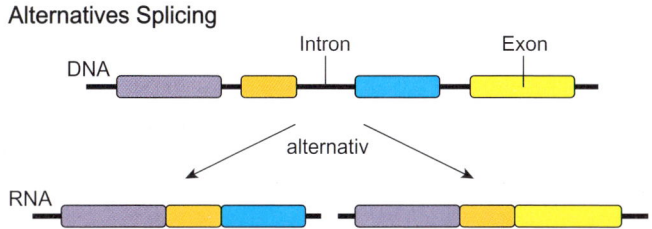

█ Abb. 4: Alternatives Splicing: Eine RNA kann unterschiedlich gesplict und somit in verschiedene Proteinsequenzen übersetzt werden. [1]

Zusammenfassung

✖ Transkription beschreibt die Prozessierung von DNA in RNA.

✖ RNA-Nukleotide bestehen wie die DNA-Nukleotide aus einer Base, einem Zucker und einem Phosphatrest. Der Zucker ist Ribose.

✖ Im Gegensatz zu den Basen der DNA wird bei der Abschrift der Basensequenz in RNA anstelle des Thymidins ein Uracil eingebaut.

✖ Die Abschrift der RNA-Sequenz erfolgt am Antisense-Strang in 3' → 5'-Richtung, sodass die RNA-Sequenz dieselbe Orientierung wie der codierende DNA-Strang hat.

✖ Die RNA wird posttranskriptional prozessiert, mittels Capping, Splicing und Polyadenylierung.

✖ Alternatives Splicing kann zu unterschiedlichen Proteinen eines Gens führen, aber auch Erkrankungen auslösen.

Translation

Als „Translation" wird die Übersetzung der genetischen Information der mRNA-Moleküle in einen Strang aus Aminosäuren, Peptiden oder Proteinen bezeichnet. Innerhalb der Zellen erfolgt die Translation an speziellen Proteinen, den Ribosomen.

Um die Übersetzung der mRNA-Information in eine Proteinsequenz zu ermöglichen, ist es notwendig, dass jedem Basentriplett die passende Aminosäure zugeordnet wird. Die jeweiligen Aminosäuren werden zu diesem Zweck auf einer speziellen RNA, der sogenannten transfer-RNA (tRNA), gehalten. Diese tRNA besitzt ein Anticodon, das genau zu einem Triplett der mRNA passt. Insgesamt sind jedoch maximal 41 verschiedene tRNA-Moleküle bekannt (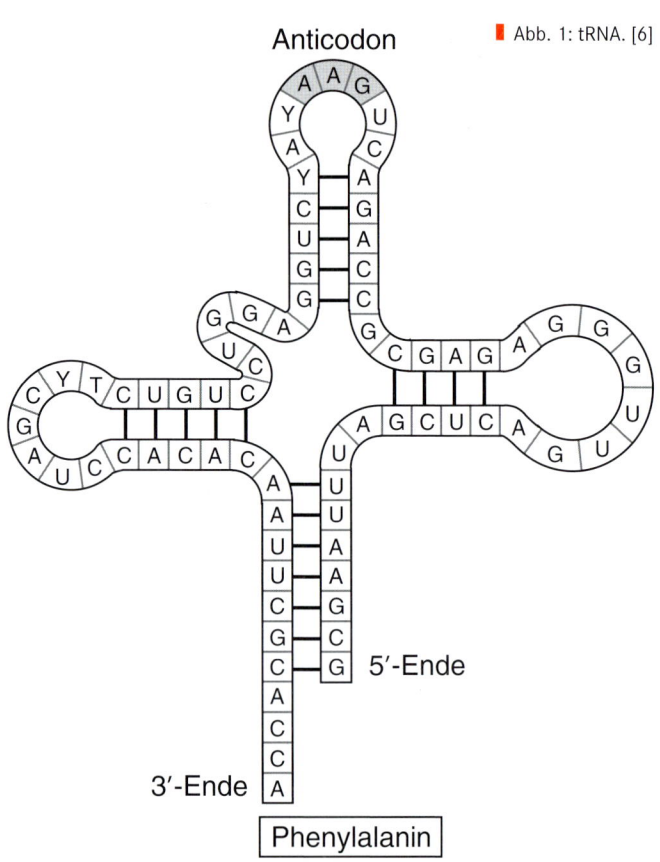 Abb. 1).

Bei vier unterschiedlichen Basen, die in der RNA vorkommen, und jeweils drei für eine Aminosäure codierenden Basen ist theoretisch eine Vielfalt von 64 Tripletts möglich. Tatsächlich gibt es jedoch nur 20 verschiedene Aminosäuren. Das liegt daran, dass das dritte Nukleotid eines Tripletts nicht immer relevant für die Zuordnung der tRNA und damit der Aminosäure zum jeweiligen Nukleotidtriplett ist. Viele tRNAs passen dementsprechend zu mehreren Tripletts (■ Tab. 1). Einige Nukleotidtripletts codieren für keine Aminosäure. Sie führen zu einem Abbrechen der Translation und somit der Proteinsynthese. Daher werden diese Tripletts als „Stoppcodons" bezeichnet.

Der Ort der Translation sind die Ribosomen. Diese sind ein Komplex aus insgesamt 82 einzelnen Proteinen. Die Ribosomen können in zwei wesentliche Untereinheiten aufgeteilt werden, nämlich in eine größere (60 S) und eine kleinere (40 S) Untereinheit. Die Einheit S steht für Svedberg-Einheiten als Maß für das Sedimentationsverhalten der Proteinkomplexe. Das gesamte Ribosom besitzt 80 S.

Anticodon

■ Abb. 1: tRNA. [6]

5'-Ende

3'-Ende

Phenylalanin

Zur Translation von mRNA-Information lagern sich die beiden Hälften der Ribosomen an die mRNA an und ermöglichen dadurch die Umsetzung der RNA-Information in Protein.

Phasen der Translation

Die Translation selbst läuft in mehreren Phasen ab: Initiation, Elongation und Terminierung. Die Initiierung findet statt, indem die 40S-Einheit sich an das 5'-Ende der mRNA anlagert, gemeinsam mit einer Initiator-tRNA und Initiationsfaktoren (IF1, IF2, IF3). Dieser Komplex gleitet an der mRNA entlang bis zum Startcodon (AUG). Dort angelangt, legt sich die 60S-Einheit ebenfalls an und die Translation der mRNA-Information beginnt.

Nachdem die erste tRNA angebracht wurde, rutscht das Ribosom am mRNA-Strang weiter und ermöglicht die Anlagerung der nächsten tRNA entlang der mRNA-Sequenz. Die beiden an den tRNAs hängenden Aminosäuren werden mit einer Peptidbindung verknüpft, und die erste tRNA verlässt ohne Aminosäure das Ribosom. So wird die Proteinsequenz um Aminosäure für Aminosäure verlängert und die mRNA-Tripletts werden jeweils mit den spezifisch passenden tRNAs zusammengebracht – entsprechend der Information, die in der mRNA vorgegeben ist. Dieser Vorgang wird als „Elongation" bezeichnet.

Das Ribosom wandert an der mRNA entlang, bis ein Stoppcodon das Ende der mRNA markiert. An dieses kann keine der vorhandenen tRNA-Molekülarten andocken. Es kommt daher zum Ende der Translation und Abbruch des Protein-

1. Base	2. Base				3. Base
	U	C	A	G	
U	Phe	Ser	Tyr	Cys	U
U	Phe	Ser	Tyr	Cys	C
U	Leu	Ser	„Stopp"	„Stopp"	A
U	Leu	Ser	„Stopp"	Trp	G
C	Leu	Pro	His	Arg	U
C	Leu	Pro	His	Arg	C
C	Leu	Pro	Gln	Arg	A
C	Leu	Pro	Gln	Arg	G
A	Ile	Thr	Asn	Ser	U
A	Ile	Thr	Asn	Ser	C
A	Ile	Thr	Lys	Arg	A
A	Met „Start"	Thr	Lys	Arg	G
G	Val	Ala	Asp	Gly	U
G	Val	Ala	Asp	Gly	C
G	Val	Ala	Glu	Gly	A
G	Val	Ala	Glu	Gly	G

■ **Tab. 1:** Genetischer Code der mRNA. [32]

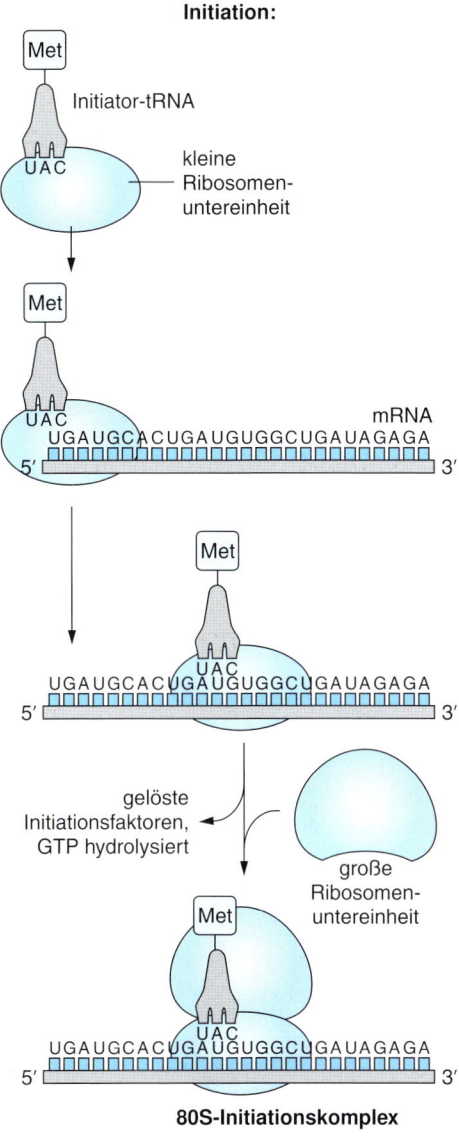

Initiation:

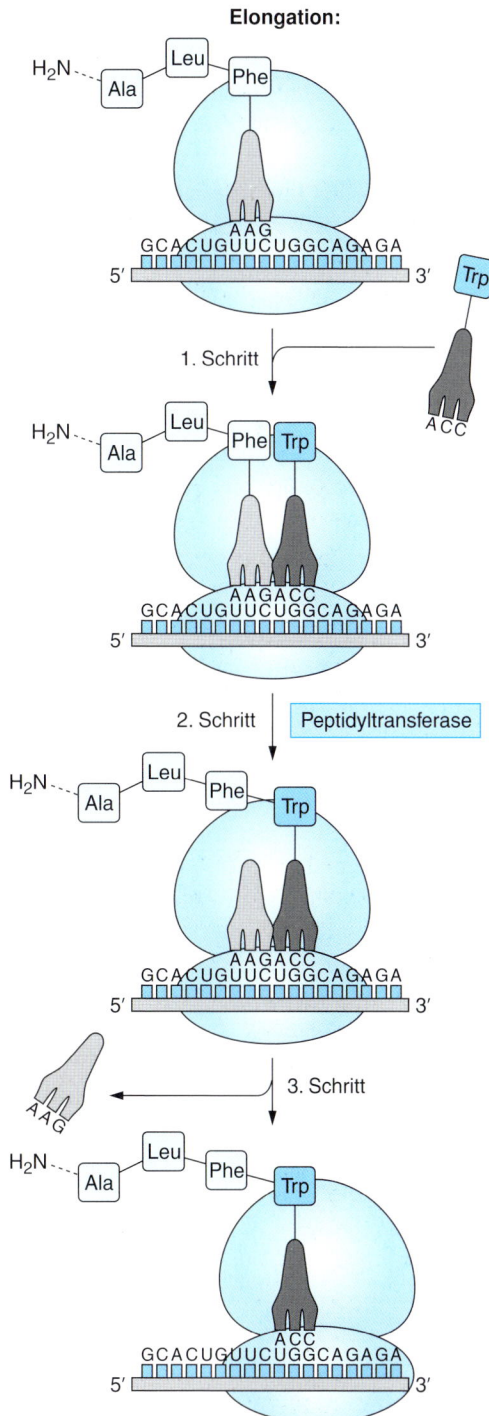

Elongation:

Abb. 2: Translation. [3]

strangs, der Termination. Das neu gebildete Protein löst sich nun vom Ribosom und faltet sich dann meistens so zusammen, dass eine komplexe räumliche Struktur entsteht (Sekundärstruktur und Tertiärstruktur). Eventuell verbindet es sich noch mit anderen Proteinen zu übergeordneten Quartärstrukturen.

An einem RNA-Molekül kann die Translation gleichzeitig mehrfach ablaufen. Oft finden sich an einer RNA viele Ribosomen wie an einer Perlenkette aufgereiht und sorgen so nach und nach für die Proteinproduktion. Ferner wird eine mRNA in der Regel mehrfach abgelesen, bis sie durch Nukleaseaktivität in ihre Bausteine, Ribonukleotide, zerlegt wird (Abb. 2).

Zusammenfassung

✖ Als „Translation" wird die Übersetzung der genetischen Information der mRNA-Moleküle in ein Protein bezeichnet.

✖ tRNA besitzt ein Anticodon, das genau zu einem Triplett der mRNA passt und die passenden Aminosäuren bringt.

✖ Die Translation selbst findet in den Ribosomen statt.

Zellzyklus

Im menschlichen Körper kommt es im Rahmen von Wachstums- und Regenerationsprozessen ständig zu einer Neubildung von Zellen. Dabei kommt der Zellteilung entscheidende Bedeutung zu. Der Zeitraum zwischen der Entstehung einer Zelle aus ihrer Vorläuferzelle und ihrer erneuten Teilung zu Tochterzellen wird als „Zellzyklus" bezeichnet. Dieser Zellzyklus wird wiederum in die Mitose-(M-)Phase, die Phase der eigentlichen Zellteilung, und die Interphase, in der es zum Zellwachstum und zur Vorbereitung auf die Zellteilung kommt (█ Abb. 1), unterteilt.

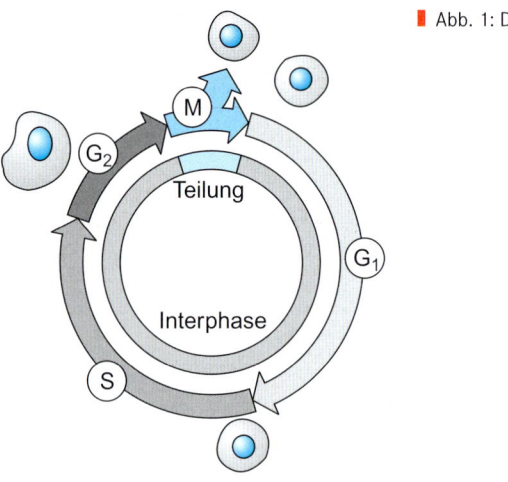
█ Abb. 1: Der Zellzyklus. [9]

Interphase

Die Interphase ist der Zeitraum im Zellzyklus, der sich einer Zellteilung anschließt, bis die nächste Zellteilung beginnt. Entsprechend stehen das Wachstum der Zelle und die Vorbereitung auf die nächste anstehende Kernteilung im Vordergrund. Die Interphase wird in eine Gap_1-(G_1-), eine Synthese-(S-) und eine Gap_2-(G_2-)Phase unterteilt.
Nach der Entstehung einer Zelle als Folge einer Zellteilung befindet sich die Zelle zunächst in einer Ruhephase, der sog. G_1-Phase. Die Dauer ist sehr variabel, sie kann zwischen Stunden und Jahren betragen.
Aus dieser Ruhephase tritt die Zelle in die S-Phase ein, in der dann die DNA-Synthese beginnt. Während dieser Phase verdoppeln sich die Chromosomen, die bis dahin als einzelne DNA-Stränge vorliegen, zu zweiteiligen Chromosomen, bestehend aus zwei Schwesterchromatiden. Diese beiden Schwesterchromatiden werden physikalisch am Zentromer zusammengehalten. Am Ende der S-Phase ist somit der DNA-Gehalt der Zelle verdoppelt.
In der anschließenden G_2-Phase des Zellzyklus wächst die Zelle weiter und schließt die Vorbereitungen für die Mitose ab, z. B. durch die Produktion essenzieller Proteine.

Mitose

Die Mitose ist das Stadium der eigentlichen Zellteilung. Kritisch ist in diesem Abschnitt die Aufteilung der Erbinformation auf die Tochterzellen. Um im Rahmen der Mitose sicherzustellen, dass jede Tochterzelle dieselbe genetische Information erhält, ist es wichtig, dass die Aufteilung der Chromosomen streng organisiert abläuft. Dies geschieht während der Mitose in vier oder fünf Schritten:
In der Prophase kommt es initial zu einer zunehmenden Kondensierung der DNA zu Chromosomen. Außerdem teilen sich die Zentriole, kurze Röhrchen aus zelleigenen Proteinen, die sich zu Mikrotubuli zusammengelagert haben. Diese Zentriole wandern zu den einander gegenüberliegenden Polen der Zelle und bilden den sogenannten Spindelfaserapparat. Danach verdoppeln sich die Chromosomen in zwei identische, im Lichtmikroskop sichtbare Stränge – die Chromatiden – und die Membran des Zellkerns löst sich auf (█ Abb. 2).

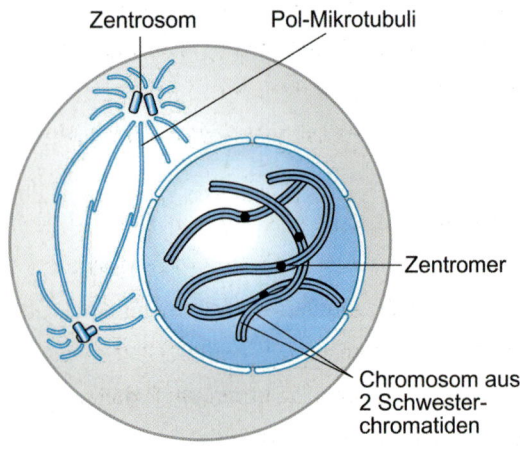
█ Abb. 2: Prophase. [9]

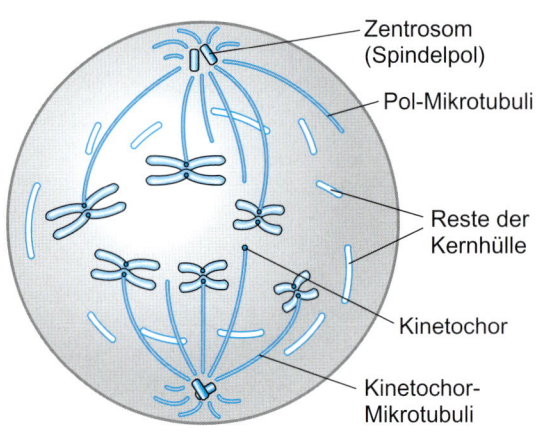
█ Abb. 3: Prometaphase. [9]

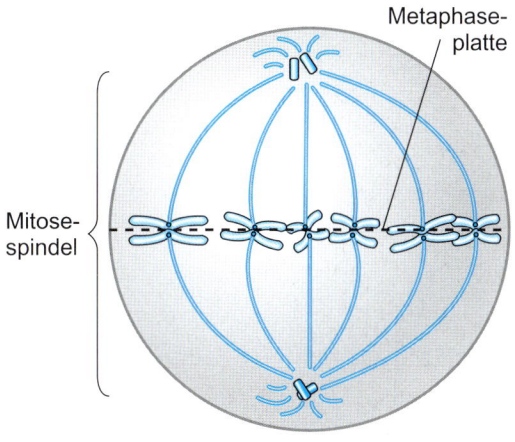

Abb. 4: Metaphase. [9]

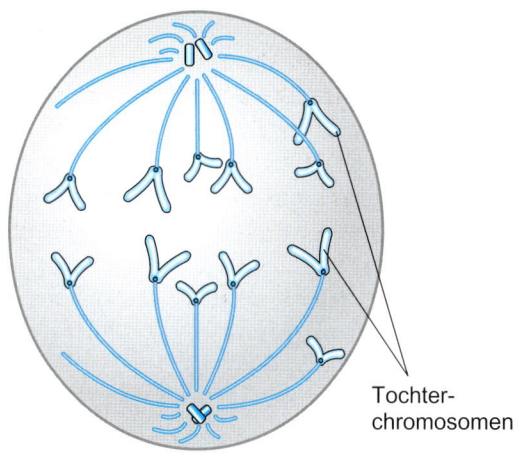

Abb. 5: Anaphase. [9]

In der Prometaphase dringen die Spindelfasern in den Bereich der zerfallenen Kernhülle ein und setzen an den Zentromeren der Chromosomen an (▌Abb. 3).

In der darauffolgenden Metaphase trennen sich die parallel liegenden Schwesterchromatiden der duplizierten Chromosomen voneinander und ordnen sich in der Äquatorialebene der Zelle an (▌Abb. 4).

Danach trennen sich in der Anaphase die Chromosomen am Zentromer und die Spindelfasern ziehen je eines der beiden gleichen Chromatiden in entgegengesetzter Richtung auseinander. Auf diese Weise gelangt jeweils ein vollständiger Chromosomensatz an die beiden Zellpole (▌Abb. 5).

In der abschließenden Telophase formt sich dann wieder eine nukleäre Membran um die beiden Tochter-Zellkerne. Zur Vollendung der Zellteilung wird zwischen den Polen eine neue Zellwand ausgebildet. Die Dauer der Mitose schwankt zwischen einer und drei Stunden (▌Abb. 6).

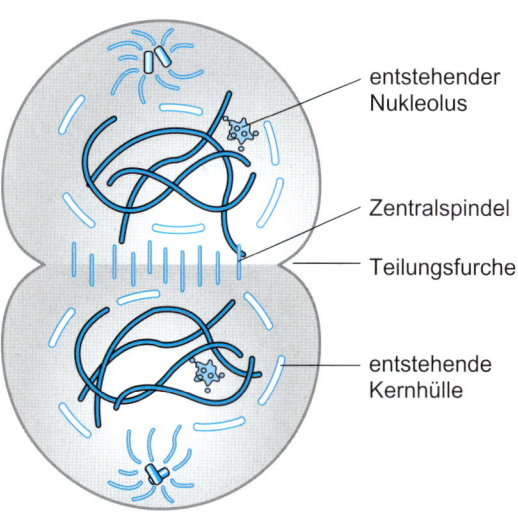

Abb. 6: Telophase. [9]

Zusammenfassung

✖ Als „Zellzyklus" wird der Zeitraum zwischen der Entstehung einer Zelle aus ihrer Vorläuferzelle und ihrer erneuten Teilung zu Tochterzellen bezeichnet.

✖ Der Zellzyklus besteht aus einer Interphase und einer Mitosephase.

✖ Zellteilungen entsprechen in der Regel Mitosen.

✖ Neben der reinen Zellteilung kommt es im Rahmen der Mitose zur gleichen Aufteilung des Erbguts in Form von Chromosomen auf die Tochterzellen.

✖ Die Mitose wird in vier Schritte unterteilt: Prophase, Metaphase, Anaphase und Telophase.

Meiose

Neben der Mitose findet in den Geschlechtsorganen die Meiose statt, bei der es neben der Zellteilung zu einer Reduzierung des Erbguts auf haploide Gameten kommt. Dies ist notwendig, um bei der Befruchtung der Eizelle von der Samen- und Eizelle jeweils nur einen einfachen (haploiden) Chromosomensatz in die resultierende Zygote einzubringen. Dadurch besitzt diese insgesamt wieder den normalen diploiden Chromosomensatz. Fände bei der Keimzellenbildung keine meiotische Reduktion auf den einfachen Chromosomensatz statt, würde sich mit jeder Generation die Anzahl der Chromosomen in den Körperzellen verdoppeln.

Die Meiose verläuft in zwei Teilungsschritten, Meiose I und II. Dabei finden die für die Meiose typischen Vorgänge während der ersten Teilung statt. Die zweite Teilung entspricht im Wesentlichen einer Mitose (❚ Abb. 1).

Während der Meiose I werden bei der Teilung – im Gegensatz zur Mitose – nicht die (duplizierten) Chromatiden durch den Spindelfaserapparat auseinandergezogen, sondern die ganzen Chromosomen. Auch das X- und das Y-Chromosom ordnen sich zusammen an und werden in zwei Tochterzellen aufgeteilt. Auf diese Weise kommt nach der ersten Phase jeweils nur die Hälfte der Chromosomen in jeder der beiden Tochterzellen zusammen.

Diese Anordnung und nachfolgende Teilung kann in Pro-, Meta-, Ana- und Telophase unterschieden werden. Die Prophase kann dabei nochmals in fünf Unterschritte differenziert werden: Leptotän, Zygotän, Pachytän, Diplotän und Diakinese.

Leptotän

In dieser Phase kondensieren die Chromosomen. Dabei sind die Schwesterchromatiden so eng benachbart, dass eine lichtmikroskopische Sichtbarkeit oder Unterscheidung von zwei Chromatiden nicht gegeben ist.

Zygotän

In diesem Stadium findet die Paarung der homologen Chromosomen statt. Sie beginnt oftmals an den Chromosomenenden und verläuft letztlich über die gesamte Chromosomenlänge.

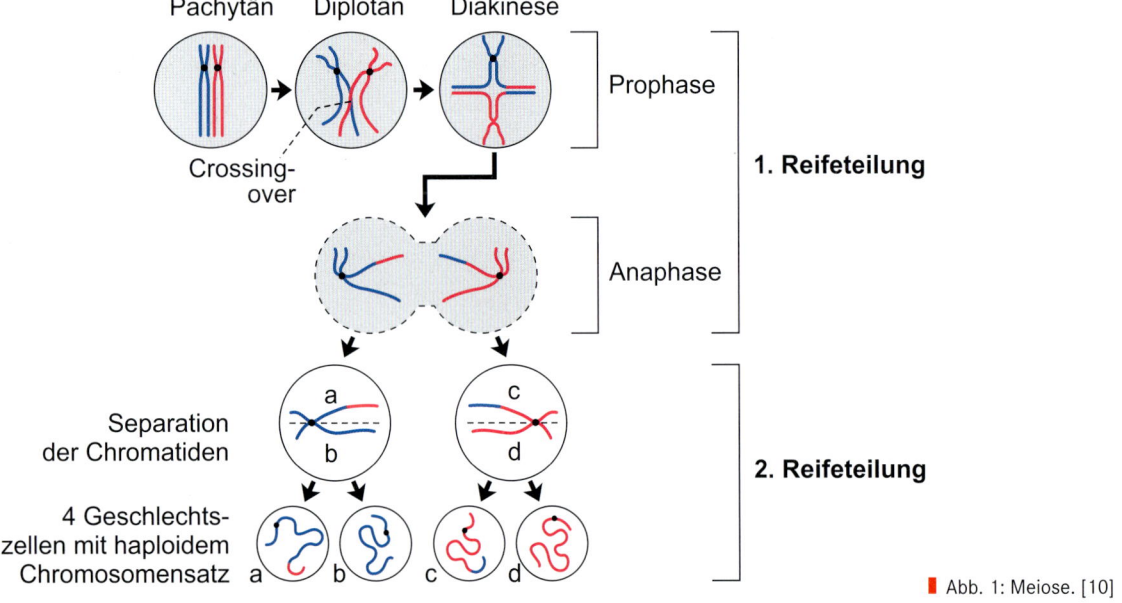

❚ Abb. 1: Meiose. [10]

Pachytän

Im Pachytän liegen die Chromosomen dann als homologe Zweiergruppen, sogenannte Bivalente, vor. Aufgrund der Zusammensetzung jedes Chromosoms aus zwei Chromatiden werden diese Komplexe auch als „Tetrade" bezeichnet. In dieser Phase kommt es zum Austausch von einander entsprechenden Chromatidenabschnitten.

Dies geschieht dann, wenn sich die homologen Chromosomen paarweise nebeneinander anordnen. Es kommt vor, dass sich die Arme der Chromosomen zufällig überkreuzen und dies zu einem Bruch und einer nachfolgenden Fusion der Bruchstücke mit dem jeweils anderen Chromosom führt. Dadurch kann es zum Austausch ganzer Chromosomenstücke und so zum Gentransfer kommen, also zu einer Neuverteilung des Erbguts in der nachfolgenden Generation.

Fehler im Rahmen dieser genetischen Rekombination können allerdings auch zu Chromosomenfehlverteilung und nachfolgend schweren genetischen Störungen führen. Zum Beispiel können Fehlverteilungen während der Meiose zu Trisomien wie der Trisomie 21 (Down-Syndrom) führen.

Diplotän

Im Diplotän findet die Trennung der homologen Chromosomen statt. Allerdings sind die rekombinierten Stellen über sogenannte Chiasmata noch miteinander verbunden. Chiasmata sind Chromatinbrücken zwischen den Nichtschwester-Chromatiden.

Diakinese

Während der Diakinese nimmt die Kontraktion der Chromosomen stark zu, die Chiasmata wandern an die Chromosomenenden. Je nachdem, ob sich Chiasmata an beiden Armen oder nur an einem Arm gebildet haben, sind die Bivalente offen oder geschlossen.

Metaphase I

Im Weiteren folgt der Übergang in die erste Metaphase, die im Wesentlichen wie bei der Mitose abläuft: Die Kernmembran und die Nukleolen lösen sich auf und Spindeln greifen an den Zentromeren der Chromosomen an. Damit ist die erste meiotische Prophase beendet.

Anaphase I

Die zwei Teile des jeweiligen Bivalents werden auseinandergezogen, hin zu den jeweils gegenüberliegenden Zellpolen. Dies wird auch als „Disjunktion" bezeichnet. Dadurch wird letztendlich die Chromosomenzahl halbiert und jede Zelle hat nach der Meiose I nur noch einen haploiden Chromosomensatz. Dabei werden die ursprünglich väterlichen und mütterlichen Chromosomen willkürlich verteilt, sodass es zu einer Durchmischung der Erbanlagen kommt.

Telophase I

In der Telophase haben sich die jeweiligen haploiden Chromosomensätze an den gegenüberliegenden Polen der Zelle gruppiert.

Nachfolgend entspricht dann die Meiose II einer mitotischen Teilung der aus den beiden im Rahmen der Meiose I entstandenen Zellen. Auf diese Weise bilden sich im Rahmen der Meiose insgesamt vier Geschlechtszellen mit haploidem Chromosomensatz.

Zusammenfassung

✖ Die Meiose findet in den Geschlechtsorganen statt.

✖ Neben der Zellteilung kommt es zu einer Reduktion des Erbguts auf haploide Gameten.

✖ Während der Meiose I werden bei der Teilung – im Gegensatz zur Mitose – nicht die (duplizierten) Chromatiden durch den Spindelfaserapparat auseinandergezogen, sondern die ganzen Chromosomen.

✖ Die nachfolgende Meiose II entspricht einer mitotischen Teilung.

Chromosomenaberrationen

Chromosomenaberrationen sind numerische oder strukturelle Veränderung der Chromosomen. Die Ursachen von Chromosomenaberrationen sind vielfältig. Zunächst können die Aberrationen im Rahmen einer Meiosestörung verursacht werden. Aber auch chemische oder physikalische Mutagene können Chromosomenaberrationen verursachen. In einer Präparation von Zellen in der Metaphase sind die Chromosomen einzelner Zellen unter dem Lichtmikroskop sichtbar und können abgezählt und miteinander verglichen werden (▮ Abb. 1). Mittels Giemsa-Färbung können auf den Chromosomen verschiedene Banden nachgewiesen werden: die gefärbten Giemsa-(G-)Banden und die Revers-(R-)Banden, die die Färbung nicht annehmen. Kleine strukturelle Änderungen sind allerdings so auch nicht sichtbar, können aber mittels molekularer Tests wie der Fluoreszenz-in-situ-Hybridisierung (FISH, s. „Chromosomenanalyse", S. 34) nachgewiesen werden.

Numerische Chromosomenaberrationen

Als „numerische Chromosomenaberrationen" werden Veränderungen der Anzahl der Chromosomen bezeichnet. Das kann sich entweder durch das Fehlen von Chromosomen oder ein bzw. mehrere zusätzliche Chromosomen äußern. Die häufigste numerische Chromosomenaberration ist die Trisomie 21 (Down-Syndrom), bei der durch eine Fehlverteilung während der Meiose ein drittes Chromosom 21 in den Zellen vorliegt, das dann zur Ausprägung des Syndroms führt.

Strukturelle Chromosomenaberrationen

Strukturelle Chromosomenaberrationen führen zu einer Veränderung des Chromosomenaufbaus oder der Chromosomenzusammensetzung (▮ Abb. 2). Ist die gesamte Erbinformation trotzdem vorhanden, weil z. B. ein aus einem Chromosom fehlendes Stück an ein anderes Chromosom angelagert wurde, so bezeichnet man diese Mutation als „balanciert".

Duplikation

Eine Chromosomenduplikation ist die Verdopplung eines Chromosomenstücks. Durch die Verdopplung der Erbinformation auf einem Chromosom liegt die Erbinformation dieses Genomabschnitts wie bei einer Trisomie de facto dreifach vor. Daher wird die Veränderung gelegentlich auch als „partielle Trisomie" bezeichnet. Diese zusätzlichen genetischen Informationen können zu angeborenen Defekten oder Entwicklungsproblemen führen.

Deletion

Als „Deletion" wird das Fehlen eines Stücks des Chromosoms bezeichnet. Eine Deletion kann sich in jedem Chromosom ereignen und jede Größe aufweisen. Welche Folgen eine Deletion hat, hängt davon ab, wie groß das fehlende Stück ist und welche Gene sich in diesem fehlenden Abschnitt befin-

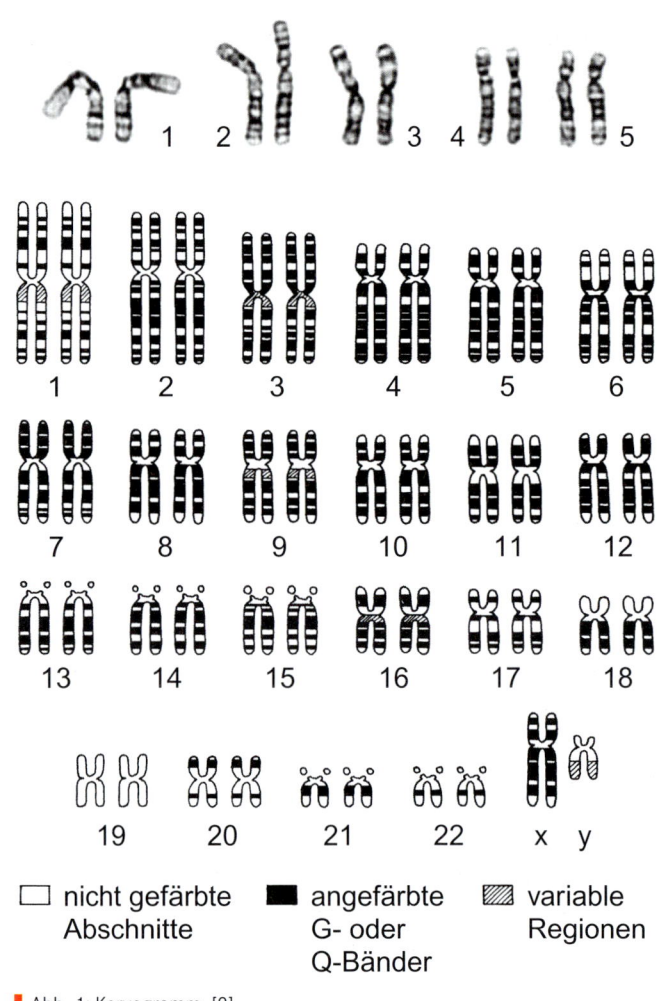

▮ Abb. 1: Karyogramm. [9]

☐ nicht gefärbte Abschnitte   ■ angefärbte G- oder Q-Bänder   ▨ variable Regionen

den. Eine partielle Deletion am kurzen Arm (p) des Chromosoms 5 ist z. B. für die Entstehung des Cri-du-Chat-Syndrom verantwortlich.

Ringbildung

Kommt es zu einer Deletion am Ende eines Chromosoms, können die beiden Enden des Chromosoms verschmelzen, sodass ein Ring entsteht. Je nachdem, wie viel Chromosomenstruktur am Chromosomenende im Rahmen der Ringbildung verloren geht und ob der Ring ggf. bei der Mitose zerteilt wird und dabei Erbinformation verloren geht, kann die Ringbildung symptomatisch sein.

Inversion

Bei einer Inversion wird ein Stück eines Chromosoms herausgelöst und mit entgegengesetzter Orientierung wieder in dieselbe Region eingebaut. Phänotypisch können diese Veränderungen oft unauffällig bleiben, weil die gesamte Erbinformation prinzipiell weiter erhalten bleibt. Kritisch wird die Inversion nur dann, wenn die Bruchlinien durch Gene verlaufen.

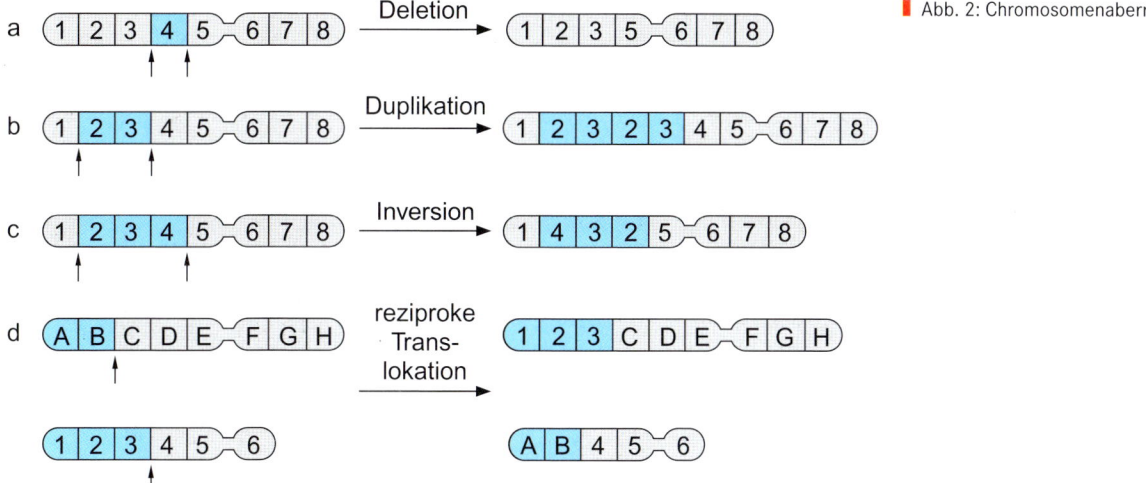

Insertion

Als „Insertion" werden Chromosomenaberrationen bezeichnet, die durch ein zusätzliches Einfügen genetischer Information oder gar Chromosomenabschnitte in einer Chromosomenregion zustande kommen. Insertionen können phänotypisch unauffällig sein, da die komplette Erbinformation nach wie vor vorhanden ist. Allerdings kann die Insertion auch zur Spaltung von Genen in der betroffenen Region oder Erkrankungen durch Verdreifachung der Erbinformation führen.

Translokation

„Translokation" bedeutet eine Verlagerung des Orts eines Chromosomenabschnitts. Dabei wird eine Translokation als „balanciert" bezeichnet, wenn der veränderte Chromosomenabschnitt auf ein anderes Chromosom transloziert und sich damit die Gesamtmenge und die notwendigen Informationen des Erbguts nicht ändern. Geht hingegen Erbinformation verloren, so wird die Mutation als „unbalanciert" bezeichnet. „Reziproke Translokationen" sind der Austausch zweier abgebrochener Chromosomenstücke zwischen nicht homologen Chromosomen. Diese Veränderung kommt mit einer Inzidenz von 1:500 Neugeborenen relativ häufig vor. Reziproke Translokationen sind häufig primär balanciert. Allerdings kann im Rahmen der Gametenbildung durch Weitervererbung lediglich einer Chro

mosomenaberration eine Deletion oder Insertion von Erbinformationen bei den Nachkommen resultieren.
Auffällig ist, dass sich Translokationen häufig zwischen immer wiederkehrenden Abschnitten des Genoms abspielen. Daraus kann geschlossen werden, dass zwischen solchen Chromosomenbereichen DNA-Sequenz-Homologien bestehen, die eine reziproke Translokation ermöglichen.
Beispiel einer Translokation ist die sogenannte Robertson'sche Translokation. Diese besteht in einer Translokation zwischen zwei akrozentrischen Chromosomen 13, 14, 15, 21, oder 22. Bei dieser speziellen Translokation geht der sehr kurze Arm verloren und es kommt zu einer Fusion der beiden Restchromosomen, also der langen Arme.
Träger solcher Robertson'schen Translokationen sind phänotypisch unauffällig. Während der Gametenbildung findet sich bei der Paarung der Chromosomen vor der Zellteilung aber kein zweites homologes Chromosom, sodass sich das

translozierte Chromosom an ein anderes anlagert. Dadurch kommt es zu Fehlverteilungen der Chromosomen. Mögliche Folge einer solchen Robertson'schen Translokation ist z.B. die Entstehung einer Trisomie 21 bei den Nachkommen.

Isochromosomenbildung

Als „Isochromosomen" werden chromosomale Strukturen bezeichnet, die entstehen, wenn die Chromosomen nicht längs, sondern quer geteilt werden. Entsprechend bestehen die beiden Isochromosomen entweder aus zwei kurzen oder zwei langen Armen der Ursprungschromosomen. Isochromosomenbildung kann zu erheblichen Störungen führen, da bei Personen mit dieser Anomalie die eine Hälfte des Chromosoms nur einmal und die andere insgesamt dreifach vorliegt. Der Verlust eines Arms des X-Chromosoms durch Isochromosomenbildung kann z.B. zur Ausbildung eines Turner-Syndroms (45, X0) führen.

Zusammenfassung

✖ Chromosomenaberrationen können strukturell oder numerisch sein.

✖ Chromosomen sind nach Präparation in der Metaphase unter dem Lichtmikroskop sichtbar und können untersucht werden.

✖ Strukturelle Chromosomenaberrationen können balanciert oder unbalanciert sein.

Genmutationen, DNA-Reparatur, genetische Variabilität

Genmutationen

Der Begriff der „Genmutation" bezeichnet eine Änderung der DNA-Basensequenz eines Gens. In Abgrenzung zu strukturellen Chromosomenaberrationen betreffen die Genmutationen nur ein einzelnes Gen. Häufigste Form der Genmutation ist die Punktmutation, also die Veränderung lediglich einer Base. Diese Variante wird auch als „Single nucleotide polymorphism (SNP)" bezeichnet. Bei den Genmutationen lassen sich Nukleotidsubstitution, -deletion und -insertion unterscheiden.

Substitution

„Substitution" nennt man den Austausch von Basen. Dabei kann man Transitionen von Transversionen unterscheiden. Bei einer Transition wird eine Pyrimidinbase durch eine ebensolche oder eine Purinbase durch eine andere Purinbase substituiert. Diese Form macht den größeren Teil der Substitutionen aus. Eine Transversion bezeichnet den Austausch einer Purin- gegen eine Pyrimidinbase oder umgekehrt (▌Abb. 1).

Deletion

Unter einer „Deletion" versteht man den Verlust einer oder mehrerer Basen (▌Abb. 1).

Insertion

Die Insertion ist durch den zusätzlichen Einbau von Nukleotiden in einer Gensequenz gekennzeichnet (▌Abb. 1).

Nicht-mutierte DNA-Sequenz

A-G-T-T-A-C-A-T-T-C-A-
T-C-A-A-T-G-T-A-A-G-T-

Substitution

A-G-T-C-A-C-A-T-T-C-A-
T-C-A-G-T-G-T-A-A-G-T-

Deletion

A-G-T-C-A-T-T-C-A-
T-C-A-G-T-A-A-G-T-

Insertion

A-G-T-T-A-C-T-G-A-T-T-C-A-
T-C-A-A-T-G-A-C-T-A-A-G-T-

▌Abb. 1: Schematische Darstellung wichtiger Genmutationsformen. [1]

Mutationsfolgen

Mutationen in einzelnen Genen können bereits Erkrankungen hervorrufen oder den Verlauf von Erkrankungen beeinflussen. Je nachdem, ob die Mutation den Sinn des Nukleotidtripletts in Bezug auf eine mögliche Translation in eine Aminosäure verändert oder nicht, werden die Mutationen als Missense-, Nonsense- oder stille Mutationen bezeichnet. Entsteht durch die Mutation ein Basentriplett, das eine andere Aminosäure codiert, so spricht man von einer „Missense-Mutation". Eine Mutation, die zu einem Stoppcodon und damit zum Abbruch der Translation an dieser Stelle führt, wird als „Nonsense-Mutation" bezeichnet. Mutationen, die den Sinn nicht verändern, sind „stille Mutationen". Weitere Folgen von Punkt- oder längeren Genmutationen können sein, dass das Leseraster des genetischen Codes verschoben wird, insbesondere durch Deletion oder Insertion. Auch in nicht codierenden Abschnitten eines Gens können Genmutationen zu erheblicher Beeinflussung der Genfunktion führen. So können Mutationen im Promotor eines Gens die Regulation seiner Aktivität beeinträchtigen. Auch kann das Spliceverhalten von Genen durch Mutationen in Spliceabschnitten verändert werden.

DNA-Reparatur

Genmutationen sind nicht selten. Auch unter physiologischen Bedingungen kommt es während der Replikation der DNA immer wieder zu Fehlern beim Ablesen der Sequenz und bei der Synthetisierung des neuen DNA-Strangs. Diese Fehler würden rasch akkumulieren, würden sie nicht korrigiert werden. Zu diesem Zweck besitzt der menschliche Organismus ein DNA-Reparatursystem, bestehend aus sechs Proteinen (MSH2, MLH1, PMS1, PMS2, MSH6 und MLH3), die diese Fehler des Erbguts korrigieren. Die fehlerhaften Nukleotide werden aus der DNA ausgeschnitten und komplementär zum verbleibenden Strang aufgefüllt. Am Ende dieses Prozesses ist somit eine Korrektur der DNA-Sequenz erfolgt (▌Abb. 2). Ist die Funktion dieses Systems durch Mutationen in diesem Reparatursystem selbst eingeschränkt, so können durch sich akkumulierende und nicht korrigierte Mutationen des Erbguts (Tumor-)Erkrankungen entstehen, wie z. B. HNPCC.

Genetische Variabilität

Auch wenn genetische Mutationen zu Erkrankungen führen oder den Verlauf von Erkrankungen bzw. das Medikamentenansprechen beeinflussen können, müssen genetische Änderungen des Erbguts keineswegs krankhaft sein. Im Gegenteil, zwischen zwei beliebigen Menschen wird die Übereinstimmung des menschlichen Erbguts auf 99,99 % geschätzt. Bei geschätzten 3 Mrd. Nukleotiden verbleiben aber auch mit 0,01 % Unterschied in der Nukleotidsequenz noch eine erhebliche Anzahl Nukleotide, die zwischen zwei gesunden Menschen unterschiedlich sind. Diese Unterschiede können zum Beispiel für unterschiedliche Haut- und Haarfarbe oder

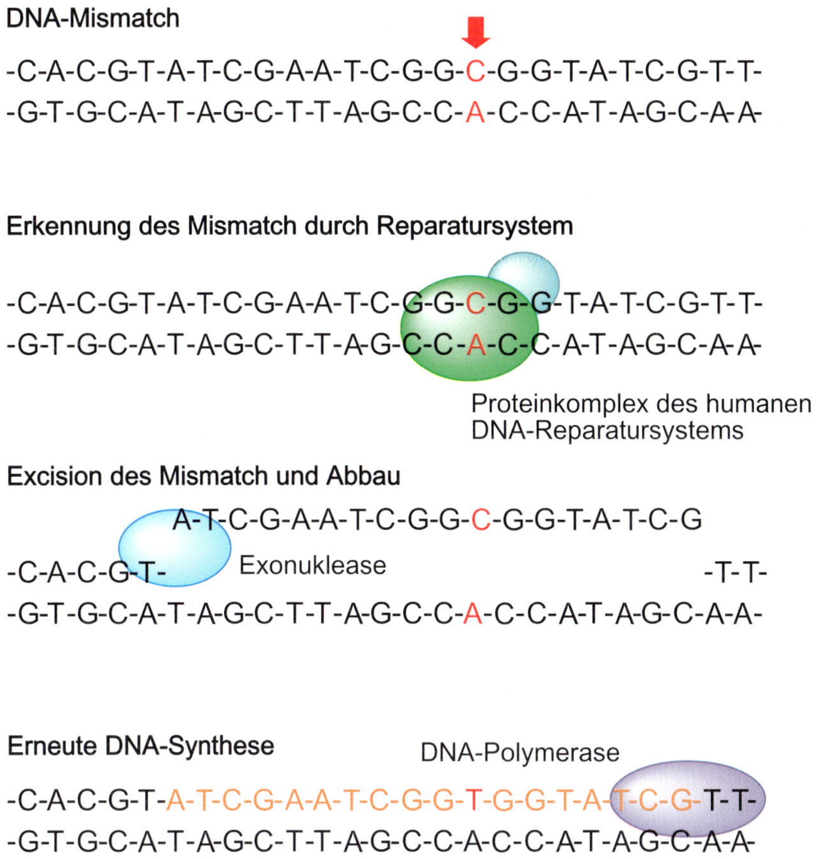

DNA-Mismatch

-C-A-C-G-T-A-T-C-G-A-A-T-C-G-G-C-G-G-T-A-T-C-G-T-T-
-G-T-G-C-A-T-A-G-C-T-T-A-G-C-C-A-C-C-A-T-A-G-C-A-A-

Abb. 2: Schematische Darstellung des humanen Mismatch-repair-Systems. [1]

Erkennung des Mismatch durch Reparatursystem

-C-A-C-G-T-A-T-C-G-A-A-T-C-G-G-C-G-G-T-A-T-C-G-T-T-
-G-T-G-C-A-T-A-G-C-T-T-A-G-C-C-A-C-C-A-T-A-G-C-A-A-

Proteinkomplex des humanen DNA-Reparatursystems

Excision des Mismatch und Abbau

A-T-C-G-A-A-T-C-G-G-C-G-G-T-A-T-C-G

-C-A-C-G-T-   Exonuklease   -T-T-
-G-T-G-C-A-T-A-G-C-T-T-A-G-C-C-A-C-C-A-T-A-G-C-A-A-

Erneute DNA-Synthese   DNA-Polymerase

-C-A-C-G-T-A-T-C-G-A-A-T-C-G-G-T-G-G-T-A-T-C-G-T-T-
-G-T-G-C-A-T-A-G-C-T-T-A-G-C-C-A-C-C-A-T-A-G-C-A-A-

verschiedene Stoffwechselprozesse verantwortlich sein.

Genetische Variabilität spielt zunehmend eine Rolle für die medikamentöse Therapie. Bei einer Vielzahl von Medikamenten ist mittlerweile bekannt, dass genetische Mutationen bei bestimmten Patienten die Wirksamkeit des Medikaments erhöhen, andere Patienten dagegen unter verstärkten Nebenwirkungen zu leiden haben. Zum Beispiel ist eine

medikamentöse Therapie des Kolonkarzinoms mit einer den Epidermal-growth-factor-(EGF-)Signalweg hemmenden Substanz nur dann sinnvoll, wenn keine Mutation des Kirsten-rat-sarcoma-Gens (kras) vorliegt. Dies ist aber bei 40 % der Patienten der Fall, sodass mittlerweile vor der Therapie ein genetischer Test auf diese Veränderung gemacht wird. Ein zweites Beispiel ist, dass in den USA ein Medikament zur Blutdrucksenkung

und Vasodilatation, BiDil®, nur für die schwarze Bevölkerung zur Behandlung zugelassen ist. In einer großen Studie profitierte die weiße Bevölkerung nicht davon, die schwarze jedoch signifikant. Die Ursache der unterschiedlichen Wirkung ist nach heutigem Verständnis in genetischen Unterschieden, der Variabilität, zwischen diesen beiden Bevölkerungsgruppen zu suchen.

Zusammenfassung

✖ „Genmutation" bezeichnet eine Änderung der DNA-Basensequenz eines Gens.

✖ Mögliche Mutationen sind Substitution, Deletion und Insertion.

✖ Häufigste Genmutation ist die Punktmutation oder der Single nucleotide polymorphism (SNP).

✖ Mutationen können Veränderung der Genfunktion im codierenden, aber auch im nicht codierenden Bereich des Gens verursachen.

✖ Genetische Varianten wie SNP müssen nicht krankhaft sein, sie können aber Merkmalsausprägungen und das Medikamentenansprechen beeinflussen.

Tumorgenetik

Viele Tumoren entstehen durch eine genetische Beteiligung. Die Tumorgenetik beschäftigt sich daher mit der Identifizierung genetischer Mechanismen, die bei der Entstehung von Tumoren eine Rolle spielen. Die meisten beteiligten Gene sind bereits im Erbgut des Menschen vorhanden. Durch genetische Mutationen oder Änderungen der Regulation können sie das Tumorwachstum fördern und ein gesteigertes bzw. ungebremstes Wachstumsverhalten des Tumors ermöglichen.

Onkogene

Onkogene begünstigen ein gesteigertes Tumorwachstum. Sie entstehen durch Mutationen aus sog. Protoonkogenen. Diese spielen bereits vielfach für das normale Zellwachstum, die Zellteilung und die Zelldifferenzierung eine Rolle. Durch Mutationen können sie in ihrer Funktion geändert/gesteigert werden (Gain of function) und so zum eigentlichen Onkogen werden, das ein vermehrtes Zellwachstum anstößt. Onkogene sind in ihrer Funktion dominant, d.h., dass bereits eine Kopie des Gens (Heterozygotie) für eine veränderte Aktivität der Zelle ausreicht. Die Aktivierung der Protoonkogene kann auf vielfache Weise geschehen und z. B. durch physikalische Einflüsse wie radioaktive Strahlen, chemische Noxen oder Viren erfolgen (Tab. 1).

Tumorsuppressor

Tumorsuppressoren sind Gene, die den Zellzyklus kontrollieren und so eine gesteigertes Wachstum von Zellen blockieren. Kommt es in diesen Genen zu Mutationen (Loss of function), erhöht sich in den betroffenen Zellen die Wahrscheinlichkeit einer Tumorentstehung entsprechend, da nun die Wachstumshemmung durch dieses Gen wegfällt (Abb. 1).
Eines der am meisten untersuchten Tumorsuppressorgene ist p53, das wegen seiner zentralen Stellung und der Eigenschaft, auf Schädigungen der DNA zu reagieren, als „Wächter des Genoms" bezeichnet wird. p53 akkumuliert nach einer DNA-Schädigung in der Zelle, indem es durch das Signal einer DNA-Schädigung nach der Translation (posttranslational) stabilisiert und so vor einem Abbau geschützt wird. Das akkumulierte p53 stimuliert dann wiederum die Expression von spezifischen Genen, die in DNA-Reparaturmechanismen eingebunden sind, den Zellzyklus kontrollieren oder den

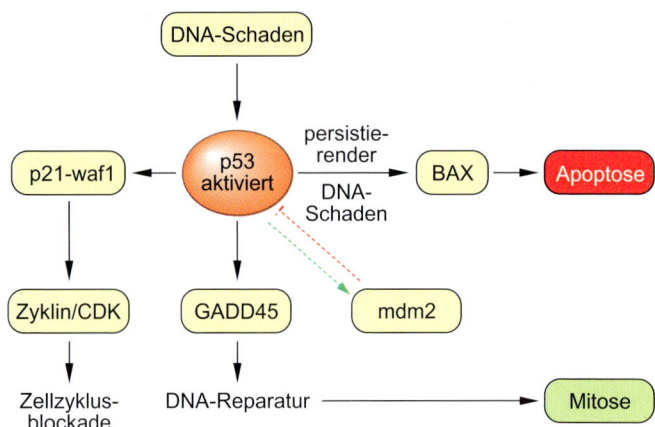

 Abb. 1: p53-Mechanismen. [1]

programmierten Zelltod (Apoptose) einleiten. Durch eine p53-vermittelte Verlangsamung des Zellzyklus gewinnt die Zelle Zeit, über die ebenfalls induzierten Zellreparaturmechanismen die Schädigung der DNA zu korrigieren, bevor die nächste Zellteilung ansteht. Bei hoher p53-Akkumulation kann p53 aber auch den programmierten Zelltod (Apoptose) auslösen, was zum Untergang der Zelle bei schweren Schäden oder zur Entartung der Zelle führt. Entsprechend dieser zentralen Rolle kommt Mutationen des p53-Gens eine erhebliche Bedeutung zu, da sich die Schäden der DNA ansammeln und so letztendlich zur malignen Entartung der Zelle führen (Tab. 2).

Two-hit-Hypothese

Nach der Two-hit-Hypothese von Knudson entsteht ein Tumor infolge einer Akkumulation von Mutationen in einer Zelle. Ein Tumorsuppressorgen verliert nur dann seine Kontrolle, wenn beide Allele des Gens in der Zelle mutiert sind. Normalerweise ist die Chance für den Verlust beider Allele gering. Wurde jedoch bereits eine Mutation vererbt, so bedarf es nur noch der Mutation („hit") des zweiten und somit eines einzelnen Allels, um die Wachstumskontrolle aufzuheben. Knudson untersuchte diese Hypothese zunächst an Kindern

Gen	Tumor
N-Myc	Neuroblastom
ERB-B2	Mammakarzinom
ERB-B2	Ovarialkarzinom

 Tab. 1: Onkogene, die durch ihre Amplifikation eine Rolle in der Tumorgenese spielen. [24]

Gen	Locus	Tumor
Rb	13q14	Retinoblastom, Osteosarkom u. a.
DCC	18q21	Kolonkarzinom
BRCA1	17q21	Mamma- und Ovarialkarzinom
E-Cadherin	16q21-22	Diffuses Magenkarzinom

 Tab. 2: Wichtige Tumorsuppressorgene und Loci. [24]

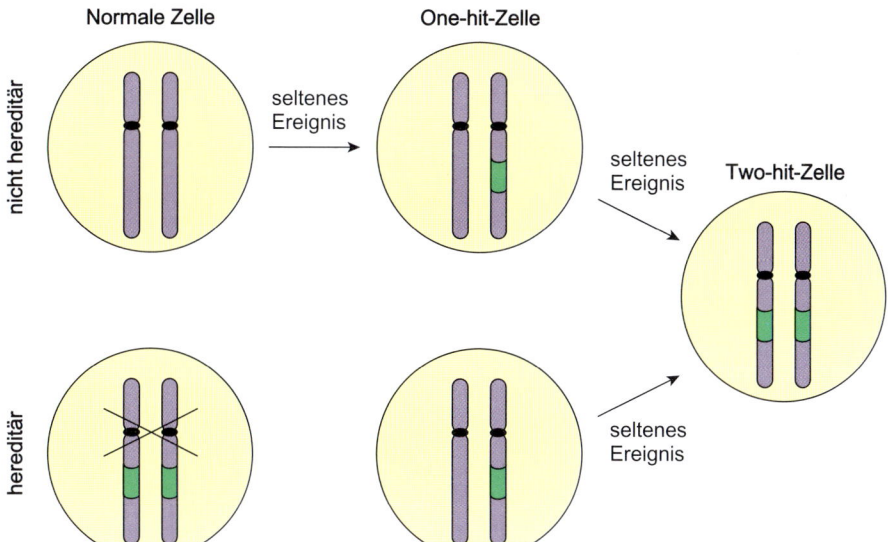

Abb. 2: Schematische Darstellung der Two-hit-Hypothese. [1]

mit Retinoblastom, wobei er feststellte, dass Patienten mit beidseitigem Retinoblastom sehr viel häufiger Nachkommen haben, die ebenfalls an einem Retinoblastom erkranken, und dass diese Patienten darüber hinaus auch viel früher erkranken. Er schlussfolgerte, dass diese Patienten bereits in ihrem Erbgut eine Veränderung eines Allels des ursächlich betroffenen Retinoblastom-(Rb-)Gens haben, dadurch allein aber noch keine Krankheit entsteht. Erst wenn eine Mutation des zweiten Allels vorhanden ist, kann sich ein Retinoblastom entwickeln (❙ Abb. 2).

Tumorprogression

Das Zusammenspiel verschiedener Mutationen für die Tumorentstehung ist bis heute nur unzureichend untersucht. Am Beispiel des Kolonkarzinoms wurde allerdings gezeigt, dass durchaus ein komplexes Zusammenspiel verschiedener Gene und entsprechender Mutationen auf dem Weg vom normalen Epithel bis hin zur malignen Entartung, zum invasiven Kolonkarzinom, notwendig ist. Diese Erkenntnis lässt vermuten, dass eine Vielzahl von Tumorerkrankungen nicht nur auf einer einzigen, zentralen Mutation beruht, sondern vielmehr auf einem komplexen Zusammenspiel genetischer Mechanismen und Fehlsteuerungen. Die exemplarisch am Kolonkarzinom erarbeiteten wesentlichen Mutationen, die das jeweils nächste Entwicklungsstadium begünstigen, sind in ❙ Abbildung 3 dargestellt.

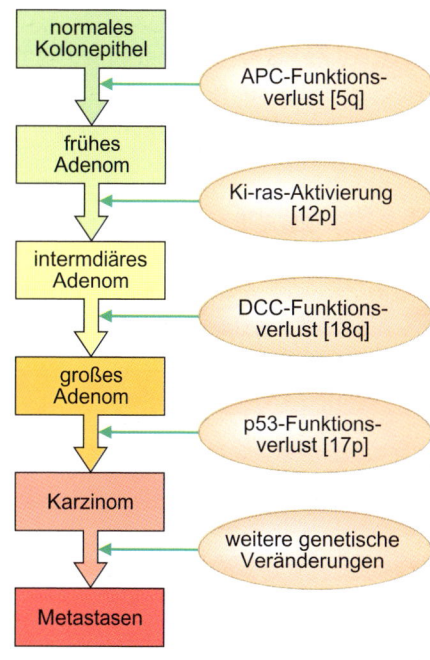

Abb. 3: Tumorprogressionsmodell. [1]

Zusammenfassung

✖ Viele Tumoren weisen eine genetische Beteiligung an ihrer Entstehung auf.

✖ Onkogene aktivieren das Zellwachstum und die maligne Entartung.

✖ Tumorsuppressoren hemmen das Zellwachstum und die maligne Entartung.

✖ Die Two-hit-Hypothese beschreibt die Tatsache, dass zum Funktionsverlust eines Tumorsuppressors die Mutation beider Allele notwendig ist. Die geschieht meist durch Vererbung einer Mutation auf einem Allel und spontane Mutation des zweiten Allels.

Epigenetik

Die „Epigenetik" befasst sich mit Mechanismen der Vererbung, die von der reinen Nukleotidsequenz unabhängig sind. Epigenetische Veränderungen können sowohl für normale Vorgänge in der Zelle als auch für pathologische Veränderungen von Bedeutung sein. So gibt es zum Beispiel Gene, die nur exprimiert werden, wenn sie von der Mutter vererbt wurden, andere, wenn sie vom Vater vererbt wurden. Anhand der reinen Basensequenz kann dies jedoch nicht unterschieden werden. Somit müssen weitere Mechanismen bei der Regulation der Transkription eine Rolle spielen. Wesentliche epigenetische Mechanismen sind DNA-Methylierung, Imprinting und Modifikation von Histonen.

DNA-Methylierung

Bei der Methylierung der DNA handelt es sich um ein Anfügen von Methylgruppen an das Nukleotid Cytosin. Dieses kann sowohl unmethyliert als auch methyliert vorliegen, also mit gekoppelter Methylgruppe. Letzteres ist allerdings nur möglich, wenn direkt auf das Cytosin-Nukleotid die Base Guanin folgt. Da die Nukleotidabfolge von der Veränderung des Cytosins nicht beeinträchtigt ist, handelt es sich um keine genetische Mutation. Allerdings können Methylierungen des Cytosins erhebliche Veränderungen biochemischer Prozesse hervorrufen. Liegen diese Veränderungen zum Beispiel im Bereich des Promotors eines Gens, so kann das Binden von Transkriptionsfaktoren an die methylierten Stellen des Promotors und damit die Regulation der Genexpression beeinflusst werden. Die zusätzliche Methylierung kann einer entsprechenden Bindung im Weg stehen. Dieser Mechanismus kommt unter anderem bei der Entstehung von Tumoren zum Tragen, bei denen für eine Vielzahl verschiedener Entitäten Veränderungen des Methylierungsstatus von Promotoren tumorrelevanter Gene bekannt sind (∎ Abb. 1).

Physiologische Relevanz hat die Methylierung hingegen für die DNA-Reparatur. Fehler im Rahmen der DNA-Replikation fallen dem Reparatursystem auf, da die eingebauten Basen nicht komplementär zueinander sind. Um nun zu erkennen, welche der beiden Basen die richtige und welche falsch ist und somit korrigiert werden muss, hilft das Methylierungsmuster. Der im Rahmen der Replikation neu synthetisierte DNA-Strang ist noch nicht methyliert und kann somit vom methylierten Matrizenstrang unterschieden werden.

Imprinting

Imprinting beschreibt einen epigenetischen Mechanismus, der die Aktivierung eines Gens hervorruft, abhängig davon, ob das Gen vom Vater oder von der Mutter vererbt wird. Dabei kommt es in Abhängigkeit von einer Methylierung genetischer Abschnitte, die für die Genregulation wichtig sind, zur Inaktivität des Gens. Als maternal imprimiert wird ein Gen bezeichnet, das mütterlich vererbt wurde und nicht aktiv ist. Analog kommt es auch zu paternalem Imprinting. Diese epigenetische Einflussnahme wird während der Meiose zuerst gelöscht, im Folgenden wieder in die maternale oder paternale DNA integriert, um so zu einer geschlechtsspezifischen Regulation des Gens zu führen. Dieser Zustand ist grundsätzlich reversibel (∎ Abb. 2).

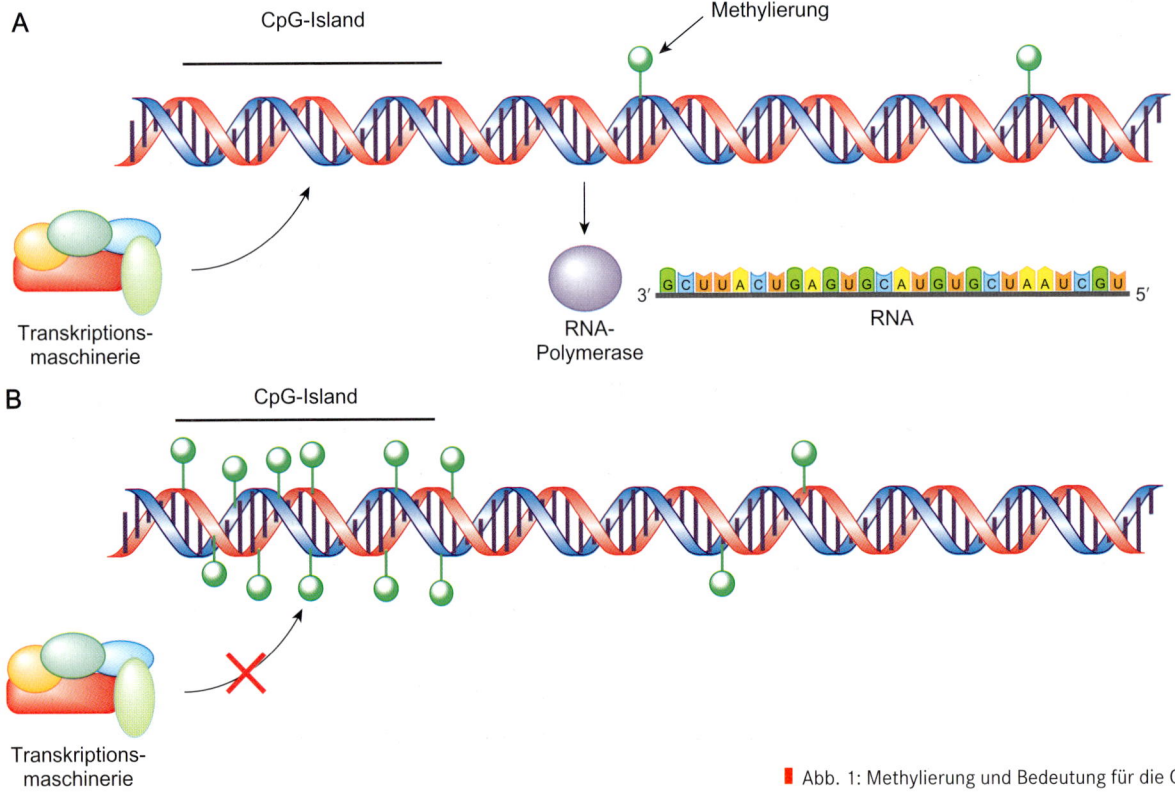

∎ Abb. 1: Methylierung und Bedeutung für die Genregulation. [1]

Modifikation von Histonen

Histone sind Proteine, die für das Aufwickeln der DNA – was schließlich zur Chromosomenstruktur führt – entscheidend sind: Sie besitzen eine positive Ladung, die die negative DNA anzieht und um sich aufwickelt. Die Stärke der Interaktion ist unter anderem davon abhängig, welche chemischen Gruppen an Histonenden vorkommen. Die Verpackung und Organisation der DNA zu höheren Strukturen ist aber nicht die einzige Aufgabe der Histone. Vielmehr kann die Aktivität der Gene von der Dichte der Packung um das Histon abhängen. Je lockerer der DNA-Abschnitt um das Histon gewickelt ist, desto höher ist die Ableserate. Somit kann unter anderem über die Interaktion zwischen Histonen und DNA die Aktivität der Gene reguliert werden. Der N-Terminus von Histonen besitzt eine Acetylgruppe, die entfernt werden kann, wodurch es zu einer stärkeren positiven Ladung des Histons und stärkerer Anziehung der DNA kommt. Die Folge ist eine dichtere Packung der DNA und geringere Aktivität. Auch Transkriptionsfaktoren können dann schlechter an regulatorische Strukturen der DNA andocken. ▮ Abbildung 3 verdeutlicht die Bedeutung der Histonmodifikation:
Nukleosomen bestehen aus DNA (schwarze Linie), die um Histone gewickelt ist (violett). Posttranslationale Modifikationen der Histonseitenketten mittels Methylierung (Me), Phosphorylierung (P) oder Acetylierung (Ac) können die übergeordnete Struktur der Nukleosomen verändern. Die Nukleosomenstruktur kann über ATP-abhängige Chromatin-Remodeller (gelbe Zylinder) und die entgegengesetzte Funktion der Histonacetyltransferasen (HAT) und Histondeacetylasen (HDAC) verändert werden. Methylbindende Proteine, wie z. B. das Methyl-CpG-bindende Protein (MECP2), binden an methylierte DNA (gelb) und rekrutieren HDAC.
a | DNA-Methylierung und Histondeacetylierung induzieren eine geschlossene Chromatinkonfiguration und Hemmung der Transkription.
b | Die Histonacetylierung und -demethylierung von DNA öffnet das Chromatin und erlaubt so eine Aktivierung der Transkription.
Medikamente, die zu einer Deacetylierung der Histone führen, die sog. Histondeacetylasen (HDACs), werden zur Therapie von Lymphomen eingesetzt und für eine Reihe weiterer Tumorerkrankungen hinsichtlich ihrer Wirksamkeit untersucht.

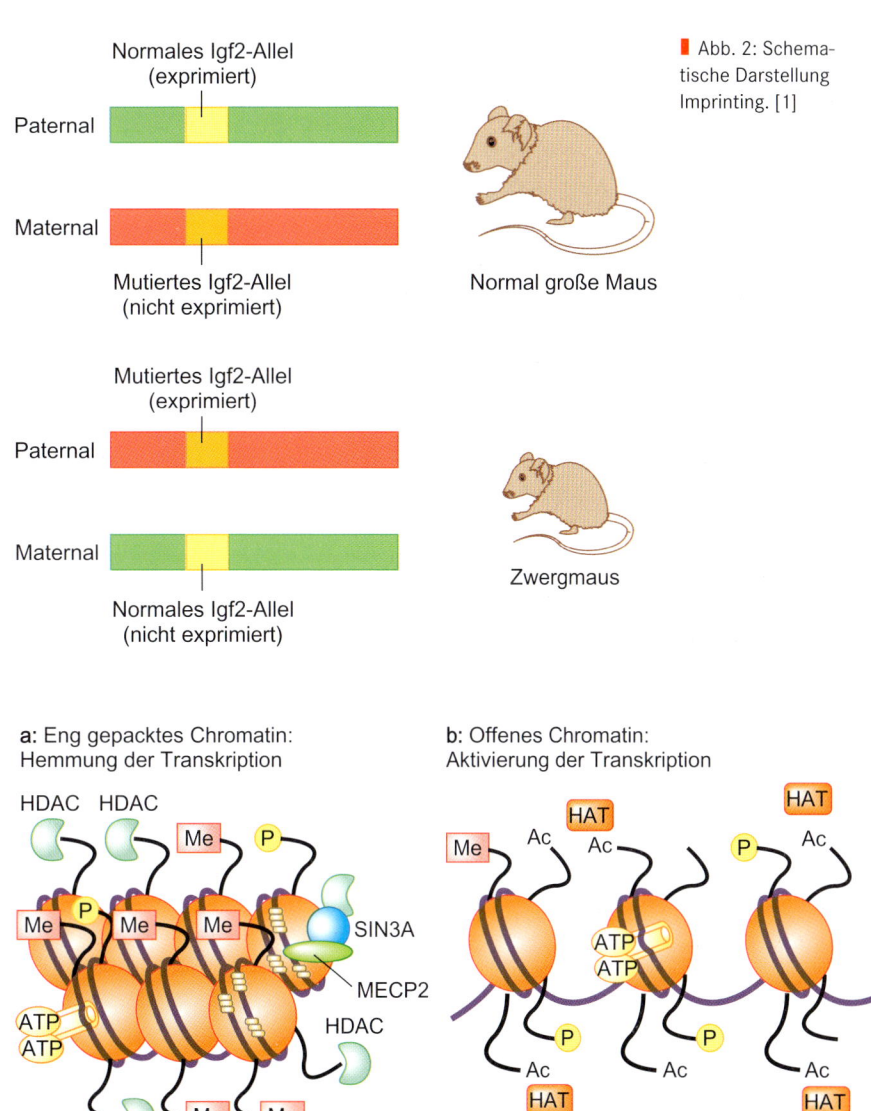

▮ Abb. 2: Schematische Darstellung Imprinting. [1]

Normales Igf2-Allel (exprimiert)
Paternal
Maternal
Mutiertes Igf2-Allel (nicht exprimiert)
Normal große Maus

Mutiertes Igf2-Allel (exprimiert)
Paternal
Maternal
Normales Igf2-Allel (nicht exprimiert)
Zwergmaus

a: Eng gepacktes Chromatin: Hemmung der Transkription
b: Offenes Chromatin: Aktivierung der Transkription

▮ Abb. 3: Schematische Darstellung Histonmodifikation. [1]

Zusammenfassung

✖ Die „Epigenetik" befasst sich mit Mechanismen der Vererbung, die von der reinen Nukleotidsequenz unabhängig sind.

✖ Unter „Methylierung" versteht man die Veränderung des Nukleotids Cytosin durch das Anfügen von Methylgruppen.

✖ „Imprinting" bezeichnet die Abhängigkeit der Genaktivität von paternaler oder maternaler Vererbung.

✖ Histonmodifikationen können ebenfalls zu einer Änderung der Genaktivität führen, unter anderem über die Dichte der Packung der DNA.

Vererbungslehre Mendel I

Gregor Mendel (1822–1884)

Gregor Mendel gilt als der „Vater der Genetik". Indem er die Vererbungsmechanismen an reinerbigen Erbsen untersuchte, gelang ihm die Beschreibung grundlegender, auch heute noch gültiger Regeln der Vererbung. Seine wesentliche Leistung bestand dabei darin, dass er eine große Anzahl Erbsenpflanzen künstlich befruchtet und damit genetische Informationen definiert weitergegeben hat. Aus diesen künstlichen Befruchtungen entstanden tausende von Pflanzenhybriden, deren Phänotyp Mendel erfasste. Die Ergebnisse resultierten schließlich in der Formulierung der Vererbungsregeln, die wir heute noch als „Mendel'sche Regeln" kennen.

Aus diesen Erkenntnissen schloss Mendel, dass die genetische Gesamtinformation aus einzelnen Genen zusammengesetzt ist. Mendels Arbeiten wurden allerdings erst Jahrzehnte nach seinem Tod wiederentdeckt und als Basis der modernen Genetik anerkannt.

Mendel'sche Regeln

Die Vererbungsregeln nach Mendel beschreiben Vererbungen von Merkmalen, die durch lediglich ein Gen definiert sind. Anhand von Kreuzungsexperimenten an Erbsen beschrieb Mendel – ohne die Existenz von Chromosomen oder Genen zu kennen – drei grundlegende Vererbungsregeln, die heute zu den elementaren Grundzügen der Genetik gehören: die Uniformitätsregel, die Spaltungsregel und die Unabhängigkeitsregel.

Für das Verständnis der Mendel'schen Regeln ist der Begriff des „Allels" wichtig. Als Allele werden mögliche Ausprägungen eines Gens bezeichnet. Ein bekanntes Beispiel, das auch von Mendel beschrieben wurde, ist die genetisch festgelegte Farbe von Blütenblättern: Das entsprechende Gen, das die Allelausprägungen „rot" oder „weiß" haben kann, codiert die Blütenfarbe. Da die menschlichen Zellen einen diploiden Chromosomensatz haben, ist jedes Gen doppelt vorhanden. Das kann dazu führen, dass an einem Genort zwei verschiedene Allele vorkommen; in diesem Fall spricht man von heterozygoter Allelverteilung. Beispielsweise kann ein Allel die Blütenfarbe rot, das andere die Blütenfarbe weiß codieren. Je nach genetischer Konstellation kann sich eines der Allele durchsetzen oder beide können sich vermischen.

Uniformitätsregel

Sind beide Eltern für ein Merkmal homozygot, so sind die Nachkommen der Filialgeneration 1 (F1) bezüglich dieses Merkmals alle gleich.

Für den Fall zweier heterozygoter Allele gibt es grundsätzlich zwei Möglichkeiten: Zum einen kann das Merkmal in einem dominant-rezessiven Erbgang vererbt werden, das heißt, dass sich eines der beiden Allele in der Merkmalsausprägung immer durchsetzt. Bei allen Nachkommen der F1-Generation setzt sich also das dominante Allel durch. Damit entsprechen alle Nachkommen hinsichtlich des einen in der Vererbung betrachteten Merkmals vollständig einem Elternteil, nämlich dem, der das dominante Allel vererbt hat.

Alternativ kann das entsprechende Merkmal in einem intermediären Erbgang vererbt werden. Dabei haben alle Mitglieder der F1-Generation eine Mischform der elterlichen Merkmale, gleichen also weder dem einen noch dem anderen Elternteil, sind aber untereinander vollständig gleich (❚ Abb. 1).

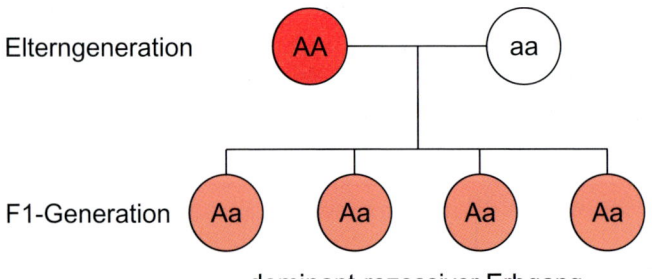

dominant-rezessiver Erbgang

ODER

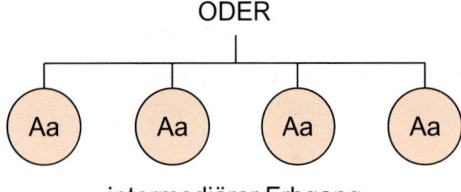

intermediärer Erbgang

❚ Abb. 1: Uniformitätsregel. [1]

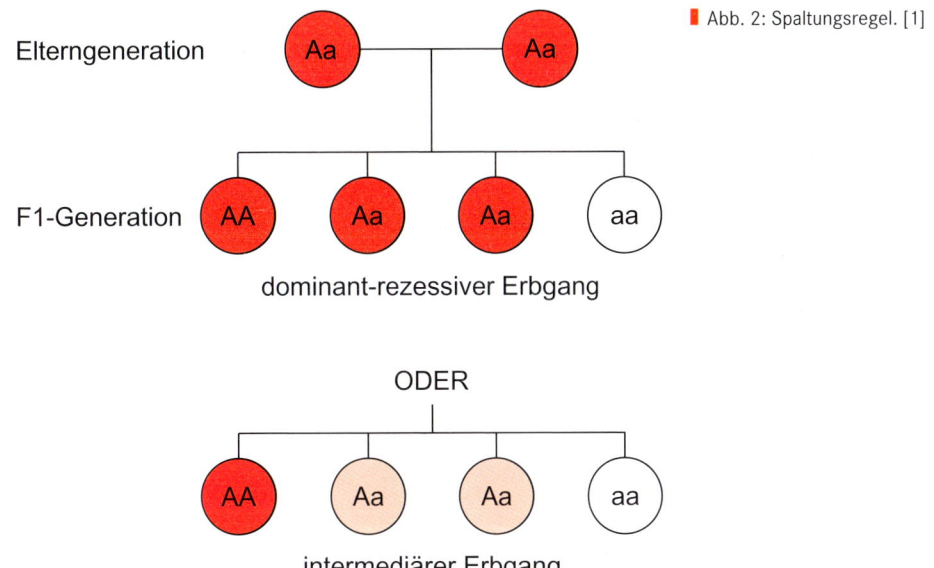

Spaltungsregel

Sind zwei Eltern für dasselbe Merkmal heterozygot, so sind die Nachkommen nicht uniform. Die Verteilung der Merkmale unter den Nachkommen erfolgt dabei nach festen Regeln. Auch hier hängt der resultierende Phänotyp von der Vererbungsform des Merkmals ab. Liegt ein dominant-rezessiver Erbgang vor, so hat jeweils ein Viertel der Nachkommen die Kombination mit zwei dominanten oder zwei rezessiven Allelen des Merkmals; sie sind also homozygot für das jeweilige Allel. Die andere Hälfte der Nachkommen hat ein dominantes und ein rezessives Allel, wobei die Merkmalsausprägung dann der des homozygot dominanten Viertels entspricht. Daher haben insgesamt drei Viertel der Nachkommen eine Merkmalsausprägung entsprechend dem dominanten Allel. Im Gegensatz dazu kommt es bei einem intermediären Erbgang zu einer anderen Verteilung der Merkmalsausprägung. Auch hier hat jeweils ein Viertel der Nachkommen die Kombination mit zwei dominanten oder rezessiven Allelen des Merkmals. Die restliche Hälfte der Nachkommen hat ein dominantes und ein rezessives Allel, wobei die Merkmalsausprägung dann einer Mischform der beiden Elternteile entspricht. Insgesamt entstehen hier also drei verschiedene Merkmalsausprägungen (▌ Abb. 2).

Unabhängigkeitsregel

Die Unabhängigkeitsregel gilt, wenn man die Vererbung von zwei oder mehreren Merkmalen betrachtet. Bei der Kreuzung für das jeweilige einzelne Allel homozygoter Individuen werden beide Merkmale unabhängig voneinander vererbt. In der zweiten Filialgeneration (F2) kommt es dabei zu neuen reinerbigen Kombinationen. Diese Regel gilt heute nur noch eingeschränkt, solange man die Vererbung von genetischen Merkmalen betrachtet, die auf verschiedenen Chromosomen lokalisiert sind. Bei Merkmalen, die eng benachbart auf demselben Chromosom liegen, kann es vorkommen, dass diese gemeinsam in sogenannten Kopplungsgruppen vererbt werden und dann nicht der freien Verteilung der Kombinationsmöglichkeiten der Allelverteilungen entsprechen.

Zusammenfassung

✖ Die Vererbungsregeln nach Mendel beschreiben Vererbungen von Merkmalen, die durch lediglich ein Gen definiert sind.

✖ Uniformitätsregel: Sind beide Eltern für ein Merkmal homozygot, so sind die Nachkommen der Filialgeneration 1 (F1) alle gleich.

✖ Spaltungsregel: Sind beide Eltern für dasselbe Merkmal heterozygot, so sind die Nachkommen nicht uniform.

✖ Unabhängigkeitsregel: Bei der Vererbung von zwei oder mehreren Merkmalen werden diese unabhängig voneinander vererbt. Diese Regel gilt heute nur noch eingeschränkt.

Vererbungslehre Mendel II

Autosomal-dominante Vererbung

Als Autosomen werden alle Chromosomen mit Ausnahme der Geschlechtschromosomen bezeichnet. Der autosomal-dominante Erbgang ist eine Form der Vererbung, bei der bereits ein (verändertes) Allel (dominanter Erbgang) auf einem der beiden homologen Chromosomen zur Merkmalsausprägung reicht. Die genetische Information liegt auf einem der 22 Autosomen und wird unabhängig vom Geschlecht vererbt. Die Nachkommen von erkrankten Personen haben ein 50 %iges Risiko, ebenfalls zu erkranken. Wenn beide Eltern erkrankt sind, beträgt das Risiko sogar 75 %. Weist ein Elternteil eine homozygote Veränderung bezüglich der Mutation auf, so werden die Nachkommen ebenfalls an dieser Erkrankung leiden (100 %), da ein dominantes Allel auf jeden Fall weitervererbt wird (❚ Abb. 3).

Autosomal-rezessive Vererbung

Charakteristisch für eine autosomal-rezessive Vererbung ist, dass die Krankheit oder allgemeiner die Merkmalsausprägung nur dann entsteht bzw. erfolgt, wenn sich die gleiche, nämlich rezessive, Allelvariante eines bestimmten Gens findet. Das heißt, von Vater und Mutter muss dasselbe Allel geerbt werden. Die Eltern müssen dabei nicht erkrankt sein. Sie können jeweils zusätzlich ein dominantes Allel für diesen Genort besitzen, das sich bei der Merkmalsausprägung durchsetzt und eine Krankheitsentstehung verhindert.
Für Nachkommen von Eltern mit mutierten Allelen für eine autosomal-rezessiv vererbte Erkrankung gibt es grundsätzlich drei denkbare Vererbungsmöglichkeiten:
Ein Viertel der Nachkommen (25 %) erbt weder vom Vater noch von der Mutter das veränderte Allel. Daher erkranken

diese Nachkommen auch nicht und geben das krankhafte Allel nicht weiter.
Die zweite Möglichkeit ist, dass Nachkommen von einem Elternteil ein verändertes und vom anderen ein nicht verändertes Allel erben. Diese Nachkommen erkranken selbst nicht, können aber ihrerseits das krankhafte Allel weitergeben. Dies geschieht jeweils bei der Hälfte (50 %) der Fälle. Schließlich können ein Viertel (25 %) der Nachkommen auch von beiden Eltern das krankhafte Allel erben. Das Erbgut dieser Nachkommen besitzt dann kein gesundes Allel mehr, das sich gegenüber dem rezessiv vererbten krankhaften Allel dominant verhalten kann. Die Erkrankung kommt daher bei diesen Nachkommen zum Ausbruch. Sie vererben ihrerseits obligat ein krankhaftes Allel an ihre Nachkommen (❚ Abb. 4).

X-chromosomal-dominanter Erbgang

Bei einem X-chromosomal-dominanten Erbgang ist das für das jeweilige Merkmal oder die vererbte Erkrankung spezifische Gen auf dem X-Chromosom lokalisiert und wird daher geschlechtsgebunden vererbt. Da sowohl Männer als auch Frauen mindestens ein X-Chromosom besitzen, haben beide Geschlechter mindestens eine Kopie des krankhaften Gens und sind diesbezüglich also mindestens heterozygot. Da bei einem dominanten Allel eine Kopie ausreicht, um zur Erkrankung zu führen, erkranken Männer und Frauen. Sind sowohl Männer als auch heterozygote Frauen betroffen, zeigen Männer häufig einen schwereren Verlauf.
Väter vererben die X-chromosomal-dominant vererbte Anlage nie auf ihre Söhne (das Y-Chromosom ist ja nicht betroffen) aber auf alle Töchter, da sie nur ein X-Chromosom besitzen (❚ Abb. 5).

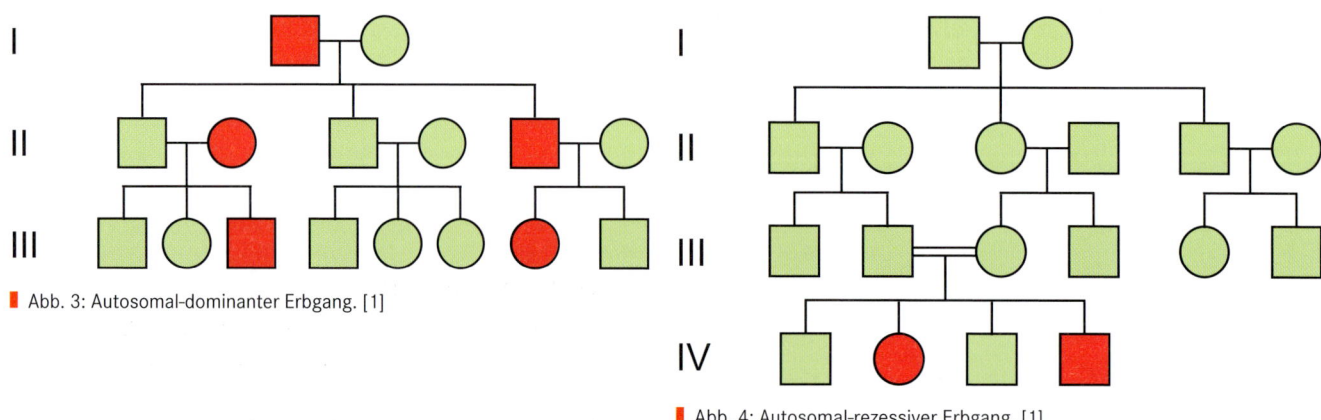

❚ Abb. 3: Autosomal-dominanter Erbgang. [1]

❚ Abb. 4: Autosomal-rezessiver Erbgang. [1]

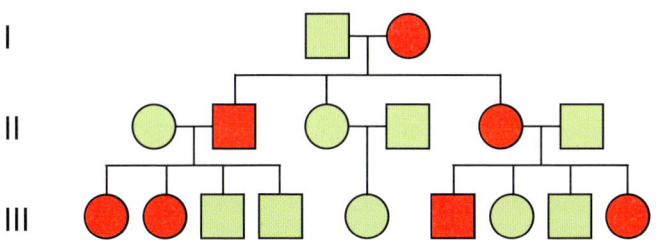

■ Abb. 5: X-chromosomal-dominanter Erbgang. [1]

X-chromosomal-rezessive Vererbung

Auch bei einem X-chromosomal-rezessiven Erbgang ist das für das jeweilige Merkmal oder die vererbte Erkrankung spezifische Gen auf dem X-Chromosom lokalisiert und wird daher ebenfalls geschlechtsgebunden vererbt. Allerdings sind fast ausschließlich Männer von X-chromosomal-rezessiv vererbten Erkrankungen betroffen. Das liegt daran, dass der Mann zwei unterschiedliche Geschlechtschromosomen besitzt, auf denen unterschiedliche Informationen vorliegen. Im Falle der Vererbung einer rezessiven Genveränderung gibt es kein zweites X-Chromosom, auf dem eine normale Variante vorliegt und das verhindert, dass das Merkmal oder die Erkrankung zum Ausbruch kommt. Deshalb erkranken alle davon betroffenen Männer.

Bei Frauen ist dies anders, sie besitzen ein zweites X-Chromosom. Mit einem daraufliegenden gesunden zweiten Gen können viele X-chromosomal-rezessive Merkmale oder Krankheiten unterdrückt werden. Entsprechend sind diese Frauen phänotypisch nicht krank. Allerdings tragen sie einen Defekt des Gens und können diesen zu 50 % auch weiter vererben. Diese Frauen werden als „Konduktorinnen" bezeichnet. Nur sehr selten besitzt eine Frau Mutationen beider Genkopien und leidet dann an der jeweiligen X-chromosomal-rezessiv vererbten Erkrankung. Für Nachkommen von Konduktorinnen besteht ein Risiko von 25 %, dass ein männlicher Nachkomme erkrankt. Von den gesunden Kindern besitzen 50 % kein defektes Gen (■ Abb. 6).

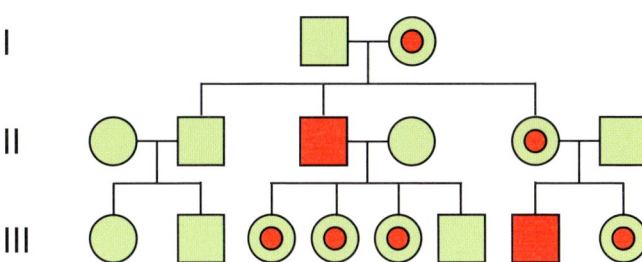

■ Abb. 6: X-chromosomal-rezessiver Erbgang. [1]

Zusammenfassung

✖ Bei einem dominanten Erbgang reicht ein defektes Allel zur Erkrankung bzw. Merkmalsausprägung.

✖ Bei einem rezessiven Erbgang erkranken die Patienten nur dann, wenn sich die Allelvariante auf beiden Allelen in einem bestimmten Gen findet.

✖ X-chromosomal-rezessiv vererbte Erkrankungen betreffen vor allem Männer. Frauen sind meist nur Konduktorinnen.

Multifaktorielle Vererbung

Die klar definierten Mendel'schen Erbgänge treffen nicht für jede Erkrankung oder jedes Körpermerkmal zu. Eine ganze Reihe von Merkmalen oder Erkrankungen wird nicht allein durch ein Gen bestimmt, sondern durch ein komplexes Zusammenspiel mehrerer Gene. Darüber hinaus können auch Umwelteinflüsse wie z. B. Ernährung oder chemische Substanzen eine Rolle bei der Krankheitsentstehung spielen. Beispiele für solche Merkmale sind z. B. Hautfarbe und Körpergröße ebenso wie die Entstehung eines Diabetes mellitus oder der koronaren Herzkrankheit (KHK).

Der Begriff der „multifaktoriellen Vererbung" bezeichnet daher eine Vererbung von Merkmalen oder Erkrankungen, die von verschiedenen genetischen, aber auch nicht genetischen Ursachen abhängt. Betrachtet man die Ausprägung multifaktoriell vererbter Merkmale, so entspricht diese oft der Gauß'schen Normalverteilung.

Das Auftreten und die Wiederholungsgefahr multifaktorieller Erkrankungen müssen im Gegensatz zu monogenen Erkrankungen empirisch ermittelt werden. Es kann nicht aus einem Stammbaum abgelesen werden. Das Wiederholungsrisiko ist abhängig von der Häufigkeit der Erkrankung in der Bevölkerung, dem Verwandtschaftsgrad zur erkrankten Indexperson, der Ausprägung bzw. Schwere der Erkrankung in der Familie und der Anzahl der betroffenen Familienmitglieder.

Qualitative und quantitative Merkmale

Bei multifaktoriell vererbten Merkmalen und Erkrankungen ist zwischen qualitativen und quantitativen Merkmalen zu unterscheiden. Qualitative Merkmale werden nicht größer oder kleiner, sondern sie sind präsent oder nicht präsent. Beispiele für qualitative Merkmale sind die angeborene Hüftgelenksdysplasie oder Lippen-Kiefer-Gaumen-Spalten. Bei quantitativen Merkmalen sieht es hingegen oft so aus, als ob sich die Wirkungen einer Vielzahl von Genen addieren, wobei die Wirkung eines jeden Gens eine geringe Zu- oder Abnahme der Merkmalsausprägung hervorruft. Beispiele für solche Merkmale sind die Körpergröße oder der Blutzuckerspiegel bei Diabetes mellitus (▮ Tab. 1).

Schwellenwerteffekt

Für eine Reihe von Erkrankungen wird hinsichtlich ihrer Entstehung im Rahmen multifaktorieller Vererbung ein Schwellenwerteffekt postuliert. Dieser Schwellenwert stellt eine Grenze hinsichtlich der Anzahl von Genen und exogenen Faktoren dar, die notwendig sind, damit die Erkrankung entsteht. Die Fläche jenseits des Schwellenwerts entspricht der Inzidenz in der Bevölkerung (▮ Abb. 1).

Multifaktorielle Erkrankungen	
Kongenitale Fehlbildungen und Deformitäten	**Inzidenz**
Kongenitale Hüftdysplasie	1:25
Angeborene Herzfehler	1:100
Lippen-Kiefer-Gaumen-Spalte	1:500
Pylorusstenose	1:1000
Neuralrohrdefekte	1:1000
Intestinale Atresien	1:3000
Erkrankungen des Erwachsenenalters	**Prävalenz**
Hypertonie	25%
Diabetes mellitus	5%
Mentale Retardierung	2%
Rheumatoide Arthritis	1%
Epilepsie	0,5–1%
Schizophrenie und andere geistige Erkrankungen	0,5–1%

▮ Tab. 1: Häufigkeit ausgewählter polygener Erkrankungen.

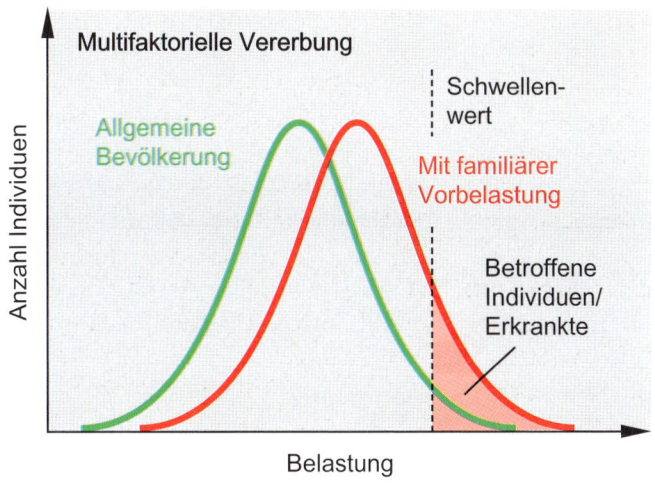

Relative Geschlechtsbegrenzung

Manche multifaktoriell vererbten Erkrankungen oder Merkmale zeigen eine relative Geschlechtsbegrenzung. Dies bedeutet, dass ein Geschlecht von der Erkrankung vermehrt betroffen ist. Zum Beispiel findet sich die kongenitale Hüftgelenk-
luxation deutlich häufiger bei Mädchen als bei Jungen (8 : 1).

Carter-Effekt

Weist ein multifaktoriell bedingtes Erbleiden eine relative
Geschlechtsbegrenzung auf, so variiert das Risiko unter den
Nachkommen. Der Carter-Effekt besagt, dass Nachkommen
von Patienten mit dem Erbleiden, die eigentlich dem geringer
betroffenen Geschlecht angehören, häufiger von der Erkrankung betroffen sind. Zum Beispiel zeigt die Pylorusstenose
eine relative Geschlechtsbegrenzung, wobei ungefähr fünfmal
mehr männliche Patienten an der Erkrankung leiden als

Mädchen. Nach dem Carter-Effekt haben Nachkommen einer
Mutter mit Pylorusstenose somit ein deutlich erhöhtes Risiko,
ebenfalls an einer Pylorusstenose zu erkranken. Das Risiko
für Kinder männlicher Patienten beträgt 6 % bei Söhnen und
2 % bei Töchtern. Hingegen beträgt das Risiko für Kinder
weiblicher Patienten 19 % bei Söhnen und 7 % bei Töchtern.

Korrelationskoeffizient

Quantitative Merkmale werden hinsichtlich der Ähnlichkeit
ihrer Ausprägung zwischen zwei Menschen über den Korrelationskoeffizienten beurteilt. Der Koeffizient beschreibt die
Übereinstimmung mit Werten zwischen +1 und −1, wobei
+1 eine vollkommene Übereinstimmung bedeutet, 0 keine
Übereinstimmung und −1, dass sich die Merkmale gegen-
seitig ausschließen. Der Korrelationskoeffizient sinkt mit der
Abnahme der familiären Verwandtschaft. Eineiige Zwillinge
haben den größten Korrelationskoeffizienten.

Zusammenfassung

✖ Multifaktorielle Vererbung bezeichnet die Krankheitsentstehung in
Abhängigkeit von einem komplexen Zusammenspiel einer Vielzahl
verschiedener Gene und Umwelteinflüsse.

✖ Multifaktoriell vererbte Merkmale können qualitativen oder quantitativen
Charakter haben.

✖ Der Schwellenwert stellt eine Grenze hinsichtlich der Anzahl von Genen
und exogenen Faktoren dar, die notwendig sind, damit die Erkrankung
entsteht.

✖ Auch multifaktoriell vererbte Erkrankungen können ein Geschlecht deutlich
bevorzugen (relative Geschlechtsbegrenzung).

Stammbaumanalysen

Grundlagen der Stammbaumanalyse

Ein Stammbaum ist ein Diagramm familiärer Beziehungen. In diesem Diagramm werden Symbole verwendet, die Familienmitglieder repräsentieren, und Linien, die deren Verwandtschaft zueinander aufzeigen (■ Abb. 1).

Stammbäume sind ein wesentliches Hilfsmittel der Humangenetik, da diese Diagramme eine Vereinfachung der Visualisierung von Verwandtschaften in Familien darstellen. Stammbäume werden häufig benutzt, um einen Vererbungsgang zu definieren, z. B. dominant oder rezessiv etc.

In Stammbaumanalysen ist es üblich, dass Quadrate männliche Familienmitglieder und Kreise weibliche Familienmitglieder repräsentieren. Horizontale Linien zwischen zwei Familienmitgliedern zeigen an, dass diese gemeinsame Nachkommen haben. Vertikale Linien, die von einem Paar nach unten gezeichnet sind, verbinden das Paar mit seinen Kindern. Nachfolgende Generationen eines Paars sind somit auch jeweils unterhalb der zugehörigen Eltern aufgezeichnet. Die älteste Generation steht also immer ganz oben im Stammbaum.

Römische Ziffern im Stammbaum stehen für die Generationen, arabische für die Reihenfolge der Geburt innerhalb einer Generation.

Betrachtet man eine bestimmte Erkrankung und zeichnet man für diese den Stammbaum auf, so ist es Konvention, die Symbole derjenigen Familienmitglieder dunkel zu zeichnen, die die entsprechende Erkrankung haben.

Die weiteren Symbole und Möglichkeiten, um Informationen in einem Stammbaum zu hinterlegen, sind in der ■ Abbildung 2 zusammengefasst.

Penetranz

Unter „Penetranz" versteht man die Wahrscheinlichkeit, mit der eine Erkrankung in einem Individuum zum Ausbruch kommt, wenn die entsprechende Kombination an für die Krankheit ursächlichen Allelen vorha nden ist. Erkranken zum Beispiel alle Individuen, die eine krankheitsauslösende Allelkombination für eine bestimmte Erkrankung besitzen, an dieser, so ist die Penetranz dieser Erkrankung 100 %. Erkrankt allerdings nur ein Viertel der Familienmitglieder tatsächlich, so beträgt die Penetranz nur 25 %.

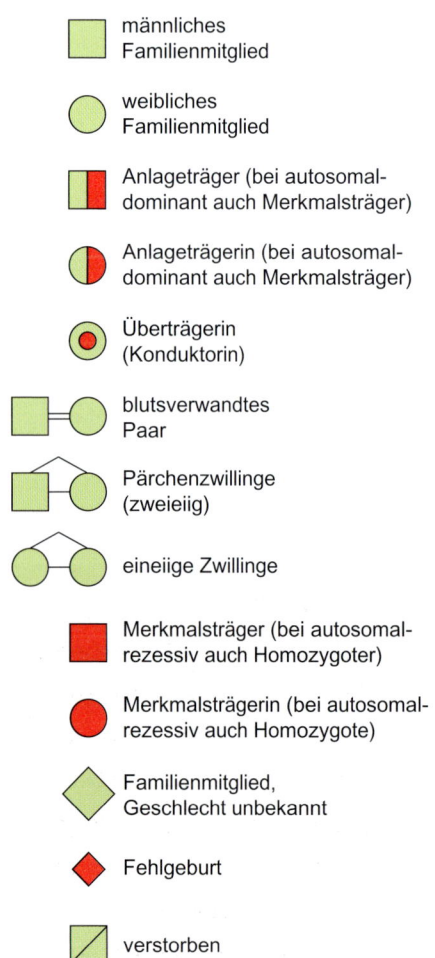

männliches Familienmitglied

weibliches Familienmitglied

Anlageträger (bei autosomal-dominant auch Merkmalsträger)

Anlageträgerin (bei autosomal-dominant auch Merkmalsträger)

Überträgerin (Konduktorin)

blutsverwandtes Paar

Pärchenzwillinge (zweieiig)

eineiige Zwillinge

Merkmalsträger (bei autosomal-rezessiv auch Homozygoter)

Merkmalsträgerin (bei autosomal-rezessiv auch Homozygote)

Familienmitglied, Geschlecht unbekannt

Fehlgeburt

verstorben

■ Abb. 1: Zeichen Stammbäume. [1]

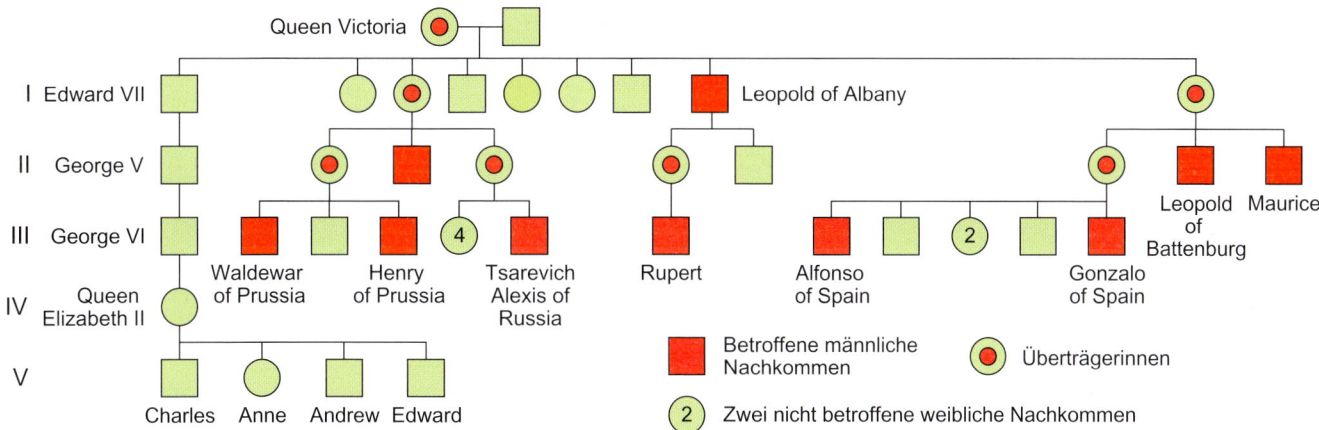

I   Edward VII

II   George V

III George VI

IV   Queen Elizabeth II

V

Waldewar of Prussia   Henry of Prussia   Tsarevich Alexis of Russia   Rupert   Alfonso of Spain   Gonzalo of Spain   Leopold of Battenburg   Maurice

Charles Anne Andrew Edward

Betroffene männliche Nachkommen

Überträgerinnen

2 Zwei nicht betroffene weibliche Nachkommen

▌ Abb. 2: Typischer Stammbaum einer X-chromosomal-rezessiv vererbten Erkrankung. Dieser Stammbaum zeigt das englische Königshaus. Königin Victoria war Trägerin einer Mutation für Hämophilie A. Der Stammbaum zeigt betroffene männliche Nachkommen über mehrere Generationen. [11]

Identifizierung nicht vererbter Anlagen

Nicht alle Erkrankungen, die in Familien gehäuft vorkommen, werden notwendigerweise vererbt. Erkrankungen kommen auch im Rahmen von (viralen) Infektionen oder toxischen Substanzen vor. Erstes Anzeichen, dass eine Erkrankung nicht vererbt wird, ist ein Vererbungsmuster, das nicht mit den klassischen Vererbungsformen nach Mendel übereinstimmt, also nicht einem dominanten oder rezessiven Erbgang entspricht.

Zusammenfassung

✖ Ein Stammbaum stellt familiäre Beziehungen dar.

✖ Stammbäume verschaffen einen schnellen Überblick über Verwandtschaften in Familien.

✖ Beim Zeichnen von Stammbäumen muss eine spezielle Darstellungform eingehalten werden.

✖ „Penetranz" beschreibt die Wahrscheinlichkeit, mit der eine Erkrankung in einem Individuum zum Ausbruch kommt, wenn die entsprechende Kombination an für die Krankheit ursächlichen Allelen vorhanden ist.

Populationsgenetik, Hardy-Weinberg-Äquilibrium

Populationsgenetik

Die Populationsgenetik untersucht die Häufigkeiten von Merkmalsausprägungen (Genfrequenzen) im Genpool von Populationen. Als „Genpool" wird die Gesamtheit aller Allele also möglicher Merkmalsausprägungen in einer Population bezeichnet. Diese Genfrequenzen unterliegen einer Reihe von Einflüssen, nämlich der Selektion, dem Gendrift, der Mutation und der Migration.

Selektion

Unter „Selektion" versteht man, dass sich Merkmalsausprägungen auf die Wahrscheinlichkeit des Überlebens und des Fortpflanzungserfolgs auswirken. Dies hängt mit einem günstigen Zusammenspiel von Umweltfaktoren, sog. Selektionsfaktoren, zusammen. Vor diesem Hintergrund entstand die bekannte Phrase „survival of the fittest", die besagt, dass Menschen oder generell Organismen, die in einer Umgebung „fit", also am besten angepasst sind, bessere Überlebens- und Fortpflanzungschancen haben.

Gendrift

Als „Gendrift" wird eine zufällige Veränderung der Allelhäufigkeit in einer Population bezeichnet. Er kommt insbesondere bei kleinen Populationen zum Tragen. Wird ein Teil der Population von der Gesamtpopulation abgetrennt, hat dieser nur einen kleinen Teil der Gesamtheit der genetischen Variation der Ausgangspopulation. Die nachkommenden Generationen unterscheiden sich durch die ausschließliche Vererbung des kleinen Genpools deutlicher von der Ursprungspopulation, als dies bei einem gemeinsamen Genpool der Fall gewesen wäre.

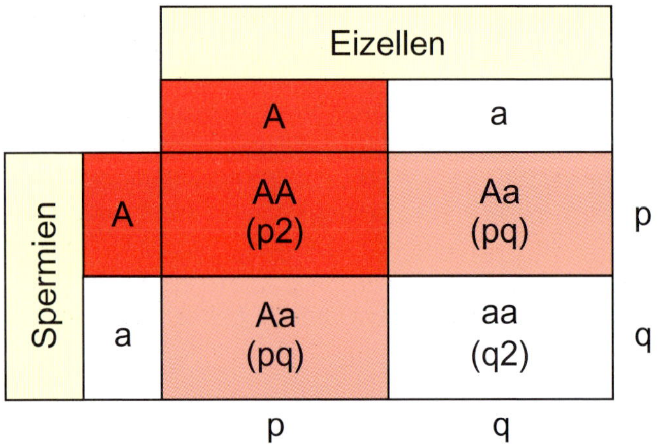

Abb. 1: Häufigkeit Genotypen nach Hardy und Weinberg. [1]

Mutation

Genetische Mutationen wurden bereits zuvor ausführlich beschrieben. Die ständige Entstehung von neuen Mutationen sorgt auch permanent für die Entstehung neuer Allele. Die Ausbreitung dieser neuen Allele in der Bevölkerung hängt davon ab, ob sie einen positiven Selektionsvorteil bieten.

Migration

Unter „Migration" ist die Zu- und Abwanderung von Individuen zwischen verschiedenen Populationen zu verstehen. Die Migration bedeutet den Austausch von Genfrequenzen und Mutationen zwischen verschiedenen Genpools.

Hardy-Weinberg-Gesetz

Das Hardy-Weinberg-Gesetz dient vor allem zur Abschätzung des Wiederholungsrisikos für autosomal-rezessiv erbliche Erkrankungen. Ist die Häufigkeit eines Genotyps (einer Erkrankung) in der Bevölkerung bekannt, so kann mittels des Hardy-Weinberg-Gesetzes die Häufigkeit der heterozygoten Merkmalsträger errechnet werden. Das kommt insbesondere bei der Ermittlung der Häufigkeit heterozygoter Überträger bei autosomal-rezessiv vererbten Erkrankungen zur Anwendung. Nimmt man die Häufigkeit von erkrankten Personen in einer Population, also z.B. die homozygoten Träger eines rezessiven Merkmals, mit q^2 an, so errechnet sich die Frequenz der heterozygoten Genträger wie folgt: Die Summe der Allelfrequenzen ergibt 1 ($p + q = 1$). Die Verteilung der theoretisch möglichen Kombinationen errechnet sich dann als $p^2 + 2pq + q^2$ (∎ Abb. 1).

Hardy-Weinberg-Gesetz:
Verteilung von Allelfrequenzen $p^2 + 2pq + q^2 = 1$

Am Beispiel der Erkrankungsfrequenz der Phenylketonurie von 1 : 10 000 soll z.B. die Häufigkeit der Anlageträger berechnet werden. Zunächst beträgt die Erkrankungsfrequenz 1 : 10 000, was q^2 entspricht. Daher ergibt sich eine Genfrequenz (q) von 1/100. Da die Summe der Allelfrequenzen 1 beträgt, liegt die Häufigkeit des gesunden Gens bei $1 - 1/100$ und damit bei 99/100. Die Häufigkeit der Heterozygoten beträgt nach oben beschriebener Formel 2pq und damit $2 \times 99/100 \times 1/100$, was ungefähr 1/50 entspricht. Somit ist jeder 50. Mensch heterozygoter Anlagenträger für die Erkrankung.

Fallbeispiel
Phenylketonurie tritt in einer Bevölkerung mit einer Häufigkeit von 1 : 10 000 auf. Wie viele Heterozygote für das Phenylketonurie verursachende Gen kommen bei Annahme des Hardy-Weinberg-Gleichgewichts auf einen Homozygoten?
▶ Mit q^2 = Häufigkeit der Erkrankten = 1 : 10 000 erhält man q = 1/100.
▶ 2pq ≈ 2q = Häufigkeit der Heterozygoten
▶ $2 \times 1/100 = 2/100 = 1/50$

Jetzt ist das Verhältnis der Heterozygote/Homozygote zu berechnen:
▶ $2q/q^2 = 2/q = 2 \times 100 = \mathbf{200}$
[35]

Für die Anwendbarkeit der Hardy-Weinberg-Berechnungen gelten einige grundsätzliche Annahmen, die im Vorfeld erfüllt sein müssen: Die erste Annahme ist, dass die Verpaarung der Eltern für die nächste Generation dem Zufallsprinzip unterliegt. Auch muss die zugrunde liegende Population ausreichend groß sein. Das Hardy-Weinberg-Gesetz gilt nur bei Panmixie, also einer vollständigen Durchmischung der Bevölkerung. Für kleine Bevölkerungen kann es durch genetische Drift zu einer Änderung der Allelfrequenz kommen. Ferner muss die Mutationsrate klein sein, da sonst die Allelfrequenz permanenten Veränderungen unterliegt. Schließlich müssen Migration und Selektion ausgeschlossen sein.

Zusammenfassung

✖ Populationsgenetik untersucht die Häufigkeiten von Merkmalsausprägungen (Genfrequenzen) im Genpool von Populationen.

✖ Durch Selektion können sich Merkmalsausprägungen auf die Wahrscheinlichkeit des Überlebens und Fortpflanzungserfolgs auswirken.

✖ Als „Gendrift" wird eine zufällige Veränderung der Allelhäufigkeit in einer Population bezeichnet.

✖ Unter „Migration" ist die Zu- und Abwanderung von Individuen zwischen verschiedenen Populationen zu verstehen.

✖ Nach dem Hardy-Weinberg-Gesetz unterliegt die Verteilung von Allelfrequenzen folgender Gesetzmäßigkeit: $p^2 + 2pq + q^2 = 1$.

Chromosomenanalyse

Die Chromosomenanalyse dient dem Nachweis numerischer und struktureller Chromosomenaberrationen. Häufige Anwendungsgebiete der Chromosomenanalysen sind z. B. der klinische Verdacht auf ein Syndrom der chromosomalen Fehlverteilung (z. B. Trisomie 21), die Abklärung einer mentalen Retardierung, das Vorliegen von Fehlbildungen oder die Diagnostik im Rahmen von Leukämien. Pränatal kann eine Untersuchung aus Chorionzotten, Frucht-wasserzellen, Plazentazotten oder Nabelschnurblut durchgeführt werden.

Chromosomenpräparation

In der kondensierten Form können die Chromosomen lichtmikroskopisch untersucht werden. Dieser Zustand ist jedoch nicht permanent vorhanden, sondern kommt vielmehr nur in einer vergleichsweise kurzen Phase des Zellzyklus vor, nämlich in der Metaphase.

Das ist die Phase, unmittelbar bevor die Chromosomen durch den Spindelapparat auseinandergezogen werden. Um die Chromosomen untersuchen zu können, sollten die Zellen deshalb möglichst vollständig in der Metaphase sein. Daher bedient man sich zur Untersuchung eines Tricks:
Die Zellen werden vor der Präparation mit einer Substanz behandelt, die die Bildung von Mikrotubuli verhindert, z. B. Kolchizin. Sie können dann die

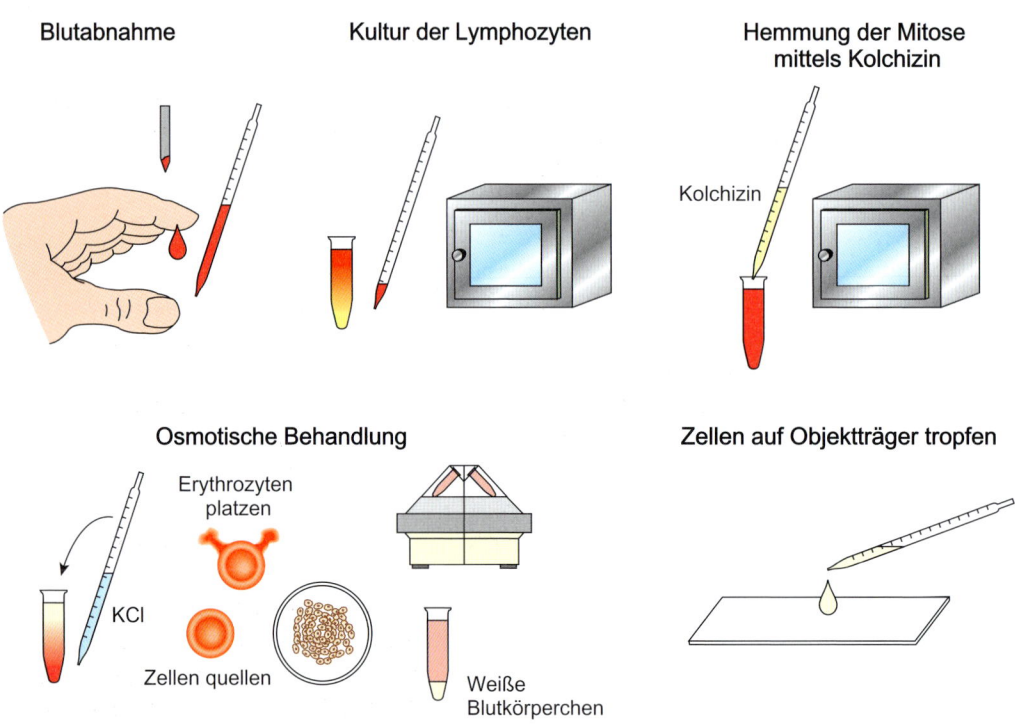

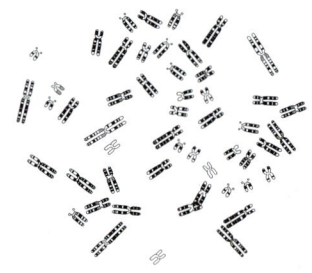

◼ Abb. 1: Schematische Darstellung Chromosomenpräparation. [1]

ersten Schritte des Zellzyklus in der Interphase durchlaufen und auch in die Metaphase eintreten, in der die Chromosomen kondensiert auf der Äquatorialebene der Zelle gepaart werden. Durch die gehemmte Mikrotubuli-Synthese und damit den gehemmten Spindelapparat kann allerdings der Zellzyklus nicht fortschreiten und die Chromosomen bleiben kondensiert und werden nicht geteilt. Deshalb bleibt unter der chemischen Behandlung eine Vielzahl von Zellen in der Metaphase. Anschließend werden die Zellen in einer hypotonen Kaliumchloridlösung gequellt und auf Objektträger getropft, wo sie zerplatzen und die Chromosomen freigeben (❚ Abb. 1).

Chromosomenfärbung

Vor der Untersuchung mit dem Lichtmikroskop werden die Chromosomen in der Regel noch gefärbt. Als Standardfärbung wird dabei die Giemsa-Färbung verwendet. Behandelt man die Chromosomen vor der Färbung mit Trypsin, so nehmen nicht alle Abschnitte des Chromosoms die Färbung gleichmäßig an. Durch diese wechselnde Einfärbung der Chromosomen heben sich gefärbte G-Banden von nicht gefärbten R-Banden ab (G steht für Giemsa und R für revers).

Karyogramm, Karyotyp

Nach der Färbung werden die Chromosomen unter dem Lichtmikroskop fotografiert und im Karyogramm angeordnet. Bei der Anordnung im Karyogramm ist es üblich, die Chromosomen der Größe nach zu ordnen. Das so dargestellte Abbild der Chromosomenanzahl und ggf. auch struktureller Veränderungen wird als „Karyotyp" bezeichnet. Er ist das Abbild aller Chromosomen eines Patienten.

Möglichkeiten der lichtmikroskopischen Untersuchungen

Mit den klassischen, oben beschriebenen Färbungen lassen sich die Chromosomenanzahl und numerische Abweichungen bestimmen. Auch größere Veränderungen in der Chromosomenstruktur fallen auf und können analysiert werden. Die minimale Größe der mit der klassischen Färbetechnik sichtbaren Veränderungen wird mit ca. 10 Megabasen (Mb) angegeben. Kleinere Veränderungen, sog. Mikrodeletionen, können mit dieser Analysemethode deshalb nicht erkannt werden. Die Untersuchung dieser Mikrodeletionen bleibt molekularbiologischen Methoden vorbehalten.

Fluoreszenz-in-situ-Hybridisierung (FISH)

Mittels Fluoreszenz-in-situ-Hybridisierung (FISH) können auch kleinere Deletionen nachgewiesen werden. Voraussetzung ist ein gezielter Verdacht auf das Vorliegen einer Deletion in einem Bereich des humanen Genoms. Für die FISH werden zunächst die Chromosomen auf dem Objektträger fixiert. Zum Nachweis einer Deletion ist eine Probe des zu untersuchenden Chromosomenabschnitts notwendig. Diese Probe ist ein einzelsträngiger DNA-Abschnitt der gesuchten Region, der mit einer fluoreszierenden Substanz gekoppelt ist. Diese Probe wird nun gegen die Chromosomen hybridisiert. Liegt in einem der Chromosomen der gesuchte DNA-Abschnitt vor, so kann die DNA-Probe komplementär an diesen Abschnitt binden. Anschließend wird die überschüssige Probe abgewaschen und es verbleibt somit nur die an das jeweilige Chromosom gebundene Probe, die unter bestimmtem Licht fluoreszierend nachgewiesen werden kann. Findet sich also am Ende der Färbung ein fluoreszierendes Signal, so ist die genomische Region vorhanden; findet sich kein Signal, ist sie deletiert. Im Weiteren muss noch untersucht werden, ob das Signal auf dem richtigen Chromosom liegt oder ob eine Translokation vorliegt, bei der Abschnitte von Chromosomen ausgetauscht wurden.

Zusammenfassung

✖ Die Chromosomenanalyse dient dem Nachweis numerischer und struktureller Chromosomenaberrationen.

✖ In der kondensierten Form in der Metaphase können die Chromosomen lichtmikroskopisch untersucht werden.

✖ Die Giemsa-Färbung nach einer Trypsin-Behandlung ermöglicht die Darstellung anfärbbarer und nicht anfärbbarer Banden.

✖ Mikrodeletionen können mittels klassischer Färbungen nicht nachgewiesen werden. Hierbei kann eine FISH-Analyse helfen.

Gelelektrophorese, Restriktionslängenpolymorphismus

Gelelektrophorese

Die Längenbestimmung und auch Auftrennung verschieden langer DNA-(oder RNA-)Stränge gelingt mittels DNA-Gelelektrophorese. Diese findet in einem Gel aus Agarose, einem Zucker, statt. Die DNA wandert in einem solchen Gel durch Poren zwischen den Agarosepolymeren hindurch. Dabei können kleinere DNA-Fragmente diese Poren schneller passieren und wandern daher schneller im Gel. Auf diese Weise trennen sich nach und nach die verschieden großen DNA-Fragmente auf. Lässt man die Fragmente neben einem Größenstandard über das Gel laufen, so kann man auch die Größe der jeweiligen DNA-Fragmente bestimmen. Über die Variation der Menge an Agarose im Gel können die Wanderungsgeschwindigkeit und das Auftrennungsoptimum verändert werden, weil sich auf diese Weise auch die Größe der Poren verändert. Je höher die Agarosekonzentration, desto geringer ist die Porengröße im Gel.

Um die DNA-Fragmente zur Wanderung durch das Gel zu bewegen, wird an dieses eine elektrische Spannung angelegt. Da die DNA- oder RNA-Fragmente negativ geladen sind, wandern sie in Richtung positiv geladener Anode. Die DNA-/RNA-Fragmente sind per se im Gel nicht sichtbar. Daher werden die

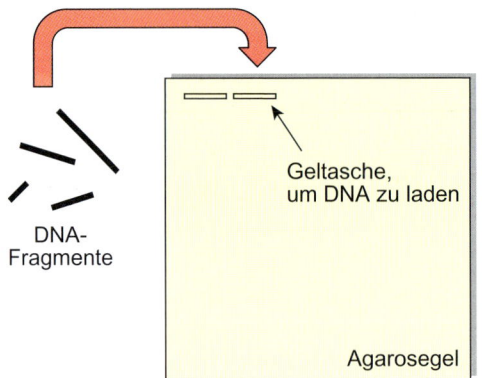
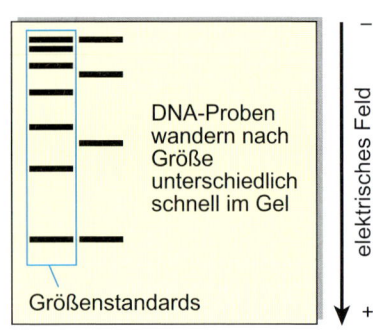

Abb. 1: Schematische Darstellung des Prinzips der Gelelektrophorese. [1]

Nukleinsäureketten mit Ethidiumbromid oder Megafluor angefärbt, bevor sie in das Gel kommen. Nach Auftrennung der DNA-Fragmente entstehen dadurch Banden im Gel, die unter UV-Licht sichtbar werden. Auf diese Weise können Zahl und Größe der DNA-Fragmente ausgewertet werden (**Abb. 1**, **Abb. 2**).

Restriktionslängenpolymorphismus

DNA kann mittels sog. Restriktionsenzyme geschnitten werden. Dabei orientieren sich die verschiedenen Enzyme an unterschiedlichen DNA-Sequenzen. Beispielsweise schneidet das aus dem Bakterium Bacillus amyloliquefaciens

gewonnene Enzym BamHI immer dann die DNA, wenn die Sequenz GGATCC lautet. Andere Enzyme erkennen andere Sequenzen. Insgesamt gibt es eine ganze Reihe von Nukleotidkombinationen, die als Schnittstellen für entsprechende Enzyme bekannt sind (**Abb. 3**).

Diese Schnittstellen können genutzt werden, um die DNA auf Mutationen zu untersuchen. Durch Mutationen oder Polymorphismen in einzelnen Genen können diese Schnittstellen so verändert werden, dass die Erkennungssequenz für das Enzym mutiert. Da das Enzym die Stelle dadurch nicht mehr erkennt, schneidet es die DNA an dieser Stelle nicht. Gleichsam kann durch eine Veränderung der DNA-Sequenz aber

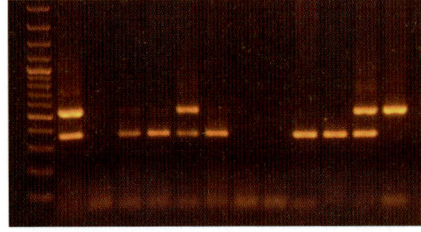

Abb. 2: Beispiel einer Gelelektrophorese. Ganz links ist ein Größenstandard im Gel aufgetragen, wobei für jede der Banden die Länge des DNA-Fragments bekannt ist. Damit ist ein Größenvergleich der in den weiteren Spalten aufgetragenen DNA-Fragmente möglich. [4]

DNA-Abschnitt mit Erkennungssequenz für EcoRI-Schnitt

-C-A-C-G-T-A-T-C-G-A-A-T-T-C-G-C-T-G-T-
-G-T-G-C-A-T-A-G-C-T-T-A-A-G-C-A-C-C-A-
EcoRI-
Erkennungssequenz

Binden des Restriktionsenzyms

-C-A-C-G-T-A-T-C-G-A-A-T-T-C-G-C-T-G-T-
-G-T-G-C-A-T-A-G-C-T-T-A-A-G-C-A-C-C-A-
EcoRI-
Restriktionsenzym

Schnitt der DNA an Erkennungssequenz

-C-A-C-G-T-A-T-C-G-   A-A-T-T-C-G-C-T-G-T-
-G-T-G-C-A-T-A-G-C-T-T-A-A-   G-C-A-C-C-A-
EcoRI-
Restriktionsenzym

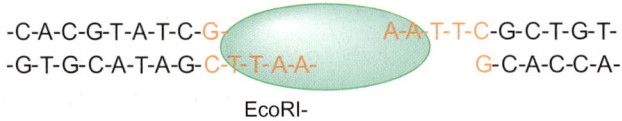

Abb. 3: Schematische Darstellung eines DNA-Schnitts eines Restriktionsenzyms. Restriktionsenzyme erkennen ganz definierte Nukleotidkombinationen, an denen sie DNA schneiden. [1]

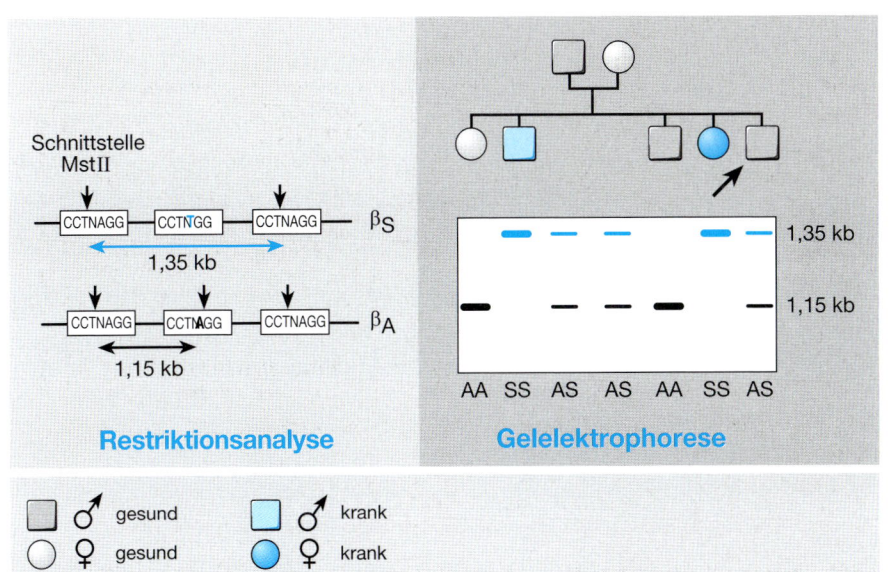

auch eine neue Schnittstelle für ein Enzym entstehen. Schneidet ein Enzym an einer mutierten Stelle, entstehen aus dem ursprünglichen DNA-Fragment nach dem Schnitt zwei kleinere Fragmente. Diese Veränderungen können dann mittels Gelelektrophorese sichtbar gemacht werden, in der dann statt des ursprünglichen Fragments nach dem Schnitt mit einem entsprechenden Restriktionsenzym zwei Fragmente sichtbar sind. Diese beiden Fragmente sind kleiner und laufen im Gel schneller durch die Poren. Entsprechend kommt es bei einer Mutation durch die veränderte

Restriktionsenzymschnittstelle dazu, dass das DNA-Fragment nicht mehr geschnitten wird und somit statt zweier nur noch ein und in der Elektrophorese größeres Fragment entsteht (▌ Abb. 4). Die Technik der Restriktionslängenpolymorphismus-(RFLP-)Untersuchung findet in der Medizin vielfache Anwendung. Zum Beispiel sind für einige Tumoren Mutationen bekannt, die mit der Entstehung des Tumors vergesellschaftet und mittels RFLP erfassbar sind. Auf diese Weise können im Tumor die entsprechenden genetischen Mutationen nachgewiesen und/oder für das An-

sprechverhalten verschiedener Medikamente untersucht werden. Auch in der Kriminalistik spielt die Technik der RFLP mittlerweile eine wesentliche Rolle. Die zwischen zwei Individuen verschiedenen Polymorphismen in der DNA (siehe genetische Variabilität) sorgen für ein individuell charakteristisches Muster an Schnittstellen für Restriktionsenzyme. Dieses Muster kann mittels Restriktionsenzymschnitt mit verschiedenen Enzymen und anschließender Gelelektrophorese erfasst werden und wird allgemein als „genetischer Fingerabdruck" bezeichnet.

Zusammenfassung

✖ Die Gelelektrophorese ermöglicht eine Längenbestimmung und Auftrennung verschieden langer DNA-(oder RNA-)Stränge.

✖ DNA kann mittels Restriktionsenzymen geschnitten werden.

✖ Restriktionsenzyme erkennen bestimmte Sequenzen und schneiden in diesen Sequenzen.

✖ Mutationen können die Erkennungssequenzen und damit das Schnittverhalten von Restriktionsenzymen verändern.

Polymerase-Kettenreaktion

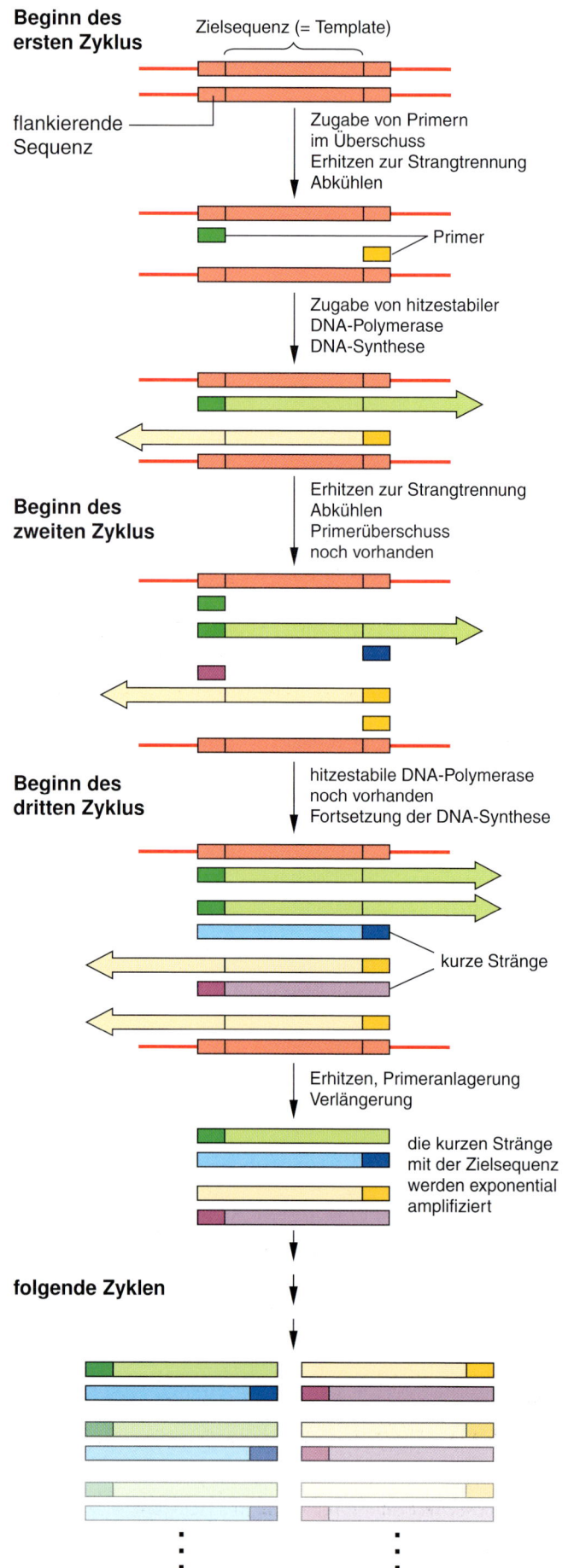

Beginn des ersten Zyklus

Zielsequenz (= Template)

flankierende Sequenz

Zugabe von Primern im Überschuss
Erhitzen zur Strangtrennung
Abkühlen

Primer

Zugabe von hitzestabiler DNA-Polymerase
DNA-Synthese

Beginn des zweiten Zyklus

Erhitzen zur Strangtrennung
Abkühlen
Primerüberschuss noch vorhanden

Beginn des dritten Zyklus

hitzestabile DNA-Polymerase noch vorhanden
Fortsetzung der DNA-Synthese

kurze Stränge

Erhitzen, Primeranlagerung
Verlängerung

die kurzen Stränge mit der Zielsequenz werden exponential amplifiziert

folgende Zyklen

Die Polymerase-Kettenreaktion (*engl.* Polymerase chain reaction, PCR) ermöglicht eine gezielte Vervielfältigung von beliebigen Abschnitten des Erbguts in vitro. Auf diese Weise können in kurzer Zeit große Mengen eines für weitere Analysen interessanten DNA-Abschnitts gewonnen werden. Die so vervielfältigten Abschnitte können einer gezielten Analyse zugeführt werden, zum Beispiel einer RFLP-Analyse.

Die Erfindung der PCR war ein Meilenstein in der Genetik und wurde 1993 mit dem Nobelpreis gewürdigt. Die Geschwindigkeit, Einfachheit und Anwendbarkeit auf jeden Abschnitt des Erbguts haben darüber hinaus auch die Analyse des Erbguts wesentlich beschleunigt. Die PCR war damit einer der wesentlichen methodischen Schritte zum Einstieg in das genomische Zeitalter der Genetik.

Die Vervielfältigung der DNA-Abschnitte erfolgt durch das Enzym DNA-Polymerase. Diese kann aber nur mit der DNA-Synthese beginnen, wenn bereits kurze „Starter-Oligonukleotide", sog. Primer, an die DNA angelagert sind. Indem diese 20- bis 30-bp-Oligonukleotide passend zum DNA-Abschnitt, der amplifiziert werden soll, ausgewählt werden, findet genau an dieser Stelle die Vervielfältigung der DNA im Rahmen der Reaktion statt. Wesentlich ist die Auswahl der Primer, wobei einer für den Leitstrang (*engl.* sense) und einer für den Folgestrang (*engl.* anti-sense) der DNA ausgewählt wird. Diese beiden Primer liegen an den jeweiligen Enden des zu amplifizierenden DNA-Abschnitts. Auf diese Weise wird ein kurzer Abschnitt der DNA von beiden Seiten synthetisiert und es findet eine Verdopplung statt. Durch diese stete Verdopplung kommt es, wie bereits durch den Begriff „Kettenreaktion" suggeriert, zu einer exponentiellen Vermehrung des DNA-Abschnitts und somit in kurzer Zeit zu einer starken Zunahme der verfügbaren DNA-Menge (■ Abb. 1). In der Regel werden zwischen 20 und 30 Zyklen durchgeführt. Dies geschieht in einem sog. Thermocycler, also einem Gerät, das die Temperatur des Ansatzes kontinuierlich verändern und den Notwendigkeiten des Amplifikationsprozesses anpassen kann (■ Abb. 2). Jeder dieser Amplifikationszyklen besteht aus drei Schritten: Denaturierung, Primer-Annealing und Elongation.

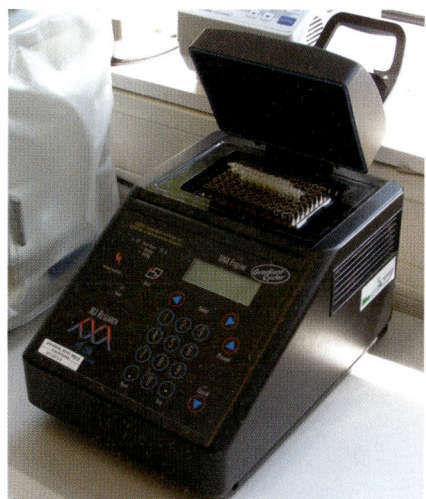

Abb. 2: Thermocycler. [4]

Amplifikationszyklus

Während der initialen Denaturierungsphase wird die doppelsträngige DNA auf 94 °C erhitzt, um die Stränge zu trennen und der Reaktion zugänglich zu machen. Anschließend wird der Ansatz für das Anlagern der Primer an die DNA, das Annealing, auf eine Temperatur von ungefähr 60 °C abgekühlt, was ein Anlagern der Primer an die DNA erlaubt. Während der Elongation füllt dann die DNA-Polymerase die beiden durch die Primer begonnenen Stränge mit freien Nukleotiden auf. Dies geschieht bei einer etwas höheren Temperatur von 72 °C. Die Länge dieses Schritts variiert je nach Länge des zu amplifizierenden DNA-Abschnitts und wird mit 30 s pro 500 bp angegeben. Danach beginnt der nächste Amplifikationsprozess mit dem Denaturierungsschritt von vorne (█ Abb. 3).

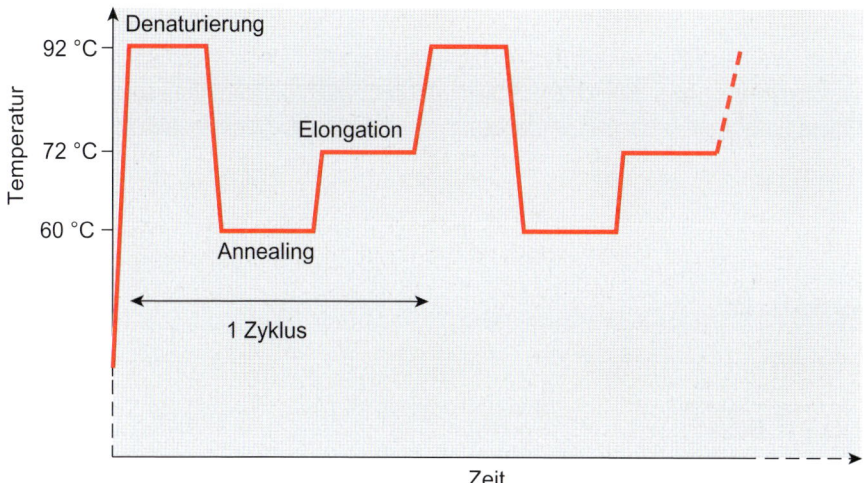

Abb. 3: PCR-Temperaturverlauf. [1]

Zusammenfassung

✖ PCR ermöglicht eine gezielte Vervielfältigung von beliebigen Abschnitten des Erbguts in vitro.

✖ Für die Sequenz von Interesse werden Primer auf dem Sense- und Anti-sense-Strang ausgewählt.

✖ Die Vervielfältigung der DNA verläuft exponentiell.

DNA-Sequenzierung

Die Sequenzierung der DNA ermöglicht die Entschlüsselung der Basenabfolge an jeder Stelle der DNA. Die Entwicklung der Technologie zur Sequenzierung der DNA war ein Meilenstein der Genetik und Voraussetzung für die Initiierung des Humangenomprojekts. Nach wie vor beruht ein Großteil der Sequenzierungen auf der von Sanger entwickelten Methode. Sanger und Gilbert erhielten dafür gemeinsam den Nobelpreis.

Sequenziertechnologie

Auch für die Sequenzierung eines DNA-Abschnitts wird zunächst ein Primer, also ein kurzes Oligonukleotid, benötigt, das komplementär zu dieser Sequenz ist. Außerdem müssen die Doppelhelix und die beiden komplementären DNA-Stränge aufgebrochen werden, um ein Andocken des Primers und die Synthetisierung jeweils komplementärer Stränge zur Sequenzierung der DNA-Basenabfolge zu ermöglichen. Zur Sequenzierung der DNA werden zunächst insgesamt vier gleiche Reaktionen angesetzt, in denen stets die Synthese eines komplementären DNA-Strangs erfolgt. Allerdings kommt in jeden Reaktionsansatz neben den vier 2-Desoxyribonucleotidtriphosphaten (dATP, dTTP, dCTP und dGTP), mit denen die Polymerase den komplementären Strang synthetisiert, auch ein Didesoxytriphosphat (ddATP, ddTTP, ddCTP und ddGTP). Das jeweilige Didesoxytriphosphat wird ebenso wie die Desoxyribonucleotidtriphosphate in die DNA-Stränge eingebaut. An der Stelle, an der ein Didesoxytriphosphat eingebaut wird, kann es nicht zu einer Verlängerung der Nukleotidkette kommen, da die Didesoxytriphosphatnukleotide über keine 3'-OH-Gruppe verfügen und somit eine Anknüpfung nicht möglich ist (█ Abb. 1). Das Verhältnis der Didesoxytriphosphate im Ansatz zu den Desoxyribonuc-

leotidtriphosphaten ist so gewählt, dass diese Strangabbrüche in der Synthese vergleichsweise selten vorkommen, gleichzeitig aber häufig genug, dass es bei einer ausreichenden Anzahl an Strangsynthesen zur Anreicherung aller verschiedenen Möglichkeiten des Strangabbruchs in der Reaktion für das jeweilige Didesoxytriphosphat kommt. Findet sich zum Beispiel fünfmal ein Adenin in der Sequenz, so kommt es in der Reaktion, der ddATP beigefügt wurde, zu Strangabbrüchen an fünf verschiedenen Stellen und somit zu fünf unterschiedlich langen Fragmenten, da nach dem Wahrscheinlichkeitsprinzip die Synthese an allen eingefügten ddATP gleich häufig abbricht. Da man diese Reaktion viermal, jeweils mit einem der vier Didesoxytriphosphate durchführt, bekommt man in diesen vier Reaktionen alle für diese Nukleotide möglichen Strangabbruchstellen in Form von unterschiedlich langen Fragmenten.

Die so generierten parallelen Ansätze der Synthese der genetischen Region von Interesse werden nun nebeneinander parallel auf ein Gel, in diesem Fall ein Polyacrylamidgel, aufgetragen. Dies ermöglicht die Auftrennung der einzelnen Fragmente die sich zum Teil nur um eine Base unterscheiden. Vor dem Auftragen auf das Gel werden die synthetisierten Stränge radioaktiv oder fluoreszierend markiert, um nach erfolgter Gelelektrophorese eine Analyse der Fragmente und damit der Sequenz zu ermöglichen. Heute ist meist eine fluoreszierende Markierung üblich, durch die die Sequenz mittels eines Lasers ausgelesen werden kann (█ Abb. 2).

Hochdurchsatz-Sequenziertechniken

In den letzten Jahren haben völlig neue Sequenziertechniken Marktreife erlangt. Diese Sequenziertechniken sind im Wesentlichen unabhängig von einer Gelelektrophorese. Das hat

Desoxynukleotid

Didesoxynukleotid

Fehlende OH-Gruppe ermöglicht keine Verknüpfung mit nächstem Nukleotid. Es kommt daher zu einem Strangabbruch der DNA.

█ Abb. 1: Didesoxynukleotid. Die fehlende OH-Gruppe verhindert die Verknüpfung mit weiteren Nukleotiden und führt zu Strangabbrüchen. [1]

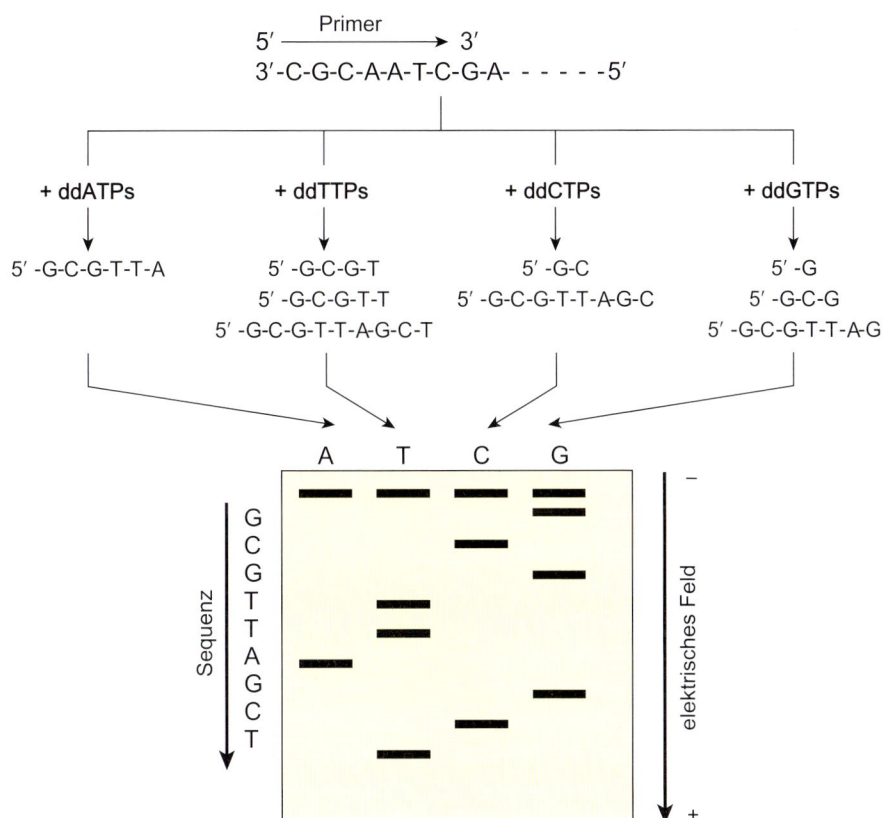

Abb. 2: Schematische Darstellung der Sequen-
ziertechnik nach Sanger. [1]

zwei Vorteile: Zum einen sind diese Techniken dadurch wesentlich schneller, zum anderen kann man Millionen an Ansätzen gleichzeitig sequenzieren, was ebenfalls die Geschwindigkeit deutlich erhöht. Statt eines Gels setzen derzeit gängige Verfahren auf Sequenzierreaktionen in Ölemulsionen oder sie brechen die gesamte DNA mechanisch in kurze Stücke, die über Adaptermoleküle an einer Trägerplatte fixiert werden. Im Rahmen der je nach System entweder PCR-basierten oder komplementären Vervielfältigung der DNA-Abschnitte wird der jeweilige Baseneinbau und damit die Sequenz erfasst, z.B. über die Freisetzung eines fluoreszierenden Lichtimpulses. Mit diesen Verfahren ist es möglich, das gesamte humane Genom innerhalb weniger Tage zu sequenzieren. Durch diese neuen Sequenziertechnologien ist in den nächsten Jahren ein erheblicher Fortschritt beim Vergleich ganzer Genome von Patienten und damit der genetischen Unterschiede und ihrer Bedeutung für Erkrankungsentstehung und Medikamentenansprechen zu erwarten.

Zusammenfassung

✖ Die Sequenzierung der DNA ermöglicht die Entschlüsselung der Basenabfolge an jeder Stelle der DNA.

✖ Die Verwendung von zusätzlichen Didesoxytriphosphat-Basen im Ansatz führt zu kalkulierten Strangabbrüchen bei der Synthese, über die dann die Sequenz ermittelt werden kann.

Microarrays

Mittels Microarray-Analyse können heute in einem Ansatz die Aktivitätszustände (Expressionslevel) aller Gene des menschlichen Genoms erfasst werden. Mit der Verfügbarkeit der Sequenzen des humanen Genoms hat die Microarray-Technologie in den letzten zehn Jahren erheblich an Bedeutung gewonnen. Eine wichtige Anwendung ist der Vergleich von Genaktivitäten zwischen gesundem und krankem Gewebe, um so Gene oder Gruppen von Genen zu identifizieren, die bei einer Erkrankung unterschiedlich aktiv und somit vermeintlich an der Entstehung der Erkrankung beteiligt sind. Um eine solch groß angelegte Aktivitätsmessung aller oder auch nur eines Teils der Gene des humanen Genoms zu erreichen, müssen zunächst die Microarrays vorbereitet und hergestellt werden. Nach der herkömmlichen Methode werden dabei zunächst auf eine Nylonmembran oder einem Glas-Objektträger kurze DNA-Abschnitte (Oligonukleotide) aufgebracht (gespottet), die repräsentativ für jeweils ein Gen sind. Diese Spots mit den jeweiligen gespotteten Oligonukleotiden sind sehr klein – somit passen auf eine Membran oder einen Objektträger viele tausend Spots. Will man das ganze Genom untersuchen, müssen zuvor Oligonukleotide für alle Gene des Genoms gespottet werden.

Die Messung der Aktivität der jeweiligen Gene erfolgt dann über die Messung der Menge an transkribierter mRNA eines Gens in der Probe. Daher wird für die Aktivitätsanalyse der Gene mittels Microarray die Menge an RNA ausgewertet, die von jedem Gen transkribiert wurde. Zunächst wird dafür die gesamte RNA aus einer Gewebeprobe isoliert. In einer Zwischenreaktion wird dann jedes einzelne RNA-Molekül radioaktiv oder mit einem fluoreszierenden Farbstoff markiert. Bringt man nun die markierte RNA auf die Membran mit den gespotteten Oligonukleotiden auf, dann binden die markierten RNA-Moleküle jeweils an die komplementären gespotteten DNA-Oligonukleotide. Anschließend kann man jeden einzelnen Spot – und somit jedes einzelne Gen – hinsichtlich der Menge an gebundener Farbreaktion oder Radioaktivität auswerten. Auf diese Weise kann auf die Menge an gebundener RNA für das jeweilige Gen zurückgeschlossen werden und damit auf die Aktivität der einzelnen Gene. Je mehr RNA eines Gens gebunden wurde, desto aktiver ist das Gen.

In einem Microarray können aber auch zwei Gewebe gleichzeitig untersucht werden. Wie bereits beschrieben, wird dabei oft krankes im Vergleich zu normalem Gewebe untersucht, um herauszufinden, welche Genaktivitäten im Krankheitsfall vom Normalgewebe abweichen. Dazu bedient man sich eines Tricks, indem man die RNA aus beiden Gewebeproben mit unterschiedlichen Farben markiert. In der Regel wird das normale Gewebe grün und das kranke rot markiert. Bringt man nun die Gesamt-RNA beider Gewebe zu gleichen Anteilen auf den Array auf, so findet an jedem Spot eine kompetitive Bindung der RNAs aus den unterschiedlichen Geweben statt. Überwiegt dabei für ein Gen z. B. die Aktivität im Krankheitsstadium sehr stark, so wird an diesem Spot vermehrt rot markierte RNA aus dem erkrankten Gewebe gebunden. Ist das Gen jedoch im kranken Gewebe weniger aktiv, so wird der Punkt vermehrt grün, da die Aktivität des grün markierten Normalgewebes überwiegt. Liest man nun jeden Spot hinsichtlich der Ausprägung der Farbreaktion ab, kann man die Gene identifizieren, die im erkrankten Gewebe mehr oder weniger aktiv sind. Wie bei einer Ampel codiert so das Farbsystem eine vermehrte oder verminderte Aktivität im Krankheitsfall.

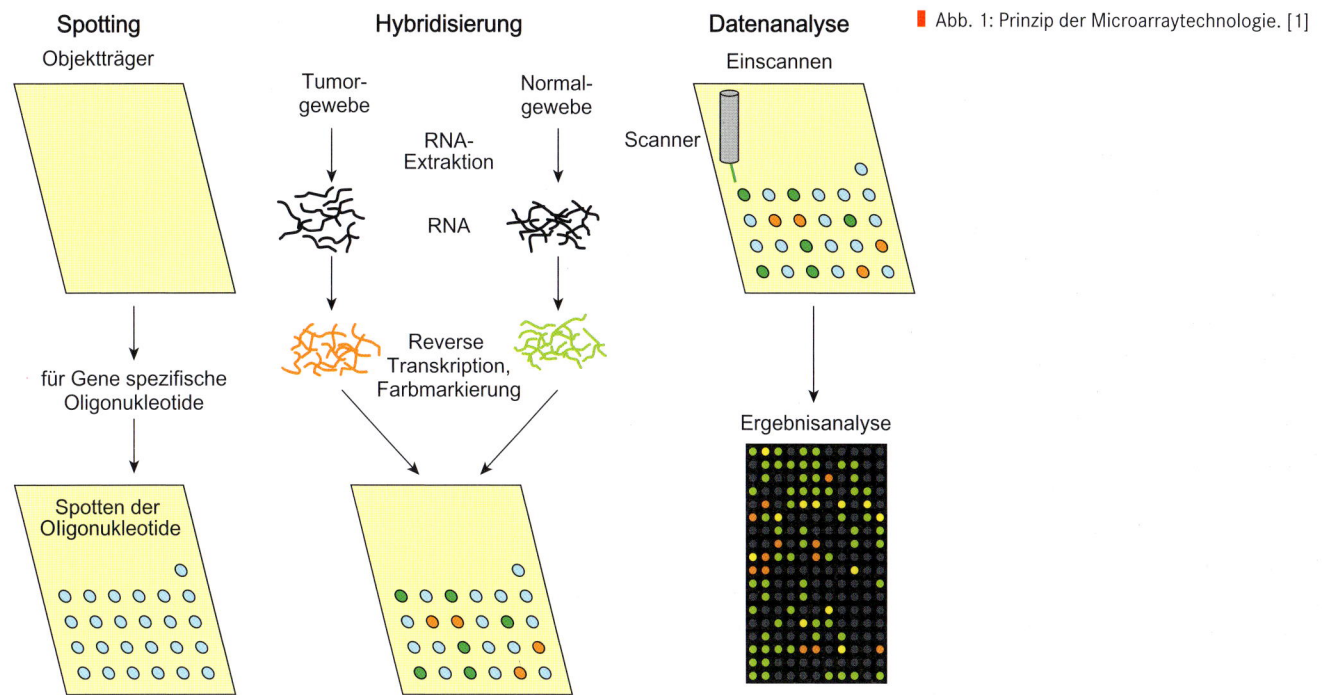

Spotting

Objektträger

für Gene spezifische Oligonukleotide

Spotten der Oligonukleotide

Hybridisierung

Tumor-gewebe

Normal-gewebe

RNA-Extraktion

RNA

Reverse Transkription, Farbmarkierung

Datenanalyse

Einscannen

Scanner

Ergebnisanalyse

Abb. 1: Prinzip der Microarraytechnologie. [1]

Zuverlässigkeit der Ergebnisse

Bei einer Vielzahl der zu analysierenden Spots auf einem Microarray schließt sich an die Hybridisierung der RNA gegen die Oligonukleotidproben des Arrays eine automatisierte Auswertung an, indem der Array und die darauf entstandenen Farbreaktionen mittels eines Lasers abgelesen werden (Abb. 1).
Aufgrund der minimalen Größe der Spots mit den Oligonukleotiden eines einzelnen Gens kommt es sehr leicht zu technischen Schwierigkeiten beim Spotten und automatisierten Auswerten der Genaktivitäten, worunter die Zuverlässigkeit einzelner Microarray-Ergebnisse leidet. Wesentliche Microarray-Ergebnisse sollten daher weiterhin mittels anderer molekularbiologischer Methoden bestätigt werden. Die Microarray-Technologie eignet sich aber sehr gut als Screening auf unterschiedliche Genaktivitäten in verschiedenen Gewebeproben.

Zusammenfassung

✖ Microarrays erlauben die parallele Untersuchung von Aktivitätszuständen vieler tausend Gene, sogar des gesamten Genoms.

✖ Die Bestimmung der Aktivität der jeweiligen Gene erfolgt über die Messung der Menge an transkribierter mRNA eines Gens.

✖ Wesentliche Microarray-Ergebnisse sollten mittels anderer molekular-biologischer Methoden bestätigt werden.

✖ Die Microarray-Technologie eignet sich sehr gut als Screeninguntersuchung für unterschiedliche Genaktivitäten in verschiedenen Gewebeproben.

B Spezieller Teil

Genetische Beratung

Die genetische Beratung dient zunächst Patienten, für die das Risiko einer erblichen Erkrankung besteht. Sie können sich hinsichtlich ihres Risikos, tatsächlich an dieser Erkrankung zu leiden, über die erbliche Erkrankung selbst, aber auch über ihre Ursachen und Konsequenzen aufklären lassen. In diesem Fall hat der Ratsuchende noch keine Symptome, befürchtet aber begründet, diese zu entwickeln. Des Weiteren dient die Beratung den Patienten, das Risiko einer weiteren Vererbung der Erkrankung und daraus gegebenenfalls resultierende Möglichkeiten der Familienplanung zu erörtern, um der jeweiligen Erkrankung vorzubeugen oder diese gar zu vermeiden. In diesem Fall hat der Ratsuchende also bereits die Diagnose einer erblichen Erkrankung und möchte sie nicht weitervererben. Die genetische Beratung hat somit zum einen supportive, zum anderen aber auch diagnostische Bedeutung. Die Grundlagen und Empfehlungen der genetischen Beratung sind von der Deutschen Gesellschaft für Humangenetik in einer Leitlinie zusammengefasst worden (http://www.uni-duesseldorf.de/awmf/ll/078-001.htm).

Freiwilligkeit

Ein genetisches Beratungsgespräch ist immer freiwillig. Jeder hat das Recht, die eigenen genetischen Befunde zu kennen, aber auch, diese nicht kennen zu wollen. Ferner unterliegt das genetische Beratungsgespräch der ärztlichen Schweigepflicht und dem Datenschutz. Über eventuelle diagnostische Maßnahmen muss aufgeklärt werden.

Beratung von Kindern

Eine genetische Beratung von Kindern sollte nur erfolgen, wenn dies mit einer unmittelbaren therapeutischen Konsequenz für das Kind verknüpft ist. Andernfalls sollte ein beratendes Gespräch mit dem Kind erst nach Erreichen der Volljährigkeit erfolgen.

Indikationen

Die humangenetische Beratung ist den Subspezialisierungen der Medizin quasi übergeordnet. In den meisten Gebieten der Medizin sind heute erbliche Erkrankungen bekannt, insbesondere auf den Gebieten der Pädiatrie, inneren Medizin, Neurologie und Onkologie.

Dokumentation

Gemäß den Leitlinien der Deutschen Gesellschaft für Humangenetik wird empfohlen, die Informationen zur genetischen Beratung auch schriftlich zu geben.

Umfang der Beratung

Ziel der genetischen Beratung ist es, zunächst den Beratungsanlass und die Fragestellung des Beratungsgesprächs zu erfassen. Dazu gehört die Erfassung der Eigenanamnese und Vorbefunde bezüglich der möglichen Erkrankung. Wichtiger Bestandteil des Beratungsgesprächs sollte eine ausführliche Darstellung des Familienstammbaums und damit verknüpft der Familienanamnese sein. Dies beinhaltet insbesondere die Darstellung der Familienanamnese über mindestens drei Generationen. Im Weiteren ist eine ausführliche körperliche Untersuchung, ggf. verknüpft mit der Bestimmung relevanter Laborergebnisse, wichtig, um die Erkrankung in vollem Ausmaß zu erfassen.

Während des weiteren Beratungsgesprächs sollten dem Patienten auch die derzeit verfügbaren wesentlichen medizinischen Informationen zu der betreffenden Erkrankung zusammengefasst und begreiflich gemacht werden. Auf dieser Grundlage können dann dem Patienten die bei ihm individuell erhobenen Befunde erklärt und in Relation zu denen anderer Patienten oder Ratsuchenden mit derselben Fragestellung dargestellt werden, was in die individuelle Interpretation der erhobenen Befunde mündet. Vor diesem Hintergrund sind dem Ratsuchenden dann ausführlich die daraus resultierenden Konsequenzen hinsichtlich therapeutischer, aber auch präventiver Maßnahmen, zum Beispiel der Familienplanung, zu erklären.

Pränatale Diagnostik

Risikofaktoren einer Schwangerschaft ergeben sich aus vorbekannten Erkrankungen, wie z. B. Diabetes mellitus, oder sozialen Bedingungen, wie z. B. Verwandtenehen, vorausgegangenen Aborten, Medikamenteneinnahme oder Exposition gegenüber Schadstoffen und Infektionserregern.

In diesen Fällen ist eine humangenetische Beratung zur Ermittlung des Risikos für die bereits bestehende oder im Vorfeld einer geplanten Schwangerschaft zu empfehlen und in den Mutterschaftsrichtlinien gefordert.

Um eine mögliche Schädigung des Embryos oder Fetus abzuschätzen, kann zunächst eine Risikospezifizierung durch sonografische und biochemische Marker erfolgen. Die Tests ermitteln keine gesicherte Diagnose im Sinne des Vorhandenseins oder nicht Vorhandenseins einer Schädigung, sondern beziffern vielmehr ein relatives Risiko, mit dem eine entsprechende Schädigung auftritt. Beispiel für die Tests ist das Ersttrimester-Screening (Bestimmung von Pregnancy-associated plasma protein A (PAPP-A), der Beta-Untereinheit des humanen Choriongonadotropins (β-hCG) und die sonografische Bestimmung der Nackentransparenz). Ein Vorteil dieser Methoden ist die fehlende Möglichkeit einer Schädigung des Embryos oder Fetus.

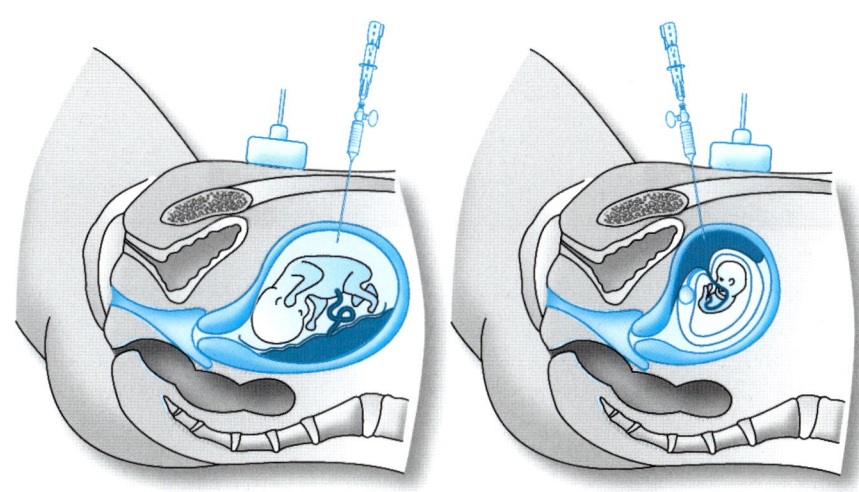

Amniozentese

Chorionzottenbiopsie

Eine definitive Diagnostik ist aber nur mittels einer gezielten invasiv pränatalen Diagnostik möglich. Als mögliche Methoden der fetalen Materialgewinnung zur weiterführenden Diagnostik stehen die Amniozentese (Fruchtwasserpunktion), die Chorionzottenbiopsie und die Chordozentese (Nabelschnurpunktion) zur Verfügung.

Der Vorteil einer definitiven Diagnostik muss allerdings mit einem durch die Untersuchungen und damit verbundenen Punktionen der Fruchthöhle verknüpftem Abortrisiko abgewogen werden. Dieses wird bei der Amniozentese auf ca. 0,5 % beziffert, bei der Chorionzottenbiopsie auf ca. 1,0 % (❚ Abb. 1).

Zusammenfassung

✖ Die genetische Beratung dient zunächst Patienten, die das Risiko einer erblichen Erkrankung haben. Sie können sich hinsichtlich ihres Risikos, tatsächlich an dieser Erkrankung zu leiden, über die erbliche Erkrankung selbst, aber auch über ihre Ursachen und Konsequenzen aufklären lassen.

✖ Auch die Beratung von Patienten oder Eltern bezüglich des Risikos einer weiteren Vererbung der Erkrankung und daraus gegebenenfalls resultierenden Möglichkeiten der Familienplanung können Gegenstand einer genetischen Beratung sein.

✖ Wesentliche Grundlage eines genetischen Beratungsgesprächs ist die Freiwilligkeit.

✖ Um eine mögliche Schädigung des Embryos oder Fetus abzuschätzen, kann im Rahmen der pränatalen Diagnostik zunächst eine Risikospezifizierung durch sonografische und biochemische Marker erfolgen.

✖ Eine definitive Diagnostik ist aber nur mittels einer gezielten invasiv pränatalen Diagnostik möglich. Als mögliche Methoden der fetalen Materialgewinnung zur weiterführenden Diagnostik stehen die Amniozentese, die Chorionzottenbiopsie und die Chordozentese zur Verfügung.

Trisomie 21, Down-Syndrom

Das Down-Syndrom ist die häufigste Form der mentalen Retardierung. Darüber hinaus ist es eine der häufigsten chromosomalen Aberrationen bei lebend geborenen Kindern.

Genetische Grundlagen

Chromosomale Fehlbildung

Hervorgerufen wird die Trisomie 21 durch eine Verdreifachung des gesamten Chromosoms 21 oder zumindest für die Ausprägung des Syndroms kritischer Anteile.

Dies geschieht in der Regel durch eine Fehlverteilung während der Zellteilung, Meiose oder Mitose, und wird als „Non-Disjunction" bezeichnet. In 95 % der Fälle handelt es sich um eine freie Trisomie 21, wobei das zusätzliche Chromosom meistens von der Mutter vererbt wird. In seltenen Fällen existiert die Trisomie nicht in allen Zellen, sondern nur in einem Teil der Zellen. Dies wird als „Mosaik" bezeichnet und durch Fehlverteilung nach der Befruchtung der Eizelle hervorgerufen.

3 % der Patienten besitzen eine Robertson-Translokation, wobei das zusätzliche Chromosom 21 bzw. Teile von diesem mit einem anderen Chromosom, z.B. Chromosom 14, verschmolzen sind. In diesem Fall kann für die Eltern ein er-

höhtes Wiederholungsrisiko bestehen, nämlich dann, wenn die Translokation schon bei einem Elternteil bestand (∎ Abb. 1).

Steigendes Risiko mit mütterlichem Alter

Das Risiko für ein Kind mit Trisomie 21 steigt mit dem Alter der Mutter. Liegt dies im Alter von 30 Jahren bei 1 : 1000, so hat es sich bis zum Alter von 40 Jahren verneunfacht mit einem Risiko von 9 auf 1000. Noch höher wird das Risiko mit 45 Jahren eingestuft, nämlich auf ca. 1 % aller Neugeborenen.

Phänotyp

Gesicht

Kinder und Erwachsene mit Down-Syndrom haben charakteristische phänotypische Merkmale. Zunächst fällt das abgeflachte Gesichtsprofil mit dem flachen Nasenrücken und einer Mittelgesichtshypoplasie auf. Auch ist der Kopf insgesamt kurz (Brachyzephalie). Die nach oben außen hin geschrägten Lidachsen führten zu der heute nicht mehr gebräuchlichen Bezeichnung „Mongolismus". Darüber hinaus findet sich eine sichelförmige Hautfalte an den inneren Augenwinkeln (Epicanthus medialis). Auch weiße, hellgelbe oder hellgraue

Sprenkel der Iris, die Brushfield-Spots, können mit dem Syndrom vergesellschaftet sein.
Die Zunge ist vergrößert. Der Hals erscheint kurz und breit.

Extremitäten, Skelett

Weitere äußerliche Merkmale zeigen sich an den Händen. Sie sind breit mit kurzen Fingern und über die Handinnenfläche verläuft eine bei der überwiegenden Zahl der Kinder vorkommende durchgehende Furche (Vierfingerfurche) (∎ Abb. 2). Ebenso findet sich ein als Sandalenlücke bezeichneter vermehrter Abstand zwischen erstem und zweitem Zeh (∎ Abb. 3).
Auch das Becken ist typischerweise verändert. Es finden sich weit ausladende und niedrige Darmbeinschaufeln. Die Hüftgelenkspfannen sind fast horizontal angelegt. Abgeflachte Azetabulum- und Ileumwinkel sind ebenfalls mit dem Down-Syndrom vergesellschaftet.

Muskulatur

Neben der typischen Fazies ist eine ausgeprägte allgemeine Muskelhypotonie auffällig, die initial vor allem zu Schwierigkeiten beim Saugen, aber auch zum Heraushängen der Zunge aus dem Mund führt. In Kombination mit einem

Vererbung des Down-Syndroms

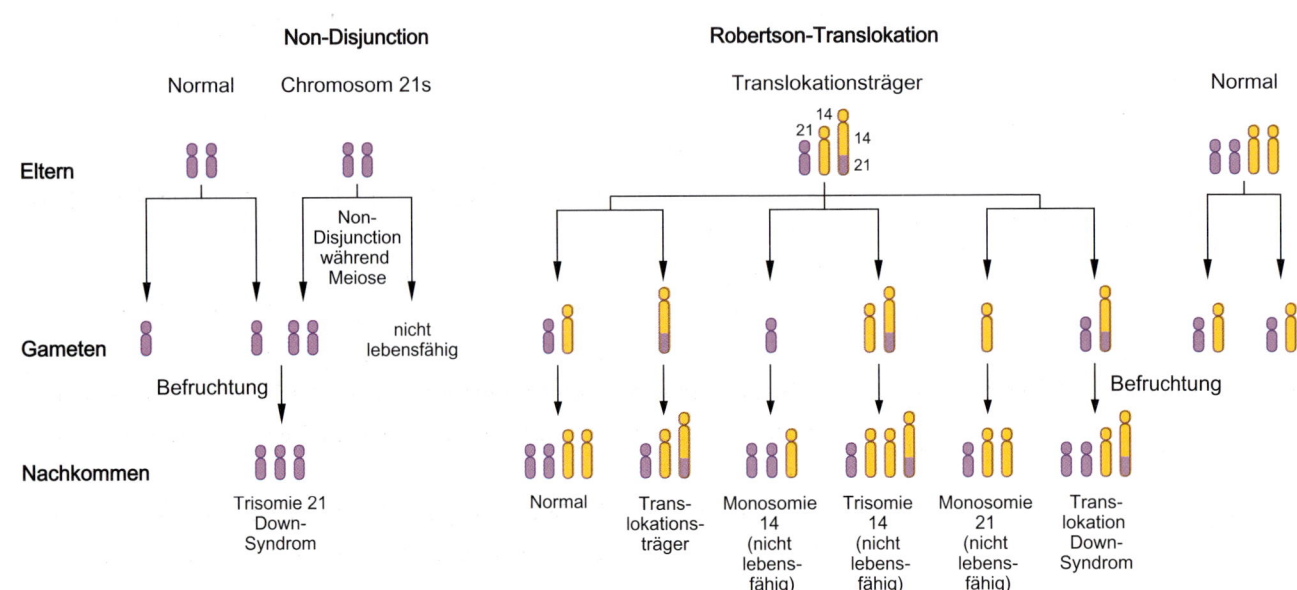

∎ Abb. 1: Vererbung Down-Syndrom. [11]

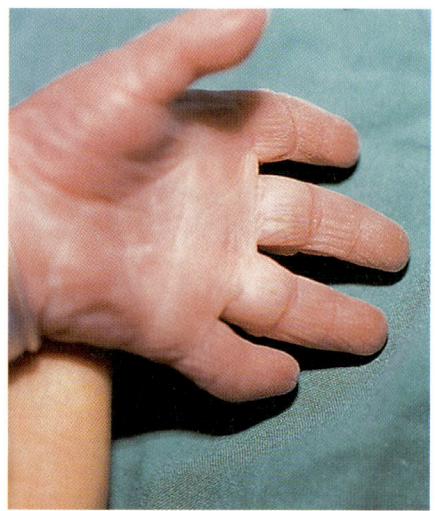

■ Abb. 2: Vierfingerfurche. [11]

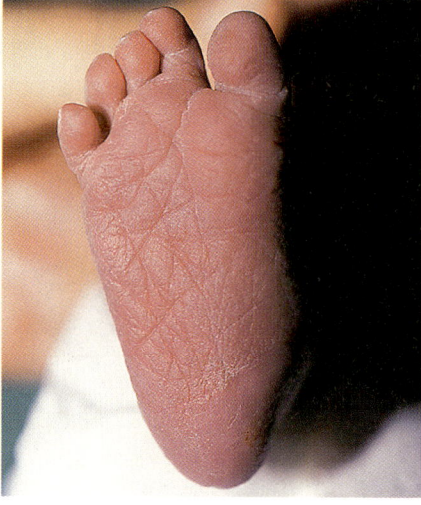

■ Abb. 3: Sandalenlücke. [11]

lockeren Bindegewebe lassen sich Gelenke überstrecken.

Organfehlbildungen

Neben diesen äußerlichen Zeichen hängt eine ganze Reihe von Fehlbildungen und Erkrankungen mit dem Down-Syndrom zusammen. So finden sich bei Patienten mit dem Syndrom vermehrt angeborene Malformationen des Herzens, insbesondere des AV-Kanals. Die Häufigkeit wird auf bis zu 40 % geschätzt. Auch Malformationen des Gastrointestinaltrakts, wie z. B. Duodenalstenose oder -atresie, imperforierter Anus oder Hirschsprung'sche Erkrankung, sind ebenfalls sehr häufig. Im Weiteren leiden bis zu 90 % der Patienten unter Hörminderung.

Vergesellschaftung mit anderen Erkrankungen

Menschen mit Down-Syndrom neigen zur Entwicklung von Zeichen der Alzheimer-Erkrankung, so bilden sich bei allen Patienten über 40 Jahre die typischen Plaques. Schließlich findet sich ein 10- bis 20-fach erhöhtes Risiko der Patienten, an Leukämie zu erkranken. Eine Immunschwäche mit erhöhter Infektionsneigung führte vor dem Zeitalter der Antibiotikatherapie zu einem Versterben der Mehrzahl der Patienten in der ersten Lebensdekade. Die durchschnittliche Lebenserwartung liegt heute hingegen bei 60 Jahren.

Entwicklung von Kindern mit Down-Syndrom

Die Entwicklung der Kinder mit Down-Syndrom ist sowohl prä- als auch postnatal verzögert. Erwachsene erreichen eine Körpergröße von ca. 150 cm. Die intellektuelle Entwicklung ist reduziert, der durchschnittliche IQ liegt bei 50, wobei in Einzelfällen auch starke Abweichungen davon beobachtet werden können. Im Gegensatz dazu ist die soziale und emotionale Entwicklung meist gut bis unauffällig.
Die Geschlechtsentwicklung der Kinder mit Down-Syndrom erfolgt meist unauffällig. Frauen können fertil werden und ihr überschüssiges Chromosom 21 weitervererben. Dies geschieht bei einem gesunden Partner mit einer Wahrscheinlichkeit von 50 %. Männer sind meist steril.

Pränataldiagnostik

Aufgrund der höheren Wahrscheinlichkeit des Syndroms mit zunehmendem Alter der Mutter wird ab dem 35. Lebensjahr der Mutter eine Pränataldiagnostik auf das Vorliegen einer Trisomie angeraten. Hierzu sind mehrere Tests etabliert. Mittels einer Ultraschalluntersuchung kann insbesondere eine verbreiterte Nackenfalte diagnostiziert werden, aber auch andere Zeichen wie Herzfehler oder ein Hydrops fetalis. Dies wird in der Regel mit der Bestimmung des schwangerschaftsassoziierten Proteins PAPP-A (*engl.* pregnancy-associated plasma protein A) und der freien Beta-Untereinheit des humanen Choriongonadotropins (freies β-hCG) im Serum kombiniert (Double-Test). Durch die Kombination dieser Methoden können bis zu 90 % aller Kinder mit Trisomie 21 pränatal erfasst werden. Allerdings ist dies keine definitive Diagnostik, sondern lediglich eine Risikoabschätzung, um Patientinnen zu identifizieren, bei denen eine weitere Diagnostik sinnvoll erscheint. Der Test kann bereits in der 11.–14. SSW durchgeführt werden. Die definitive Diagnostik erfolgt über eine Chromosomenuntersuchung mittels Karyogramm. Die dafür notwendigen Zellen können pränatal im Rahmen einer Amniozentese oder Chorionzottenbiopsie gewonnen werden.

Zusammenfassung

✖ Das Down-Syndrom ist die häufigste Form der mentalen Retardierung, der IQ liegt bei 50.

✖ Auslöser der Krankheit ist die Verdreifachung des gesamten Chromosoms 21.

✖ Charakteristischer Phänotyp: typisches Gesicht, Vierfingerfurche, Sandalenlücke, Organfehlbildungen, insbesondere am Herzen.

✖ Häufig vergesellschaftet mit Alzheimer, Leukämie und Immunschwäche.

✖ Die Entwicklung der Kinder ist verzögert, die Körpergröße beträgt durchschnittlich 150 cm.

✖ Eine pränatale Risikoabschätzung ist möglich: Double-Test (PAPP-A, β-hCG).

✖ Eine definitive Diagnostik kann pränatal über Amniozentese oder Chorionzottenbiopsie erfolgen.

Trisomie 18, Trisomie 13

Trisomie 18 (Edwards-Syndrom)

Genetik

Die Trisomie 18 (Abb. 1) stellt nach der Trisomie 21 die zweithäufigste Trisomie dar. Die Inzidenz beträgt bei Lebendgeborenen ungefähr 1:6000. Auffällig ist eine unterschiedliche Geschlechtsverteilung mit deutlicher Häufung bei Mädchen (75 %). Auch bei dieser Trisomie korreliert die Wahrscheinlichkeit mit dem Alter der Mutter und nimmt in höherem Alter zu.

Ursächlich für die Trisomie 18 ist in den meisten Fällen eine freie Trisomie 18, wobei das überzählige Chromosom meist von der Mutter stammt. Auch bei der Trisomie 18 sind wenige Fälle von Translokationen beschrieben, wobei das zusätzliche Chromosom 18 bzw. Teile von diesem mit einem anderen Chromosom verschmolzen sind.

Phänotyp

Lediglich 5 % der Konzeptionen mit Trisomie 18 überleben bis zur Geburt und postnatal ist die Lebenserwartung ebenfalls sehr begrenzt. Die meisten Kinder sterben innerhalb des ersten Lebensjahrs. Allerdings gibt es auch Berichte von Betroffenen, die das Erwachsenenalter erreicht haben.

Kopf

Die betroffenen Kinder weisen häufig typische kraniofaziale Veränderungen auf. Der Kopf ist klein, mit einem vergrößerten Hinterkopf. Die Ohren sitzen tief und laufen rostral spitz zu. Die Mund-Kinn-Region ist klein. Ein Teil der Kinder weist Lippen-Kiefer-Gaumen-Spalten auf.

Die Gehirnfehlbildungen sind vielfältig und reichen von Holoprosenzephalie, also einer Entwicklungsstörung des Vorderhirns und des Gesichts, über Balkenagenesie bis hin zum Hydrozephalus.

Extremitäten

Typisch für die Trisomie 18 ist eine Flexionskontraktur der Finger mit einer Fingerüberlagerung, so kann z. B. der Ring- über den Mittelfinger geschlagen sein (Abb. 2). Das Fehlen des Radiusknochens oder Daumens wurde ebenfalls berichtet. Bei 75 % der Kinder findet sich eine Vierfingerfurche. Vermehrt wurden bei den Kindern auch sogenannte Tintenlöscherfüße, angeborene Plattfüße mit nach außen gewölbter Sohlenform, beschrieben. Auch Klumpfüße kommen in vielen Fällen vor.

Organfehlbildungen

Bei der überwiegenden Zahl der Kinder kommt es zu Fehlbildungen des Herzens. Vorhof- und Ventrikelseptumdefekte sind die wesentlichen Formen der Fehlbildungen.

Entwicklung

Vorgeburtlich kommt es zur intrauterinen Wachstumsretardierung. Postnatal sterben die meisten der lebend geborenen

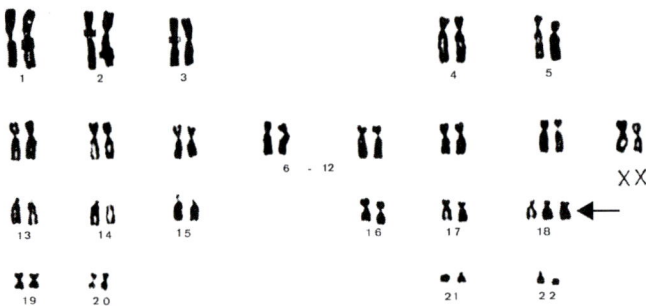

Abb. 1: Karyogramm bei Trisomie 18. [15]

Kinder innerhalb der ersten Lebenswochen. Allerdings gibt es auch eine Reihe von Kindern, die bis ins Erwachsenenalter überlebt haben. Die häufigsten Todesursachen bei Kindern sind Herz- und Kreislaufversagen sowie Atemstillstand. Die Nahrungsaufnahme ist erschwert, die meisten Kinder müssen über eine Magensonde ernährt werden. Überleben die Kinder, so sind sie schwer behindert. Die meisten können sich nicht verbal verständigen, allerdings gelingt zum Teil eine Verständigung über Gebärden. Viele Kinder können nicht oder nur sehr schlecht laufen.

(Pränatale) Diagnostik

Zur Risikoabschätzung bezüglich des Vorliegens einer Trisomie 18 kann der Double-Test (gemessen werden Pregnancy-associated plasma protein A [PAPP-A] und humanes Choriongonadotropin [freies β-hCG]) dienen, in Kombination mit einer sonografischen Messung der Nackenfaltentransparenz. Diesem Verfahren wird eine Sensitivität von bis zu 90 % zugeschrieben. Allerdings ist dies keine definitive Diagnostik, sondern lediglich eine Risikoabschätzung, um Patientinnen zu identifizieren, bei denen eine weitere Diagnostik sinnvoll erscheint.

Die Diagnostik erfolgt über eine Chromosomen-Untersuchung mittels Karyogramm. Die dafür notwendigen Zellen können entweder pränatal im Rahmen einer Amniozentese oder Chorionzottenbiopsie gewonnen werden oder alternativ postnatal aus Lymphozyten des Bluts.

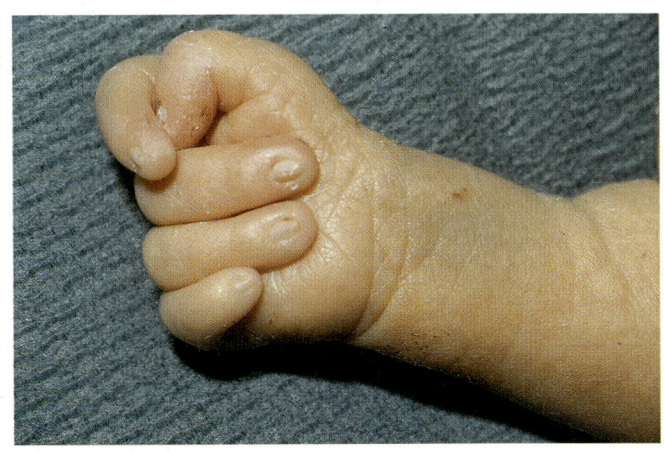

Abb. 2: Finger bei Trisomie 18. [15]

Trisomie 13 (Pätau-Syndrom)

Genetik

Das Pätau-Syndrom entsteht durch ein überzähliges Chromosom 13 oder zumindest Teilen davon. Es ist nach der Trisomie 21 und 18 die dritthäufigste Trisomie unter Lebendgeborenen. Die Inzidenz beträgt 1:10000. In den meisten Fällen liegt bei diesem Syndrom eine freie Trisomie 13 vor. Allerdings werden auch bei dieser Trisomie Translokations-Trisomien oder Mosaike beobachtet. Die Häufigkeit der Trisomie korreliert ebenfalls mit dem Alter der Mutter und nimmt in höherem Alter zu.

Phänotyp

Kopf

Die Trisomie 13 ist durch phänotypische Charakteristika gekennzeichnet. Typischerweise besteht eine Holoprosenzephalie, also eine pränatale Fehlbildung des Vorderhirns und des Gesichts. Der Kopf ist oft insgesamt zu klein (Mikrozephalie). Kennzeichnend sind außerdem eine bullöse Nase und oft beidseitige Lippen-Kiefer-Gaumen-Spalten. Des Weiteren ist das Fehlen der Augen oder sind offensichtlich zu kleine Augen (Mikrophthalmie) typisch. Entsprechend diesen Fehlbildungen sind viele Kinder mit Pätau-Syndrom blind und taub. Zudem sind Epilepsien bei den betroffenen Kindern häufig.

Extremitäten

An den Extremitäten ist eine Vielfingerigkeit auf der Seite des Kleinfingers bzw. Kleinzehs auffällig (postaxiale Polydaktylie) (❚ Abb. 3).

Organfehlbildungen

Auch die inneren Organe können vielfältige Fehlbildungen aufweisen. Besonders häufig sind schwere Herz- und Nierenfehlbildungen. Die Fehlbildungen des Herzens umfassen insbesondere linksventrikuläre Fehlbildungen sowie Vorhof- oder Ventrikelseptumdefekte. Nierenfehlbildungen treten in Form von Hydronephrose oder Nierenhypoplasie auf.

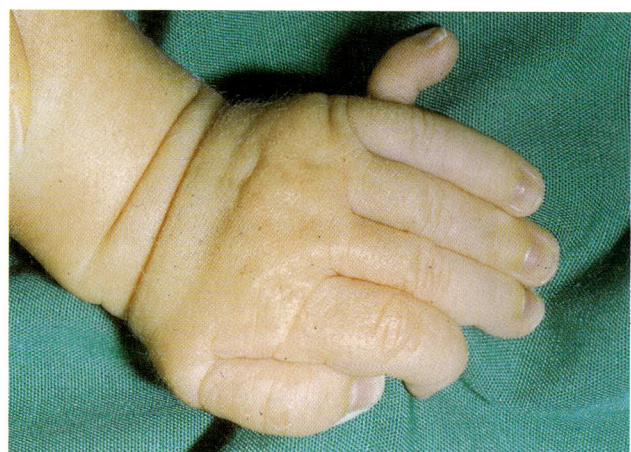

❚ Abb. 3: Polydaktylie bei Trisomie 13. [15]

Entwicklung

Die Lebenserwartung der Kinder ist aufgrund schwerster Organveränderungen kurz. Viele Feten sterben vor der Geburt. Sofern sie lebend geboren werden, sterben die meisten Kinder innerhalb des ersten Lebensjahrs. Überlebende Kinder weisen schwere körperliche und geistige Entwicklungsstörungen auf. Viele Kinder sind blind und taub. Insgesamt ist ein längerfristiges Überleben jedoch selten.

(Pränatale) Diagnostik

Auch zur Risikoabschätzung bezüglich des Vorliegens einer Trisomie 13 kann der Double-Test dienen, in Kombination mit einer sonografischen Messung der Nackenfaltentransparenz. Diesem Verfahren wird eine Sensitivität von bis zu 90 % zugeschrieben. Allerdings ist dies keine definitive Diagnostik, sondern lediglich eine Risikoabschätzung, um Patientinnen zu identifizieren, bei denen eine weitere Diagnostik sinnvoll erscheint.

Die Diagnostik erfolgt über eine Chromosomen-Untersuchung mittels Karyogramm. Die dafür notwendigen Zellen können pränatal im Rahmen einer Amniozentese oder Chorionzottenbiopsie gewonnen werden, alternativ postnatal aus Lymphozyten des Bluts.

Zusammenfassung

✖ Das Edwards-Syndrom ist die zweithäufigste, das Pätau-Syndrom die dritthäufigste Trisomie unter Lebendgeborenen.

✖ Häufung mit zunehmendem mütterlichem Alter.

✖ Überlebende Kinder mit Edwards-Syndrom sind vermehrt Mädchen.

✖ Charakteristischer Phänotyp mit Fehlbildungen des Gesichts/Kopfs, Extremitäten und innerer Organe.

✖ Schlechte Prognose: Falls die Kinder überleben, haben sie schwerste Behinderungen geistiger und körperlicher Natur.

✖ Eine pränatale Risikoabschätzung ist mittels Double-Test in Kombination mit einer sonografischen Messung der Nackenfaltentransparenz möglich.

✖ Die definitive pränatale Diagnostik kann nur invasiv erfolgen, über eine Chromosomen-Untersuchung mittels Karyogramm. Die dafür notwendigen Zellen können im Rahmen einer Amniozentese oder Chorionzottenbiopsie gewonnen werden.

Klinefelter-Syndrom, Triple-X-Syndrom

Klinefelter-Syndrom

Genetik

Das Klinefelter-Syndrom ist die häufigste Fehlverteilung der Geschlechtschromosomen und besitzt eine Inzidenz von 1:500 bis 1:1000 unter den männlichen Neugeborenen. Die Patienten besitzen zwei X-Chromosomen und ein Y-Chromosom. Der Karyotyp lautet 47, XXY. Aufgrund des vorhandenen Y-Chromosoms sind die Patienten phänotypisch männlich. Das überzählige Geschlechtschromosom entstammt einer Fehlverteilung im Rahmen der Meiose oder Mitose und einer Non-Disjunction. Auch Mosaiken kommen vor, also Fehlverteilungen der Chromosomen nach der Zellteilung der befruchteten Eizelle, die dann nur einen Teil der Körperzellen betreffen.

Phänotyp

Das Syndrom wird, sofern nicht im Rahmen einer pränatalen Chromosomendiagnostik aufgedeckt, häufig sehr spät diagnostiziert. Das liegt daran, dass die Betroffenen in den ersten Jahren praktisch keine Beschwerden haben und sich zunächst völlig normal entwickeln. Die geistige Entwicklung ist unauffällig und die Patienten sind normal intelligent. Allenfalls die sprachliche Entwicklung wird als gering unterdurchschnittlich betrachtet und bedarf häufig einer logopädischen Betreuung.

Erst wenn während der Pubertät Penis und Hoden klein bleiben und eine leichte Gynäkomastie auffällt, stellen sich die Patienten vor. Darüber hinaus sind Gesichts- und Körperbehaarung gering und der Bartwuchs spärlich (■ Abb. 1). Der Stimmbruch bleibt aus. Diese Symptome müssen aber nicht auftreten oder bemerkt werden.

Daher werden viele Symptomträger überhaupt nie diagnostiziert oder erst dann, wenn sie sich wegen eines unerfüllten Kinderwunsches untersuchen lassen. Das Klinefelter-Syndrom ist eine wesentliche Ursache des unerfüllten Kinderwunsches und für 5–15% der Fälle von männlicher Infertilität verantwortlich. Aufgrund des Testosteronmangels werden keine oder nur sehr wenige Spermien gebildet (Azoospermie oder Oligospermie).

Da Testosteron auch am Verschluss der Wachstumszonen der Knochen beteiligt ist und bei Patienten mit Klinefelter-Syndrom reduziert ist, sind die Patienten oft auffällig groß.

Therapeutisch wird den betroffenen Kindern im Alter von 12 Jahren Testosteron substituiert, was zu einer Vermännlichung führt, einem Peniswachstum, einem muskulöseren Körper und einer vermehrten Körperbehaarung.

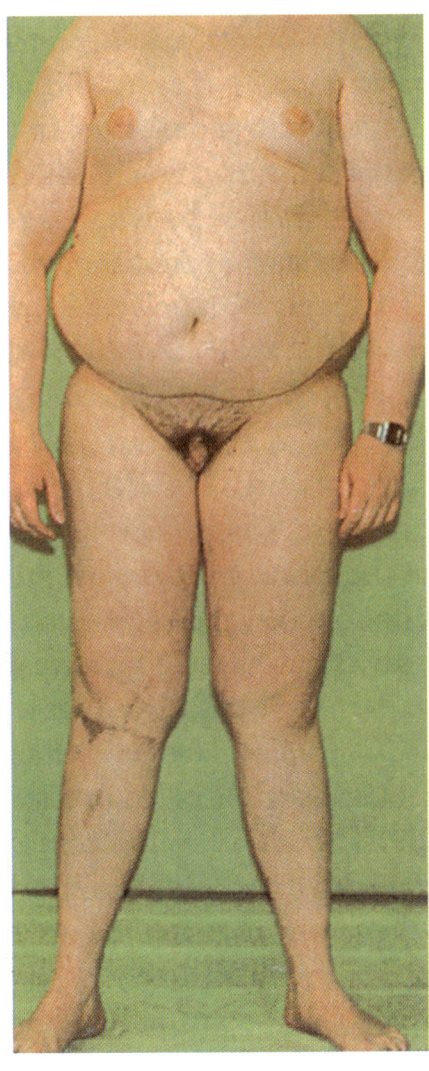

■ Abb. 1: Patient mit Klinefelter. [16]

Syndrom	Turner-Syndrom	Triple-X-Syndrom	Klinefelter-Syndrom	XYY-Syndrom
Karyotyp	45,X	47,XXX	47,XXY	47,XYY
Häufigkeit	1 : 2500	1 : 1000 – 1200	1 : 500 – 1000	1 : 1000
Intelligenz	normal	teilweise etwas verminderte Intelligenz (10 – 15 IQ-Punkte)	leicht reduzierte Intelligenz (etwa 10 – 15 IQ-Punkte), nicht obligat	Intelligenz normal bis subnormal
Fertilität	primäre Amenorrhö, rudimentäre Gonaden mit Infertilität	drei Viertel der Frauen fertil, jedoch teilweise Zyklusstörungen, sekundäre Amenorrhö und frühe Menopause	Aspermie, Hypogonadismus	normal
Körperbau	Kleinwuchs (ca. 145 – 150 cm)	unauffällig	unproportionierter Hochwuchs	überdurchschnittliche Körpergröße (über 180 cm)
Sonstiges	Fuß- und Handrückenödeme bei Neugeborenen Pterygium colli Aortenisthmusstenose	körperlich in der Regel unauffällig	verminderte Gesichts- und Körperbehaarung, frühzeitige Osteoporose	psychisch disharmonische Persönlichkeitsentwicklung möglich

▌ Tab. 1: Zusammenfassung der gonosomalen Chromosomenstörungen. [33]

Triple-X-Syndrom

Genetik

Das Triple-X-Syndrom entsteht durch eine Fehlverteilung der Geschlechtschromosomen, wobei die Patienten drei X-Chromosomen besitzen. Der Karyotyp lautet 47, XXX. Die Patienten sind phänotypisch weiblich. Das Syndrom kommt mit einer Häufigkeit von 1 : 1000 bis 1 : 800 bei Mädchen vor. Die Fehlverteilung der Chromosomen entsteht in der Regel durch Non-Disjunction, das überschüssige X-Chromosom stammt meist von der Mutter. Das Risiko einer solchen Non-Disjunction steigt mit dem mütterlichen Alter.

Phänotyp

Frauen mit Triple-X-Syndrom sind eher groß gewachsen, in den meisten Fällen jedoch nicht phänotypisch auffällig. Die körperliche Entwicklung, Gonadenfunktion und Fertilität werden als normal beschrieben, auch wenn Fälle einer vorzeitigen Ovarialinsuffizienz mit sekundärer Amenorrhö und verfrühtem Klimakterium beschrieben sind. Männliche Nachkommen fertiler betroffener Frauen haben allerdings oft ein Klinefelter-Syndrom.
Eine allgemeine geistige Behinderung liegt nicht vor, jedoch wird eine Lernbehinderung häufig beobachtet. Auch die Feinmotorik kann eingeschränkt sein (▌ Tab. 1).

Zusammenfassung

✳ Klinefelter- und Triple-X-Syndrom entstehen durch eine Fehlverteilung der Geschlechtschromosomen.

✳ Das Klinefelter-Syndrom ist die häufigste Fehlverteilung von Geschlechtschromosomen.

✳ Klinefelter-Patienten sind eher groß gewachsen und zeigen eine vermeintlich normale Entwicklung. Oft fallen erst in der Pubertät kleine Genitalien und fehlender Stimmbruch auf.

✳ Triple-X-Patientinnen sind ebenfalls eher groß gewachsen, sonst aber phänotypisch unauffällig.

Ullrich-Turner-Syndrom

Genetik

Patienten mit Ullrich-Turner-Syndrom besitzen lediglich ein funktionsfähiges X-Chromosom, weshalb das Syndrom auch als „Monosomie X" bezeichnet wird. Der Karyotyp lautet 45, X0. Entsprechend der Tatsache, dass die Patienten kein Y-Chromosom besitzen, ist ihr Phänotyp weiblich. Die Inzidenz beträgt unter den lebend geborenen Kindern ungefähr 1 : 2500.

Hervorgerufen wird das Syndrom durch eine Fehlverteilung entweder des gesamten X-Chromosoms oder zumindest der für die Ausprägung des Syndroms kritischen Anteile. Dies geschieht in der Regel durch eine Fehlverteilung während der Zellteilung, Meiose oder Mitose. Auch eine Fehlverteilung nach Befruchtung der Eizelle kann zu einem symptomatischen Ullrich-Turner-Syndrom führen, wobei die Patienten dann allerdings ein sog. Mosaik entwickeln, das heißt, dass die Patienten die Fehlverteilung und damit die Monosomie nicht in allen Zellen besitzen, sondern nur in einem Teil. Entsprechend dem Anteil der betroffenen Zellen kommt es zur phänotypischen Ausprägung des Syndroms oder nicht.

Phänotyp

Intrauterine Veränderungen

Typische Veränderungen beim Turner-Syndrom lassen sich bereits pränatal nachweisen, wobei die Ausprägung der Symptome bis ins Erwachsenenalter sehr variabel sein kann. Auffällig sind ein intrauteriner Minderwuchs sowie ein zervikales Lymphödem oder gar generalisiertes Ödem. Im weiteren Verlauf können Herz- oder Nierenfehlbildungen sichtbar sein.

Postnatale Veränderungen
Kopf, Hals und Thorax
Kennzeichnend für das Turner-Syndrom kann das Vorliegen eines Pterygium colli sein, einer flughautähnlichen Haut- oder Schleimhautfalte seitlich am Hals zwischen dem Processus mastoideus und dem Akromion des Schulterblatts. Auffällig sind weiterhin ein tiefer Haaransatz, ein enger Gaumen und abstehende Ohren. Auch eine schildförmige Abflachung des Brustkorbs, der sog. Schildthorax, liegt bei den Patienten häufig vor.

Extremitäten
Die bereits pränatal feststellbaren Lymphödeme an Händen und Füßen weisen auch die Neugeborenen auf (█ Abb. 1). Allerdings bilden sich diese im Lauf der ersten Lebensjahre zurück. An den Händen kann ein verkürzter Metakarpalknochen des Ringfingers mit dem Syndrom vergesellschaftet sein.

Organfehlbildungen
Wesentlich ist auch die Fehlentwicklung bzw. das Fehlen der Keimdrüsen, der Eierstöcke. Diese sind bei den Turner-Patientinnen zwar in der richtigen Lokalisation angelegt, aber meist bindegewebig umgebaut („streak ovaries"). Da das funktionelle Ovarialgewebe fehlt, haben die meisten unbehandelten Patientinnen keine Pubertätsentwicklung und eine primäre Amenorrhö. Damit verbunden ist auch bei den meisten Patientinnen eine primäre Sterilität. Dieser wird mit einem Ersatz von Östrogenen ab dem 14. Lebensjahr begegnet. Auch die inneren Organe sind durch das Syndrom oft in ihrer Ausbildung und Funktion beeinträchtigt. Häufig finden sich angeborene Herzfehler, insbesondere eine bikuspide Aortenklappe oder eine Aortenisthmusstenose. Fehlbildungen der Niere, wie z. B. eine Hufeisenniere, kommen ebenfalls vor und betreffen ungefähr die Hälfte der Patientinnen. Im Erwachsenenalter kann eine Dilatation der Aorta ascendens auftreten und damit verbunden das Risiko einer Aortendissektion. Auch Schwerhörigkeit und multiple Nävi können mit dem Syndrom vergesellschaftet sein.

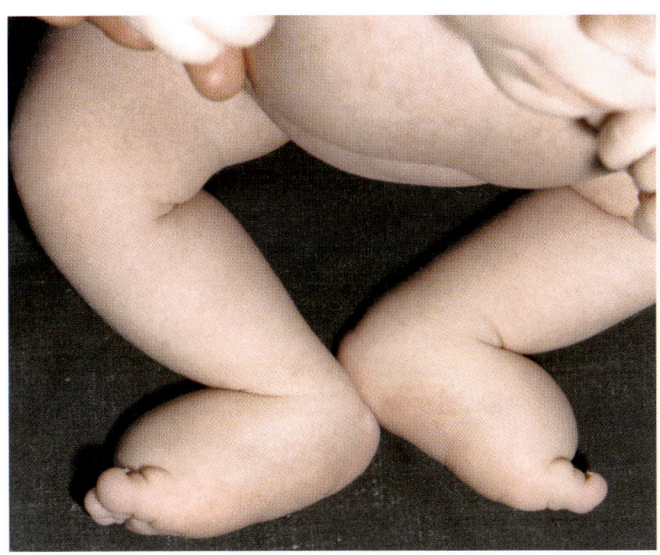

■ Abb. 1: Fuß- oder Handödeme. [15]

Entwicklung

Der überwiegende Teil der Embryonen mit einem Ulrich-Tur-
ner-Syndrom stirbt sehr früh während der Schwangerschaft
ab, innerhalb des ersten Trimenons. Es ist davon auszugehen,
dass nur ein sehr kleiner Teil der konzipierten Embryonen
mit Turner-Syndrom geboren werden. Die Lebenserwartung
dieser Patientinnen entspricht dann aber der der Normalbevölkerung.
Die Intelligenzentwicklung bei Frauen mit Turner-Syndrom
wird als normal beschrieben. Lediglich im räumlichen und
mathematischen Denken scheinen die Patientinnen etwas
schlechter als die Normalbevölkerung abzuschneiden.
Die Patientinnen bleiben minderwüchsig, wobei der Minderwuchs proportional ist. Erwachsene Turner-Patientinnen
haben eine durchschnittliche Körpergröße von 140 – 150 cm.
Den Patientinnen werden daher Wachstumshormone zur
Therapie des Kleinwuchses gegeben.
Einer primären Amenorrhö und damit verbunden primärer
Sterilität wird mit dem Ersatz von Östrogenen ab dem 14. Lebensjahr begegnet.

Pränatale Diagnostik

Eine pränatale Diagnostik ist mittels hochauflösendem
Ultraschall und Chromosomenanalyse möglich. Eine Chromosomenanalyse im Rahmen einer Chorionzottenbiopsie
oder Amniozentese gibt Aufschluss über Chromosomen-
fehlverteilungen allgemein und somit auch über ein Turner-
Syndrom.

Zusammenfassung

✱ Ursache des Ullrich-Turner-Syndroms ist eine Monosomie des X-Chromosoms.

✱ Die meisten Turner-Embryonen sterben intrauterin ab.

✱ Die Ovarien sind zwar in der richtigen Lokalisation angelegt, aber meist
bindegewebig umgebaut („streak ovaries").

✱ Das Syndrom ist mit einer hohen Rate an Organfehlbildungen, insbesondere des Herzens und der Nieren, vergesellschaftet.

✱ Pränatale Diagnostik ist mittels pränatalem hochauflösendem Ultraschall
und Chromosomenanalyse im Rahmen von Amniozentese oder Chorionzottenbiopsie möglich.

Wolf-Hirschhorn-Syndrom, Cri-du-Chat, Williams-Beuren

Wolf-Hirschhorn-Syndrom

Genetik

Das Wolf-Hirschhorn-Syndrom entsteht durch eine Deletion des kurzen Arms oder von Teilen dieses kurzen Arms von Chromosom 4 (4p16.3). Die Mehrzahl der Deletionen entsteht neu auf dem betroffenen Chromosom, man spricht von De-novo-Mutationen. Dabei ist das väterliche Chromosom bevorzugt. Für den Fall, dass das Syndrom aufgrund einer De-novo-Mutation entsteht, besteht für die Eltern eines Kindes mit Wolf-Hirschhorn-Syndrom kein erhöhtes Wiederholungsrisiko für ein nochmaliges Auftreten bei weiteren Kindern. Die Prävalenz des Syndroms wird mit ungefähr 1:50000 veranschlagt.

Symptome

Die Morphologie der Kinder mit Wolf-Hirschhorn-Syndrom ist durch eine schwere Wachstums- und mentale Retardierung gekennzeichnet. Nur 20% der Patienten lernen zu sprechen. Darüber hinaus fallen ein verkleinerter Kopf, Mikrozephalie, ein vergrößerter Augenabstand und eine breite Nase auf. An den Augen selbst wurden Spaltbildung der Iris, Iriskolobom, und ein Schielen der Patienten berichtet. Im Weiteren finden sich Lippen- oder Gaumenspalten. Auch Klumpfüße können vorkommen. Für die Mehrzahl der Kinder mit Wolf-Hirschhorn-Syndrom wurden epileptische Leiden berichtet. Auch für die inneren Organe sind vielfältige Veränderungen beschrieben: so können Herz und Nieren von Fehlbildungen betroffen sein. Jungen können unter Fehlbildungen des Genitales leiden, verbunden mit einer Enge der Harnröhre, Hypospadie und einem gestörten Abstieg der Hoden, Kryptorchismus.

Cri-du-Chat

Das Cri-du-Chat-(Katzenschrei-)Syndrom ist nach den hohen und katzenartigen Schreien der Neugeborenen benannt, die als pathognomonisch für das Syndrom angesehen werden.

Genetik

Das Cri-du-Chat-Syndrom wird durch eine Deletion des kurzen Arms des Chromosoms 5 ausgelöst. Auch bei diesem Syndrom entsteht ein Großteil der Syndrome durch De-novo-Mutationen, die nicht vererbt wurden, weshalb für die Eltern eines solchen Kindes kein erhöhtes Wiederholungsrisiko besteht. Die Inzidenz wird mit 1:20000 bis 1:50000 geschätzt. Mikrodeletionen des chromosomalen Abschnitts 5p15.2 auf dem kurzen Arm von Chromosom 5 reichen bereits aus, um die typischen Symptome des Cri-du-Chat-Syndroms zu verursachen. Die charakteristischen Schreie entstehen allerdings nur bei einer Deletion der benachbarten Region 5p15.3, die jedoch allein nicht zu den typischen Fehlbildungen führt.

Symptome

Die Kinder sind durch einen vergleichsweise kleinen Kopf, Mikrozephalie, bei gleichzeitig rundem Gesicht und kleinem Kiefer charakterisiert. Der Augenabstand ist weit, es besteht ein Hypertelorismus. Ferner weisen die Augen einen Epikanthus auf, also eine Hautfalte, die Teile der nasenseitigen Lidspalte bedeckt. Der Ohransatz ist tief. Geistig besteht eine schwere psychomotorische und mentale Retardierung.

Williams-Beuren

Genetik

Dem Williams-Beuren-Syndrom liegt eine Mikrodeletion auf dem kurzen Arm von Chromosom 7 (7q11.23) zugrunde. Betroffen durch die Mutation ist das Elastin-Gen. Auch bei diesem Syndrom entsteht ein Großteil der Syndrome durch De-novo-Mutationen. Die Inzidenz des Syndroms liegt bei etwa 1:10000 bis 1:20000.

Symptome

Typisch ist die Kombination einer mentalen Retardierung mit einer kardialen Fehlbildung – am häufigsten mit einer supravalvulären Aortenstenose bei ungefähr der Hälfte der Patienten ebenso wie Pulmonalarterienstenosen, die immerhin noch bei einem Viertel der Patienten vorliegen.
Das Gesicht wird oft als „Elfengesicht" beschrieben: Die Stirn ist breit, bei gleichzeitiger tiefer Nasenwurzel und prominenten Wangenknochen. Der Mund ist breit und die ersten Zähne im Kiefer liegen vergleichsweise weit auseinander. Die Iris kann weißliche radspeichenähnliche Einschlüsse aufweisen, die als Iris stellata bezeichnet werden. Sie sind besonders bei blauen Augen zu sehen, bei braunen nur mit der Spaltlampe.
Die geistige Retardierung ist mit einem Intelligenzquotienten zwischen 40 und 80 erheblich. Primäre Nierenfehlbildungen verschiedener Art, von Gefäßstenosen bis Fehlanlagen der Nieren, kommen stark gehäuft vor.
Bereits intrauterin kann eine Wachstumsverzögerung auffallen, die Endgröße ist etwas vermindert. Viele Patienten verfügen allerdings über ein absolutes Gehör. Des Weiteren erkennen sie Gesichter sehr schnell wieder und lernen sehr leicht und frühzeitig lesen. Auch die Sprache entwickelt sich rasch und die Kinder fallen durch ihre Eloquenz auf. Aufgrund dieser Fähigkeiten werden die Patienten mit Williams-Beuren-Syndrom auch als „Cocktailparty personalities" beschrieben.

Zusammenfassung

* Das Wolf-Hirschhorn-Syndrom ist gekennzeichnet durch eine schwere Wachstums- und mentale Retardierung.
* Das Cri-du-Chat-(Katzenschrei-)Syndrom ist nach den mit dem Syndrom verknüpften hohen und katzenartigen Schreien der Neugeborenen benannt.
* Für das Williams-Beuren-Syndrom ist die Kombination einer mentalen Retardierung mit einer kardialen Fehlbildung typisch.

Rubinstein-Taybi-Syndrom

Das Rubinstein-Taybi-Syndrom ist eine vererbte Erkrankung mit mentaler Retardierung und typischen fazialen Veränderungen.

Genetik

Das Rubinstein-Taybi-Syndrom wird durch eine Deletion auf dem kurzen Arm von Chromosom 16 verursacht (16p13.3). Eine große Zahl der Fälle kann auf Mutationen eines einzigen Gens auf diesem Chromosom zurückgeführt werden, CREB binding protein (CBP). CBP ist ein molekularer Coaktivator und Brückenmolekül zwischen verschiedenen Transkriptionsfaktoren in der allgemeinen Transkriptionsmaschinerie. Die Mutationen werden autosomal-dominant vererbt, wobei allerdings ein großer Teil der Erkrankungen aufgrund von Neumutationen entsteht.

Symptome

Kinder mit Rubinstein-Taybi-Syndrom weisen eine geistige Retardierung auf, der IQ liegt oft unter 50. Gleichzeitig sind die Patienten aber kontaktfreudig und aufgeschlossen. Die typische Fazies ist durch einen kleinen Kopf, Mikrozephalie und einen vergleichsweise kleinen Abstand zwischen den Augenhöhlen, Hypotelorismus sowie lateral abfallende Augenachsen gekennzeichnet. Die Augenbrauen sind charakteristischerweise sehr schwer oder hoch. Die Nase ist prominent, insbesondere der Nasensteg und die Ohren können tief ansetzen und dysplastisch sein. Typische Veränderungen können auch die Finger und Zehen aufweisen. Diese zeigen dann eine distale Verbreiterung und Verplumpung der Phalangen. Dazu können eine radiäre Deviation der Großzehen und der Daumen sowie eine Abwinkelung im Endgelenk (distales Interphalangealgelenk) des kleinen Fingers, eine sog. Klinodaktylie, kommen. Im Weiteren ist ein Minderwuchs bei den Patienten auffällig. Auffällig können auch breite Daumen und breite Zehen sein. Dazu kommen häufig verschiedene Organfehlbildungen, insbesondere Herzfehler, wie z. B. offener Ductus Botalli, Septumdefekt oder Pulmonalstenose. Schließlich besteht auch ein erhöhtes Risiko für die Entwicklung von Tumoren, insbesondere Meningeomen, Hirntumoren allgemein und Leukämien. Diese treten häufig vor dem 15. Lebensjahr auf.

Diagnostik

Für das Rubinstein-Taybi-Syndrom existieren keine festen diagnostischen Kriterien. Wichtig sind eine ausführliche (Familien-) Anamnese und eine klinische Untersuchung, um typische Berichte über häufig auftretende Fütterungsprobleme während der Neonatalzeit oder respiratorische Symptome zu erfassen, ebenso wie die typischen Veränderungen des Gesichts und mögliche Veränderungen der Finger und Zehen.
Im Weiteren kommt dann die molekulare Diagnostik zum Tragen, bei der eine Mikrodeletion auf Chromosom 16p13.3 gesucht wird. Da allerdings nur bei 55 % der Patienten mit einem Rubinstein-Taybi-Syndrom entsprechende Veränderungen gefunden werden, schließt eine negative molekulare Testung die Diagnose eines Rubinstein-Taybi-Syndroms nicht aus.

Mikrodeletionssyndrom 22q11

Das Mikrodeletionssyndrom 22q11 ist nach dem Down-Syndrom der zweithäufigste Gendefekt beim Menschen.

Genetik

Es wird, wie der Name schon sagt, durch eine kleine Deletion im Bereich des langen Arms des Chromosoms 22 verursacht, die nicht mit den normalen Chromosomenfärbemethoden nachweisbar ist und deshalb als „Mikrodeletion" bezeichnet wird. Die Inzidenz des Syndroms liegt bei 1 : 2000. Die exakte Zuordnung des Syndroms zu einem oder mehreren der immerhin noch ungefähr 25 Gene in diesem mutierten Bereich ist bisher nicht gelungen. Auch gibt es keine sichere Korrelation zwischen der Größe der Deletion und der Schwere des Syndroms. Die Mutation/Deletion kann aber mittels molekularbiologischer Färbemethoden, z. B. der Fluoreszenz-in-situ-Hybridisierung (FISH), nachgewiesen werden. Der Erbgang des Syndroms verläuft autosomal-dominant. Das Syndrom entsteht bei der überwiegenden Zahl der Patienten als Neumutation, also de novo.

Klinik

Der Phänotyp des Mikrodeletionssyndroms 22q11 ist variabel; insgesamt wurden mittlerweile bis zu 180 verschiedene Merkmale beschrieben. Die wesentlichen und häufigsten Merkmale sind aber faziale Auffälligkeiten, kardiale Symptome und Lernschwierigkeiten. Ungefähr 75 % aller Patienten mit einem Mikrodeletionssyndrom 22q11 weisen kongenitale Herzfehler auf. Am häufigsten finden sich eine Fallot-Tetralogie (30 %), ein unterbrochener Aortenbogen Typ B (15 %) oder Ventrikelseptumdefekte (15 %). Die fazialen Veränderungen können durch ein langes Gesicht mit hervorstehender kantiger und breiter Nase ebenso wie durch eine flache Schädelbasis und einen nach hinten verlagerten Unterkiefer, eine Retrogenie, auffallen. Die Ohren sind tief angelegt. Darüber hinaus leiden aber auch viele Patienten unter Schwerhörigkeit, die durch eine verminderte Schallleitung bedingt ist. Beim Blick in die Augen fallen oft verwundene Netzhautgefäße sowie Schlupflider auf. Die Zahnentwicklung kann in vielerlei Hinsicht gestört sein.
Zudem führt das Mikrodeletionssyndrom 22q11 zu einer mentalen Retardierung mit einem IQ zwischen 50 und 70 sowie ausgeprägten Sprachentwicklungsstörungen. Die Patienten weisen darüber hinaus auch Verhaltensstörungen mit Zügen eines obsessiven Verhaltens auf.

Diagnose

Die Variabilität des Syndroms macht die Diagnose schwierig. Konotrunkale Herzfehler und Aortenbogendefekte können Hinweise geben. Auch eine symptomatische Hypokalzämie und eine Lippen-Kiefer-Gaumen-Spalte sollten an die Diagnose denken lassen. Die Diagnose wird letztlich mittels einer FISH-Untersuchung durchgeführt. Diese führt allerdings nur bei 90 % der Patienten, bei denen klinisch ein Mikrodeletionssyndrom 22q11 diagnostiziert wurde, zu einem Mutationsnachweis.

Zusammenfassung
- Das Rubinstein-Taybi-Syndrom ist eine vererbte Erkrankung mit mentaler Retardierung und typischen fazialen Veränderungen.
- Das Syndrom entsteht häufig durch Neumutationen des CBP-Gens auf Chromosom 16.
- Die Vererbung von Mutationen erfolgt autosomal-dominant.
- Das Mikrodeletionssyndrom 22q11 entsteht durch eine kleine Deletion auf dem langen Arm von Chromosom 22.
- Das Syndrom ist durch faziale Veränderungen, Herzfehler und geistige Retardierung gekennzeichnet.

Prader-Willi-Syndrom, Angelman-Syndrom

Sowohl das Prader-Willi-Syndrom (PWS) als auch das Angelman-Syndrom können prinzipiell durch fehlerhaftes Imprinting von genomischen Regionen auf Chromosom 15 ausgelöst werden. Allerdings machen diese Störungen des Imprintings nur einen sehr geringen Anteil der Patienten mit Prader-Willi-Syndrom aus. Die meisten erkranken durch Mutationen des betroffenen Genabschnitts, insbesondere durch Deletionen. Gleichwohl ist diese Erkrankung aber ein Beispiel, dass der Pathomechanismus des veränderten Imprintings signifikant zur Krankheitsauslösung beitragen kann (▌ Abb. 1).

Sieben Gene werden durch Imprintingmechanismen auf Chromosom 15 reguliert – sie sind auf dem väterlichen (paternalen) und mütterlichen (maternalen) Chromosom unterschiedlich methyliert und dadurch unterschiedlich reguliert. Das bedeutet, dass in diesem Bereich an Cytosine, die einem Guanosin folgen (CpG-Gruppen), Methylgruppen angehängt werden. Dies hat eine veränderte Regulation des Gens zur Folge. Die derzeitige Vorstellung ist, dass die anhängenden Methylreste Transkriptionsfaktoren daran hindern, an regulatorische Elemente des Gens zu binden, weshalb das Gen nicht mehr normal reguliert wird. Allerdings sind die zugrunde liegenden Mechanismen nicht endgültig geklärt. Diese fehlerhaften Genregulationen durch Methylierungen können aber Krankheitsentstehungen zur Folge haben.

Die für das Prader-Willi-Syndrom kritische Region liegt auf dem langen Arm von Chromosom 15 (15q11–q13). Die Aktivität der Gene in diesem Bereich wird von einem Imprintingzentrum im selben Abschnitt von Chromosom 15 kontrolliert. Kommt es entweder zu einer Deletion in der kritischen

Region auf diesem Chromosom oder zu einer Mutation des Imprintingzentrums mit veränderter Methylierung und konsekutiv veränderter Regulation der Gene, kann dies zur Ausprägung eines Prader-Willi-Syndroms führen. Das Syndrom entsteht aber nur, wenn es dabei zu einer Deletion oder verändertem Imprinting des paternalen Chromosoms kommt. Diese Region entspricht auch der kritischen Region des Angelman-Syndroms. In dieser Region ist durch Imprinting auf dem maternalen Chromosom nur das UBE3A-Gen aktiv, auf dem paternalen Chromosom werden hingegen alle Gene außer UBE3A exprimiert. Ist die Funktion des maternalen Genabschnitts durch Deletion oder verändertes Imprinting gestört, kommt es zur Ausbildung des Angelman-Syndroms.

Prader-Willi-Syndrom

Genetik

Das Prader-Willi-Syndrom kann durch verschiedene genetische Veränderungen auf dem langen Arm von Chromosom 15 verursacht werden. Die Gesamtinzidenz der Veränderungen beträgt ca. 1 : 20 000. Der überwiegende Teil der Patienten hat eine Deletion des Chromosomenabschnitts 15q11.2 – q12 auf dem väterlichen Chromosom. Eine weitere Ursache kann sein, dass der Patient zwar zwei Kopien dieses Genabschnitts aufweist, beide jedoch durch eine Fehlverteilung dem mütterlichen Genom entstammen. Ca. 1 % der Patienten weisen reine Imprinting-Defekte als Ursache des Syndroms auf.

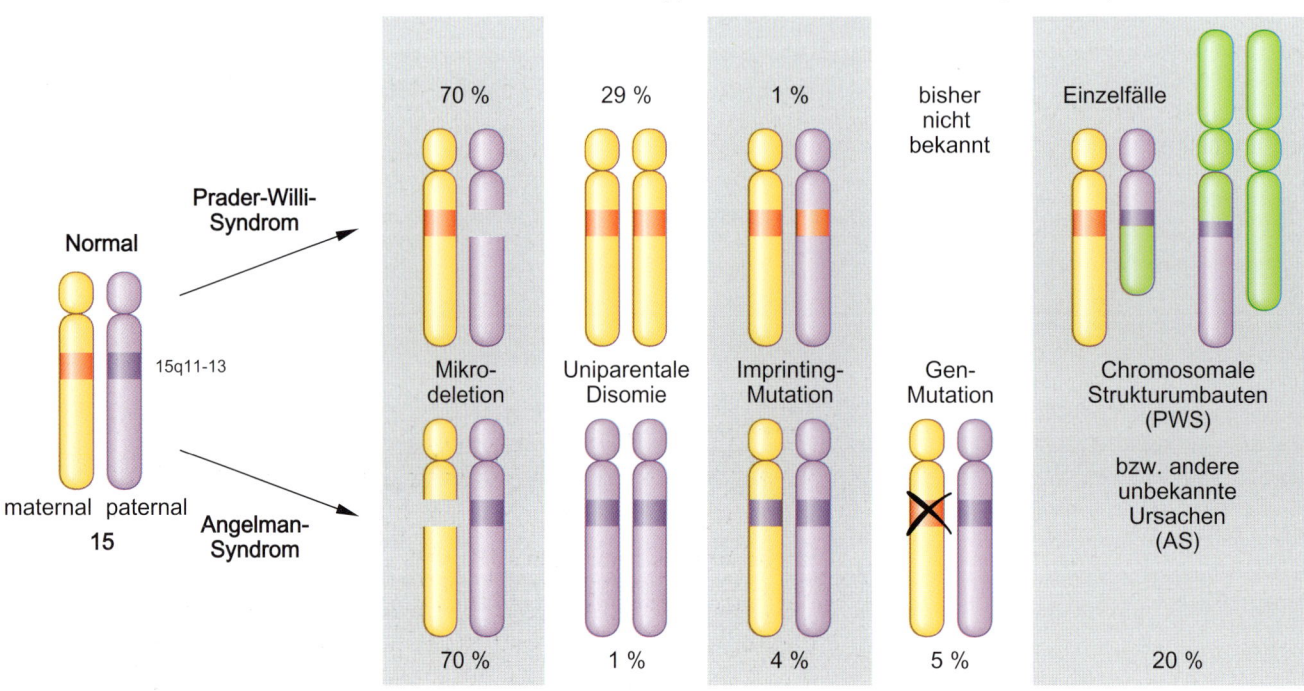

▌ Abb. 1: Genetische Veränderungen bei PWS und Angelman. [17]

Symptome

Bereits pränatal fallen seltene oder schwache Kindsbewegungen im Mutterleib auf. Die Kinder haben bei der Geburt ein erniedrigtes Gewicht. Ferner leiden die Neugeborenen unter einer Muskelschwäche, die im Weiteren auch eine Trinkschwäche bedingt. Schließlich fällt bei der Geburt eine Unterentwicklung der Genitale auf, insbesondere mit einem hypoplastischen Skrotum und unvollständig deszendierten Hoden bei Jungen.

Charakteristisch ist eine ausgeprägte Fresssucht, die sich zwischen dem ersten und dritten Lebensjahr entwickelt. Wird die Nahrungsaufnahme nicht konsequent eingeschränkt, kann eine erhebliche Fettleibigkeit die Folge sein. Nachfolgend resultieren daraus Folgeerkrankungen, wie Diabetes mellitus und Herz-Kreislauf-Erkrankungen, insbesondere Herzinsuffizienz. Mit zunehmendem Alter bilden sich auch phänotypische Charakteristika aus. Diese bestehen aus mandelförmigen Augen sowie einer schmalen Stirn und einem dreieckigen Mund. Die Patienten leiden vermehrt an Kurzsichtigkeit oder Schielen.

Die Pubertät tritt verzögert oder gar nicht auf. Auch ein Wachstumsschub in dieser Periode bleibt aus. Die Körpergröße der Patienten ist leicht vermindert und beträgt ungefähr 150 cm. Die Muskelhypotonie bleibt auch mit zunehmendem Alter bestehen und spiegelt sich später in reduzierten motorischen Fertigkeiten wider. Laufen ist erst mit zwei bis drei Jahren möglich und dann oft mit einer verminderten Muskelkoordination. Im Grundschulalter wird ein Teil dieser Defizite aufgeholt.

Die geistige Entwicklung ist meist gering eingeschränkt. Auffällig kann eine Hypopigmentierung der Patienten sein.

Angelman-Syndrom

Genetik

Das Angelman-Syndrom wird vorwiegend durch eine Deletion des maternalen Segments 15q11.2 – q12 verursacht. Seltener kommt es durch Mutationen des UBE3A-Gens oder eines Imprintingdefekts desselben zur Entstehung des Syndroms. Schließlich kann auch eine väterliche uniparenterale Disomie die Erkrankung auslösen, d. h., beide Chromosomen 15 wurden vom Vater geerbt und somit keines von der Mutter. Die Inzidenz des Angelman-Syndroms wird auf 1 : 15 000 geschätzt. Bis zu 25 % der Patienten mit Angelman-Syndrom haben derzeit keine nachweisbare Mutation. Bei allen Mutationsformen kommt es zu einer Störung der DNA-Methylierung. Bei Imprintingdefekten liegt ebenfalls eine Störung der DNA-Methylierung vor, aber keine Mutation der Basensequenz.

Klinik

Die Erkrankung wird häufig erst nach dem zweiten Lebensjahr mit dem Ausbleiben der Sprechfähigkeit diagnostiziert. Meist findet in dieser Hinsicht höchstens eine minimale Entwicklung statt, maximal das Erlernen einzelner Wörter. Die fehlende Sprachentwicklung ist Teil einer schweren mentalen Retardierung. Gleichzeitig sind die Kinder und erwachsenen Patienten sehr freundlich und zugewandt. Typisches Zeichen des Angelman-Syndroms ist ein häufiges grundloses Lachen. Körperlich fällt ebenfalls eine Entwicklungsretardierung auf. Das Sitzen wird spät, erst mit einem Jahr, das Laufen oft erst mit ungefähr vier Jahren erlernt. Das Gangbild bleibt aber auch nach erlerntem Laufen ataktisch und marionettenähnlich, die Extremitätenbewegungen insgesamt ruckartig. Aufgrund dieses typischen Gangbilds wurde das Syndrom auch als „Happy-Puppet-Syndrom" bezeichnet. Gleichzeitig besteht eine muskuläre Hypotonie insbesondere des Rumpfs. Der Kopf ist oft klein, es besteht eine Mikrozephalie.

Im weiteren Verlauf finden sich auch faziale Auffälligkeiten wie ein breiter Mund und ein prominentes Kinn bei gleichzeitig dünner Oberlippe. Die Zunge ist oft groß und hervorgestreckt.

Der überwiegende Teil der Patienten entwickelt epileptische Anfälle. Diese sind oft medikamentös nur schwer beeinflussbar.

Zusammenfassung

✖ Sowohl das Prader-Willi- als auch das Angelman-Syndrom entstehen durch Deletionen oder Imprintingdefekten einer kritischen Region auf dem langen Arm des Chromosoms 15.

✖ Das Prader-Willi-Syndrom entsteht durch Veränderungen des paternalen Chromosoms, das Angelman-Syndrom durch Veränderungen des maternalen Chromosoms.

Neuralrohrdefekte, Holoprosenzephalie, Herzfehler, Lippen-Kiefer-Gaumen-Spalten

Neuralrohrdefekte

Das Neuralrohr ist die embryonale Keimzelle des Gehirns und Rückenmarks. Entsprechend führen Schäden des Neuralrohrs im Lauf der weiteren Entwicklung zu Fehlbildungen des Rückenmarks oder Gehirns. Mögliche Fehlbildungen in Abhängigkeit von den beteiligten Strukturen sind eine Spina bifida, Meningozele, Myelomeningozele, Enzephalozele oder Anenzephalie. Die Spina bifida tritt als offene (aperta) oder geschlossene (occulta) Form auf. Bei der Spina bifida occulta findet sich nur ein zweigespaltener Wirbelkörper, die Meningen sind nicht beteiligt. Sie ist von außen nicht sichtbar. Im Gegensatz dazu wölben sich bei der Spina bifida aperta die Meningen (Meningozele) oder sogar die Meningen und das Myelon (Meningomyelozele, ▌Abb. 1) durch einen Wirbelbogenspalt unter der Haut vor.

Ätiologie

Neuralrohrdefekte sind die zweithäufigsten Geburtsfehler nach kongenitalen Herzfehlern mit einer Rate von 1:1000 Geburten. Die Ursachen für Neuralrohrdefekte sind vielfältig. Angenommen wird eine multifaktorielle Entstehung, also die Beteiligung von Umwelt- und genetischen Einflüssen. Auch Infektionen der Mutter können dazu beitragen, sofern sie sich in der Zeit ereignen, in der sich das Neuralrohr normalerweise schließt, also in der 5. bis 6. Schwangerschaftswoche.

Genetik

Genetische Einflüsse zeigen sich im Rahmen von Syndromen, wie z. B. der Trisomie 18 oder Trisomie 13. Darüber hinaus wird für eine Region des HLA-Komplexes auf dem langen Arm von Chromosom 6 eine Vergesellschaftung mit der Entstehung von Neuralrohrdefekten nachgesagt, ebenso wie den Genen MTHFR oder VANGL1.
Das Wiederholungsrisiko bei Eltern, die bereits ein Kind mit einem Neuralrohrdefekt haben, ist deutlich erhöht und wird zwischen 4 und 8 % geschätzt. Aus

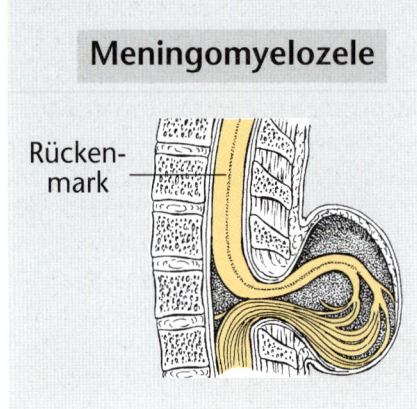

▌Abb. 1: Myelomeningozele. [12]

diesem Grund ist eine ausführliche pränatale Diagnostik angezeigt.

Umweltfaktoren

Als Umweltfaktor ist der Einfluss von Folsäure bekannt. Eine unzureichende Versorgung mit Folsäure steht eindeutig in Zusammenhang mit einem gehäuften Auftreten von Neuralrohrdefekten. Auch Medikamente können mit dem Folsäurestoffwechsel interagieren und so das Risiko für Neuralrohrdefekte erhöhen. Schließlich kann auch ein schlecht eingestellter Diabetes mellitus zu einer Erhöhung des Risikos für Neuralrohrdefekte führen.

Symptome

Die Folgen von Neuralrohrdefekten können sehr unterschiedlich sein und sind abhängig von der Lokalisation. Die neurologischen Ausfälle können von partiellen Beinlähmungen über Blasen- und Darmstörungen bis hin zu Tetraparesen mit Sensibilitätsstörungen reichen. Veränderungen, die das Gehirn betreffen, können ebenfalls in motorischen oder sensiblen neurologischen Defiziten münden, aber sich auch in Krampfanfällen oder mentaler Retardierung widerspiegeln.

Diagnose

Bei einem offenen Neuralrohrdefekt kann pränatal im Fruchtwasser und Blutplasma der Mutter ein erhöhtes Alphafetoprotein (AFP) nachgewiesen werden. Darüber hinaus kann ein Neuralrohrdefekt auch im Rahmen der

sonografischen Kontrolluntersuchungen erkannt werden.

Holoprosenzephalie

Die Holoprosenzephalie ist die häufigste Fehlbildung des Gehirns (Inzidenz 1:1250), wobei eine hohe intrauterine Letalität besteht und somit nur ein Teil der Kinder lebend geboren werden (1:10 000 – 1:20 000). Grundsätzlich handelt es sich um eine embryonale Fehlbildung des Vorderhirns einschließlich Augen, Sehtrakt und Gesicht. Dabei werden prinzipiell drei Formen unterschieden: Bei der alobären Holoprosenzephalie findet keine Trennung der Hirnhemisphären statt, es besteht kein Spalt zwischen den beiden Hemisphären und lediglich ein Hirnventrikel (▌Abb. 2). Die semilobäre Holoprosenzephalie beschreibt eine teilweise angelegte Trennung der beiden Hirnhemisphären mit einem okzipitalen Interhemisphärenspalt, wobei ebenfalls nur ein Hirnventrikel besteht. Bei der lobären Holoprosenzephalie ist eine Trennung der Hemisphären größtenteils erfolgt, es besteht ein vollständiger

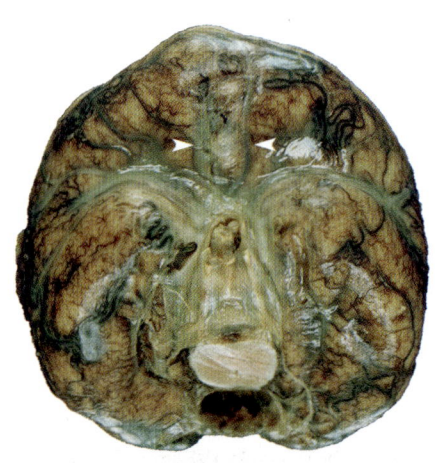

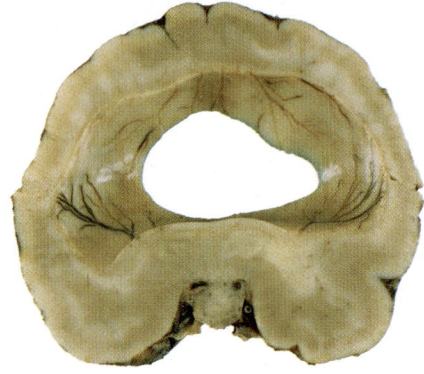

▌Abb. 2: Holoprosenzephalie. [18]

Interhemisphärenspalt und zusätzlich bestehen auch zwei Seitenventrikel. Lediglich im Bereich der Frontallappen besteht eine Verbindung. Die Ausprägung der Holoprosenzephalie kann insgesamt auch sehr variabel sein und von der Zyklopie mit einem einzigen Auge und darüber liegendem Nasenrüssel bis zu minimalen Veränderungen, wie z. B. einem einzelnen Schneidezahn, variieren. 50 % der Kinder mit Holoprosenzephalie besitzen Chromosomenaberrationen. Aus diesem Grund sollten alle Kinder mit einer entsprechenden Fehlbildung einer Chromosomenanalyse unterzogen werden.

Herzfehler

Angeborene Herzfehler gehören zu den häufigsten Fehlbildungen bei Neugeborenen. Ungefähr 1 % aller Neugeborenen weisen entsprechende Fehlbildungen auf. Für den überwiegenden Teil der Fehlbildungen werden multifaktorielle Ursachen angenommen. Neben den genetischen Ursachen spielen Umweltfaktoren eine Rolle. So kommen kardiale Fehlbildungen gehäuft bei Alkoholmissbrauch, Valproateinnahme oder infolge von Rötelninfektionen der Mutter vor.

Genetik

Ein Teil der Herzfehler wird durch definierte genetische Ursachen hervorgerufen. Dazu gehören Herzfehler im Rahmen von Chromosomenaberrationen wie der Trisomie 21, Trisomie 18, Trisomie 13, Ullrich-Turner-Syndrom, Cridu-Chat oder einer Deletion des kurzen Arms von Chromosom 4.
Des Weiteren können auch Mikrodeletionssyndrome, wie Williams-Beuren oder Mikrodeletion 22q11, mit Herzfehlern verknüpft sein. Schließlich kommen auch beim Marfan-Syndrom und Noonan-Syndrom, verursacht durch eine Mutation des PTPN1-Gens, gehäuft kardiale Fehlbildungen vor.

Lippen-Kiefer-Gaumen-Spalte

Lippen-Kiefer-Gaumen-Spalten sind embryonale Fehlbildungen im Bereich der Mundpartie. Sie besitzen eine Inzidenz von 1 : 500 und gehören damit zu den häufigsten Fehlbildungen insgesamt. Ist ein Elternteil von einer Lippen-Kiefer-Gaumen-Spalte betroffen, besteht ein höheres Risiko.
Die Oberkiefer-, Mund- und Lippenpartie entsteht während der Embryonalentwicklung auf beiden Körperseiten zunächst unabhängig aus dem ersten Kiemenbogen. Während der weiteren Entwicklung kommt es in der Gesichtsmitte zu einer Verschmelzung und damit anschließend zu einem durchgehenden festen und weichen Gaumen sowie Lippen- und Mundpartie. Findet diese Verschmelzung nicht statt, so kommt es zu einer Spaltbildung. Die Lippen-Kiefer-Spalten entstehen während der Entwicklung früher als die Gaumenspalten, somit handelt es sich grundsätzlich um getrennte Entwicklungsstörungen. Allerdings treten Gaumenspalten oft gemeinsam mit den Lippen-Kiefer-Spalten in Erscheinung.
Die Lippen-Kiefer-Gaumen-Spalten kommen in sehr unterschiedlichen Variationen vor, je nach Art und Zeitpunkt der Entwicklungsstörung. Man unterscheidet Lippenspalten 1. bis 3. Grades mit und ohne Kieferspalte. Bei den Kieferspalten ist zwischen weichen und durchgehenden zu differenzieren. Schließlich werden noch ein- oder beidseitig durchgehende Lippen-Kiefer-Gaumen-Spalten unterschieden.

Das Vorliegen von Spaltbildungen im Bereich von Lippen, Kiefer und Gaumen kann zu erheblichen Symptomen führen. Neben den kosmetischen Problemen kann es in den ersten Wochen zu Trinkschwierigkeiten kommen, da die Kinder keinen Unterdruck und damit keinen Sog im Mundraum entwickeln können. Durch die Gaumen- und Lippenveränderungen kann das Sprechen beeinträchtigt sein und auch das Hörvermögen kann unter einer Spaltbildung im Gaumen leiden.
Bei Problemen mit der Ernährung durch die Trinkschwäche wird zunächst eine Gaumenplatte angepasst, die die Nahrungsaufnahme erleichtern kann. Hilft dies nicht ausreichend, so müssen die Kinder über eine Magensonde ernährt werden. Im Weiteren kann eine Mund-Kiefer-Gesichts-chirurgische Korrektur der Spaltbildung (▌ Abb. 3) vorgenommen werden.

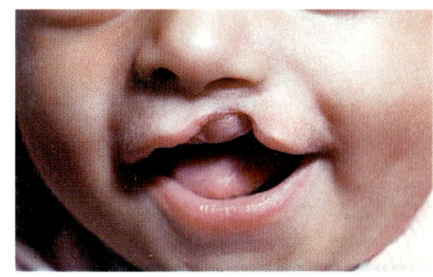

▌ Abb. 3: Lippen-Kiefer-Spalte. [19]

Zusammenfassung

* Schäden des Neuralrohrs führen im Lauf der weiteren Entwicklung zu Fehlbildungen des Rückenmarks oder Gehirns, wie Spina bifida, Meningozele, Myelomeningozele, Enzephalozele oder Anenzephalie.
* Die Spina bifida tritt als offene (aperta) oder geschlossene (occulta) Form auf.
* Eine unzureichende Versorgung mit Folsäure steht eindeutig in Zusammenhang mit einem gehäuften Auftreten von Neuralrohrdefekten.
* Holoprosenzephalie ist die häufigste Fehlbildung des Gehirns. Es handelt sich um eine embryonale Fehlbildung des Vorderhirns einschließlich Augen, Sehtrakt und Gesicht.
* Angeborene Herzfehler gehören zu den häufigsten Fehlbildungen bei Neugeborenen. Genetische Ursachen umfassen chromosomale Störungen wie auch Mikrodeletionen und genetische Mutationen.
* Lippen-Kiefer-Gaumen-Spalten sind embryonale Fehlbildungen im Bereich der Mundpartie.

Phenylketonurie (PKU)

Die Phenylketonurie (PKU) wird durch eine unphysiologische Erhöhung des Spiegels von Phenylalanin, einer essenziellen Aminosäure, im Blut ausgelöst. Die Ursache dafür liegt in einem Defekt des Enzyms Phenylalaninhydroxylase (▌Abb. 1). Dieses ist für den Abbau von Phenylalanin zu Tyrosin verantwortlich und hauptsächlich in der Leber aktiv. Somit kommt es durch mangelnden Abbau zu einer Anreicherung von Phenylalanin im Blut.

Genetik

Die Phenylketonurie (PKU) ist die häufigste angeborene Stoffwechselkrankheit. Die PKU folgt einem autosomal-rezessiven Vererbungsgang und hat eine Inzidenz von 1:7000. Das Gen, das für die Phenylalaninhydroxylase codiert, liegt auf dem langen Arm von Chromosom 12 (12q22–q24). Die Mutation in diesem Gen, die letztendlich zur Phenylketonurie führt, ist jedoch unter den Patienten nicht einheitlich. Insgesamt sind heute mehr als 400 einzelne Mutationen in diesem Gen bekannt, die alle zu der Erkrankung führen. Diese Unterschiede in der zugrunde liegenden Mutation erklären aber, warum unterschiedliche Ausprägungen der PKU zu finden sind.

Symptome

Unbehandelt sind die Neugeborenen mit der Erkrankung zunächst unauffällig. Im Alter von wenigen Monaten zeigen sich dann allerdings eine mentale Retardierung und mangelnde Größenzunahme des Gehirns, was langfristig zu schwerster geistiger Retardierung führt. Der Intelligenzquotient unbehandelter Kinder liegt selten über 20. Darüber hinaus leiden die Patienten unter Epilepsien und anderen neurologischen Symptomen, wie pyramidalen und extrapyramidalen Symptomen in Form einer allgemeinen Übererregbarkeit und Spastik der Muskulatur. Das Gangbild kann daher ataktisch sein. Die zurückbleibende Entwicklung des Gehirns führt zu einer Mikrozephalie. Zudem sind schwere Verhaltensstörungen beschrieben, die Aggressivität und Hyperaktivität einschließen. Die übrige körperliche Entwicklung bleibt hingegen meist unbeeinträchtigt. Auch die Lebenserwartung der Patienten ist nicht verkürzt. Typisch für die Patienten – allerdings nur unter phenylalaninhaltiger Nahrung – ist ein unangenehmer Körpergeruch nach Azeton oder Mäusekot. Dies kommt durch die Umwandlung des Phenylalanins in Phenylazetat zustande, das über Schweiß und Urin ausgeschieden wird.

Durch den Enzymdefekt entsteht auch ein Mangel an Melanin. Daher weisen die Patienten eine Hypopigmentation mit heller Hautfarbe, blonden Haaren und blauen oder gar roten Augen auf. Schließlich leiden die Patienten auch an ekzemähnlichen Hautausschlägen.

Aufgrund des konsequenten Neugeborenen-Screenings (s. u.) und der (falls notwendig) folgenden frühen Behandlung der Patienten sind schwere symptomatische Verläufe in Deutschland sehr selten geworden.

Diagnose

Jedes Kind wird heute auf PKU untersucht. Dazu wird der Guthrie-Test verwendet, wozu den Neugeborenen zwischen dem dritten und zehnten Lebenstag im Rahmen der U2-Untersuchung eine kleine Blutprobe aus der Ferse genommen wird. Diese wird auf ein Filterpapier aufgebracht und im Labor auf Phenylalanin untersucht. Ist dieser pathologisch, muss eine Weiterbehandlung erfolgen. Alternativ kann die Untersuchung mittlerweile mittels Massenspektrometrie erfolgen – die Ergebnisse liegen dann rascher vor und gleichzeitig können weitere (seltenere) Störungen des Aminosäurestoffwechsels mit untersucht werden. Bei familiärer Belastung kann die PKU auch pränatal mittels Amniozentese nachgewiesen werden.

Therapie

Um der PKU therapeutisch erfolgreich zu begegnen, muss eine Behandlung in den ersten zwei Monaten eingeleitet werden. Diese besteht in einer phenylalaninarmen Diät. Da Phenylalanin aber in praktisch allen Nahrungseiweißen enthalten ist, setzt dies im Wesentlichen eine vegane Ernährung voraus, also den Verzicht auf tierische Lebensmittel wie Fleisch und Kuhmilch, aber auch auf Muttermilch und Säuglings-Milchnah-

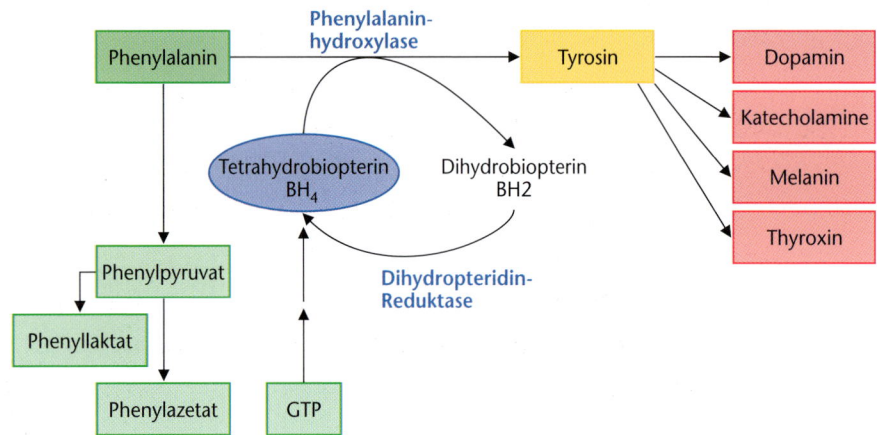

▌Abb. 1: Phenylalaninstoffwechsel. [20]

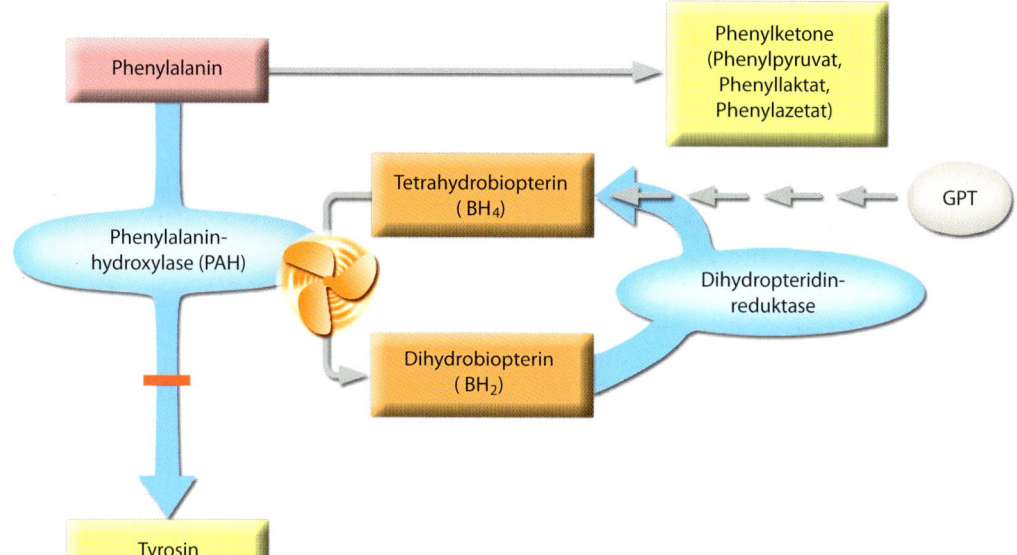

■ Abb. 2: Stoffwechsel BH_4. [21]

rung. Gleichzeitig müssen die Patienten spezielle Aminosäurepräparate zu sich nehmen, um den Bedarf an essenziellen Aminosäuren zu decken und dadurch drohende Mangelerscheinungen zu vermeiden. Bei rechtzeitigem Beginn der diätetischen Maßnahmen und konsequenter Umsetzung ist von einer normalen geistigen Entwicklung auszugehen.

Atypische Phenylketonurie

Bei 2 % der Patienten mit PKU ist die Ursache der Erkrankung nicht eine Mutation der Phenylalaninhydroxylase, sondern vielmehr eine Mutation eines Koenzyms, des Tetrahydrobiopterins (BH_4) (■ Abb. 2). Ohne das Koenzym BH_4 ist eine Verstoffwechselung von Phenylalanin zu Tyrosin ebenfalls nicht möglich, weshalb auch durch diesen Defekt eine Phenylketonurie mit hohen Phenylalanin-Spiegeln entsteht. Der BH_4-Mangel kann grundsätzlich substituiert werden, sodass unter einer BH_4-Substitution eine phenylalaninarme Diät nicht eingehalten werden muss. Da das substituierte BH_4 die Blut-Hirn-Schranke nicht überwindet, muss den Patienten zusätzlich noch Vorstufen der Neurotransmitter Dopamin und Serotonin, nämlich L-Dopa und 5-Hydroxytryptophan, zugeführt werden, da diese ebenfalls unter der Beteiligung von BH_4 synthetisiert werden.

BH_4-Responsivität

Ein Teil der Patienten mit klassischer PKU spricht auf eine Behandlung mit BH_4 an und der Phenylalaninspiegel kann dadurch reduziert werden. Ein mögliches Ansprechen auf eine BH_4-Therapie kann aufgrund der vorliegenden Mutation, die die PKU verursacht, vorausgesagt werden. Dies trifft insbesondere für Patienten mit einer milden Verlaufsform zu. Da der klassischen PKU im Gegensatz zur atypischen PKU allerdings eine veränderte Eigenschaft der genetisch veränderten Phenylalaninhydroxylase zugrunde liegt, ist dieser Mechanismus noch nicht abschließend geklärt. Als Mechanismen werden eine verminderte Bindungsaffinität für BH_4, ein BH_4-vermittelter Anstieg der Expression der Phenylalaninhydroxylase oder eine Stabilisierung der mutierten Phenylalaninhydroxylase durch BH_4 diskutiert.

Zusammenfassung

✱ Die Phenylketonurie (PKU) ist eine Stoffwechselerkrankung, die durch eine unphysiologische Erhöhung des Spiegels von Phenylalanin im Blut gekennzeichnet ist.

✱ Unbehandelte Patienten zeigen im Alter von wenigen Monaten eine mentale Retardierung und mangelnde Größenzunahme des Gehirns, was langfristig zu schwerster geistiger Retardierung führt.

✱ Da eine frühzeitige Diagnose wichtig ist, wird heute jedes Kind auf PKU untersucht. Dazu wird am fünften Lebenstag im Rahmen der U2-Untersuchung der Guthrie-Test verwendet.

✱ Um der PKU therapeutisch erfolgreich zu begegnen, muss eine Behandlung in den ersten zwei Monaten eingeleitet werden. Diese besteht im Wesentlichen in einer phenylalaninarmen Diät.

Hämochromatose

Die klassische Hämochromatose ist eine Erkrankung, die durch eine pathologische Eisenspeicherung und Ablagerung in verschiedenen Organen charakterisiert wird. In den betroffenen Organen kommt es durch die Eisenablagerungen zu Funktionsstörungen.

Genetik

Die Hämochromatose ist die häufigste autosomal-rezessive Erkrankung in der westlichen Welt. Die Prävalenz wird mit 1 : 300 angenommen. Allerdings entwickeln wohl nur ein Viertel der Patienten mit einem entsprechenden Gendefekt auch das klinische Bild einer Hämochromatose mit klinischen Symptomen. Frauen erkranken wesentlich seltener und erst nach der Menopause.

Ursache der klassischen Form der Hämochromatose sind im Wesentlichen zwei Punktmutationen auf dem Hämochromatose-(HFE-)Gen. Dieses Gen liegt auf dem kurzen Arm von Chromosom 6 (6p21.3). Das Gen codiert für ein Protein, das die Eisenaufnahme aus dem Darm reguliert.

Die häufigere Mutation führt zu einem Austausch der Aminosäure Cystein gegen Tyrosin an Position 282 (C282Y-Mutation). Die zweite, seltenere Mutation führt zu einem Basenaustausch der Aminosäure Histidin gegen Asparagin an Position 63 des HFE-Proteins (H63D-Mutation). Die Mutationen aktivieren das Protein und führen zu einer vermehrten Aufnahme von Eisen aus dem Darm, obwohl dieses nicht notwendigerweise vom Körper benötigt wird. Da die Eisenmenge im Körper nur über die Aufnahme aus dem Darm reguliert wird und nicht bei Überladung des Körpers mit Eisen eine vermehrte Elimination des Eisens aus dem Körper angeschal-

tet werden kann, kommt es somit zu einer Eisenüberladung des Gewebes.

Bei der überwiegenden Zahl der Patienten (80 – 90 %) findet sich eine homozygote C282Y-Mutation. Die zweithäufigste Mutation (5 %) ist die Kombination einer C282Y- und H63D-Mutation, die als sogenannte „Compound"-Heterozygotie (gemischte Heterozygotie) bezeichnet wird. Die homozygote H63D-Mutation scheint bei der Entwicklung einer Hämochromatose keine wesentliche Rolle zu spielen.

Klinische Befunde

Die zunehmende Eisenüberladung des Körpers führt initial zu unspezifischen Symptomen wie Müdigkeit und Abgeschlagenheit, im Weiteren dann zu der klassischen Trias Leberzirrhose, Diabetes mellitus und vermehrte Hautpigmentation (Bronzediabetes).

In der Leber kommt es im Rahmen einer Hämochromatose zu einer Eisenablagerung in den Hepatozyten. Dies führt nach und nach zu Leberzellschädigung und -untergang, verbunden mit einem Anstieg der Transaminasen GOT und GPT sowie einem vermehrten bindegewebigen Umbau im Sinne einer Leberfibrose. Das Endstadium dieses Prozesses ist die Entwicklung einer Leberzirrhose mit Komplikationen wie die Ausbildung von Ösophagusvarizen, Aszitesbildung und die Entwicklung eines hepatozellulären Karzinoms. In Kombination mit einer chronischen Hepatitis C oder vermehrtem Alkoholkonsum kann diese Entwicklung erheblich beschleunigt werden.

Im Pankreas führt die vermehrte Eisenablagerung zu einer Zerstörung der Betazellen. Dadurch ist die Insulinproduktion

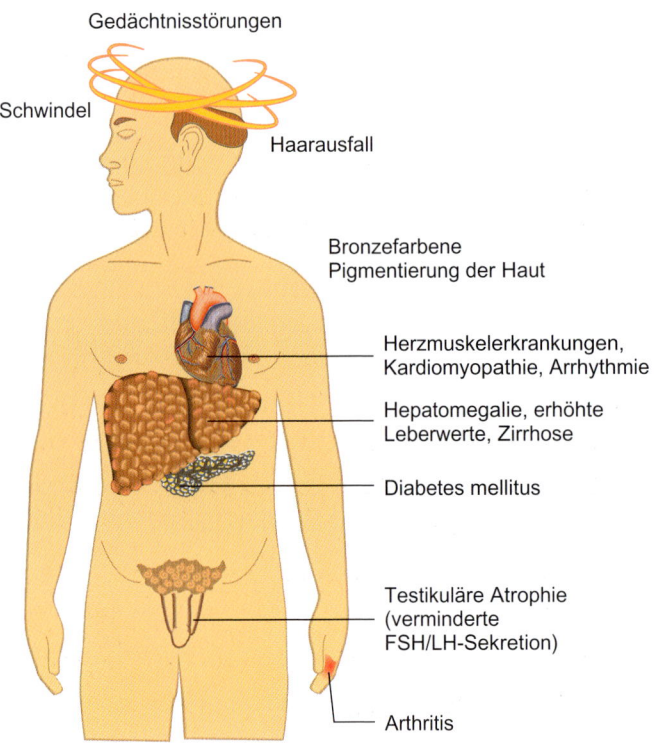

Gedächtnisstörungen

Schwindel

Haarausfall

Bronzefarbene Pigmentierung der Haut

Herzmuskelerkrankungen, Kardiomyopathie, Arrhythmie

Hepatomegalie, erhöhte Leberwerte, Zirrhose

Diabetes mellitus

Testikuläre Atrophie (verminderte FSH/LH-Sekretion)

Arthritis

■ Abb. 1: Körper mit betroffenen Organen. [1]

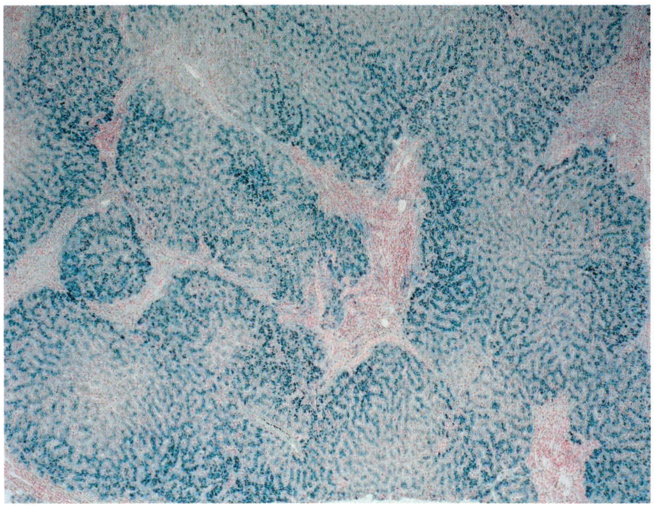

▌Abb. 2: Histologie einer Leberbiopsie eines Patienten mit Hämochromatose. Im gesamten Lebergewebe findet sich eine deutliche Eisenablagerung. [22]

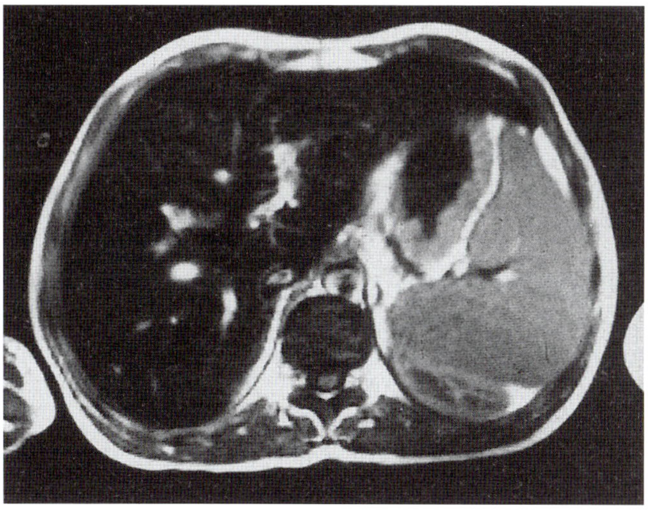

▌Abb. 3: Horizontale Kernspintomografie des Abdomens in Lebermitte bei einem Patienten mit ausgeprägter Eisenüberladung. Lebereisenkonzentration: 600 mmol/g Trockengewicht. [23]

des Organs beeinträchtigt und es kommt in der Folge zur Ausbildung eines Diabetes mellitus. Aufgrund der ebenfalls bestehenden dunklen Pigmentierung der Haut spricht man von einem Bronzediabetes.
Neben den Organen der klassischen Trias kann es aber auch in weiteren Organen zu einer Ablagerung von Eisen und damit verbundenen Schäden kommen (▌Abb. 1). Eisenüberladungen des Herzens können zu Reizleitungs- und damit verbunden Herzrhythmusstörungen, aber auch zur Ausbildung einer dilatativen Kardiomyopathie mit Herzinsuffizienz führen. Ablagerungen in den Gelenken betreffen bevorzugt die Fingergrundgelenke des Zeige- und Mittelfingers, können aber prinzipiell alle Gelenke betreffen. Klinisch klagen die Patienten dabei über Schmerzen und Funktionseinschränkungen.

Diagnose

Das Screening auf Hämochromatose wird zunächst laborchemisch durch eine Kontrolle des Serumferritins und der Transferrinsättigung, die erhöht sind, durchgeführt. Eine Leberbiopsie und histologische Untersuchung des Gewebes kann dann die Eiseneinlagerung in der Leber nachweisen (▌Abb. 2, ▌Abb. 3). Bei begründetem Verdacht kann ein Gentest die Mutationen des HFE-Gens nachweisen, die zur C282Y- oder H63D-Mutation führen. Ein negativer Gentest schließt eine Hämochromatose allerdings nicht aus, da nicht alle Patienten mit Hämochromatose die C282Y- oder H63D-Mutation tragen.

Therapie

Die Therapie der Hämochromatose besteht im Wesentlichen in Aderlässen, um dem Organismus Eisen zu entziehen. Unter diesen Aderlässen sind die Eisenablagerungen in den Organen prinzipiell reversibel, allerdings nicht die zwischenzeitlich durch die Eisenüberlagerung entstandenen Schäden des jeweiligen Organs wie Leberzirrhose. Die Aderlässe werden initial wöchentlich durchgeführt, bis das Ferritin unter 50 ng/ml und die Transferrinsättigung unter 30 % fällt. Nach dieser initialen Phase werden Aderlässe in der Regel lebenslang alle drei Monate durchgeführt.

Zusammenfassung

- Bei der Hämochromatose handelt es sich um eine Eisenspeicherkrankheit.
- Hämochromatose ist die häufigste autosomal-rezessive Erkrankung in der westlichen Welt.
- Häufigste Ursachen sind zwei Mutationen des HFE-Gens, C282Y und H63D.
- Die klassische klinische Trias besteht aus Leberzirrhose, Diabetes mellitus und vermehrter Hautpigmentation.

Adrenogenitales Syndrom (AGS)

Genetik

Das adrenogenitale Syndrom (AGS) ist eine autosomal-rezessive Erkrankung, die Inzidenz beträgt ca. 1 : 10 000. Es entsteht infolge eines Defekts eines der Enzyme, die für die Kortisol-Biosynthese von Bedeutung sind. Bei etwa 90 – 95 % aller Patienten finden sich die pathogenetischen Veränderungen im CYP21A2-Gen, was einen Mangel an 21-β-Hydroxylase bedingt. Das CYP21A2-Gen liegt auf dem kurzen Arm des Chromosoms 6 (6p21.3). Mutationen (■ Abb. 1) führen dazu, dass aus Cholesterin gebildetes 17-Hydroxyprogesteron nicht mehr zu 11-Deoxykortisol verstoffwechselt wird und somit letztendlich ein Mangel an Kortisol entsteht. Wegen dieses Defekts der Kortisolsynthese steigen konsekutiv die ACTH-Spiegel an. Dadurch nimmt die Synthese der Kortisolvorstufen, insbesondere des 17-Hydroxyprogesterons, die vor dem defekten Enzym gebildet werden, zu (■ Abb. 2). Folglich kommt es kompensatorisch zu einer Produktion von Androgenen, was zu einer Virilisierung der Patienten führt. Diese vermehrte Androgenproduktion beginnt bereits während der Embryonalentwicklung. Ist gleichzeitig die Synthese von Aldosteron gestört, kommt es zu einem sogenannten Salzverlustsyndrom, da die Retention von Flüssigkeit und Salz vermindert ist.
Seltenere Ursache für ein AGS ist eine Mutation der im weiteren Stoffwechselweg folgenden 11β-Hydroxylase. Auch dadurch kann letztendlich die Kortisolsynthese blockiert werden. Allerdings kommt es bei dieser Variante nicht zum Salzverlustsyndrom.
Schließlich kann auch eine Mutation der 3β-Hydroxysteroid-Dehydrogenase (3β-HSD) zur Entwicklung eines AGS führen. Salzverlust ist bei dieser Variante häufig.

Symptome

Es werden verschiedene Formen des AGS unterschieden. Die beschriebene klassische Form des AGS kann als einfache Virilisierung oder in Kombination mit einem Salzverlustsyndrom auftreten. Darüber hinaus existiert eine nicht klassische Form (Late-onset-AGS), die durch einen meist in der Pubertät klinisch apperenten Hyperandrogenismus gekennzeichnet ist.
Beim adrenogenitalen Syndrom ohne Salzverlust kommt es bei Mädchen aufgrund der vermehrten Androgenproduktion zu einer Virilisierung des äußeren Genitales. Diese kann sehr variabel sein, von einer Klitorishypertrophie bis hin zu einem fast vollständig männlichen Erscheinungsbild. Dabei sind Ovarien, Tuben, Uterus und Vagina normal ausgeprägt. Bei Jungen sind die phänotypischen Veränderungen diskreter, eine Penishypertrophie ist auffällig. Bereits mit sechs bis acht Jahren entwickeln beide Geschlechter eine Pseudopubertas praecox – es finden sich Zeichen der Pubertät, wobei die Gonaden nach wie vor hypoplastisch bleiben. Sie sind nicht Ort der vermehrten Androgenbildung (■ Abb. 3).
Besteht zusätzlich ein Salzverlustsyndrom, ist das klinische Bild in den ersten Lebenswochen deutlich schwerer. Die Kinder entwickeln eine deutliche Trinkschwäche, Erbrechen, Hypotonie und nehmen an Gewicht ab. Richtungsweisend können die Elektrolytverschiebungen sein, es besteht eine Hyperkaliämie bei Hyponatriämie. Die Elektrolytverschiebungen bergen die Gefahr von Herzrhythmusstörungen.

Diagnostik

Die Diagnostik zielt auf den Nachweis einer Erhöhung der Hormonvorstufen, die im Stoffwechselweg vor der jeweiligen durch den Enzymdefekt ausgelösten Blockade des Stoffwechsels angehäuft werden. Für die häufigste Mutation, die 21β-Hydroxylase-Mutation, ist dies das 17-Hydroxyprogesteron (17-OHP). Entsprechend wird das 17-OHP im Serum oder Urin bestimmt, verbunden mit einer Bestimmung der Plasmareninaktivitäten und der Elektrolyte, um ggf. ein Salzverlustsyndrom aufzudecken. Für die Analyse eines 11β-Hydroxylase-Defekts wird das 11-Desoxikortisol im Blut gemessen.

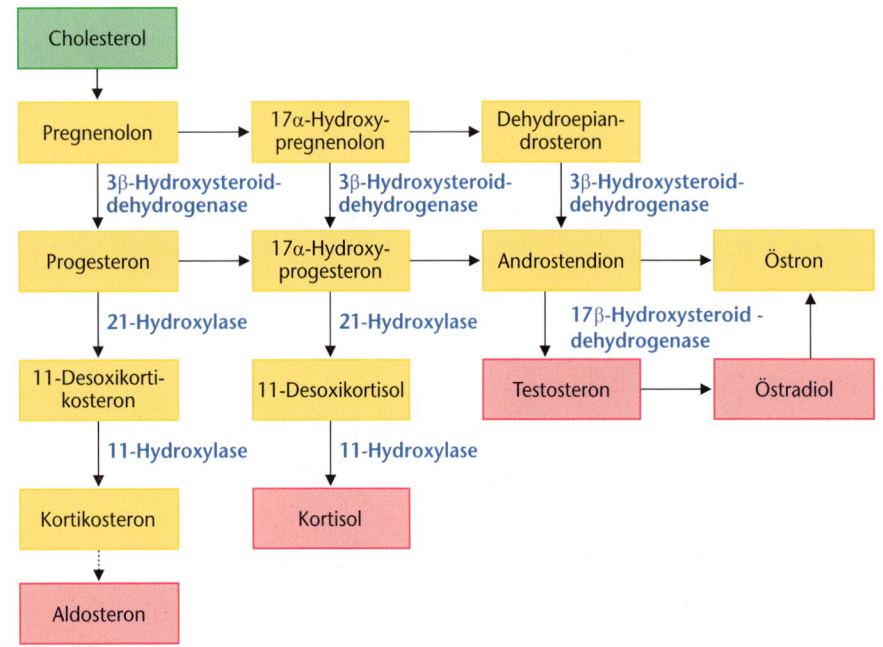

■ Abb. 1: Kortisol-Synthese. [20]

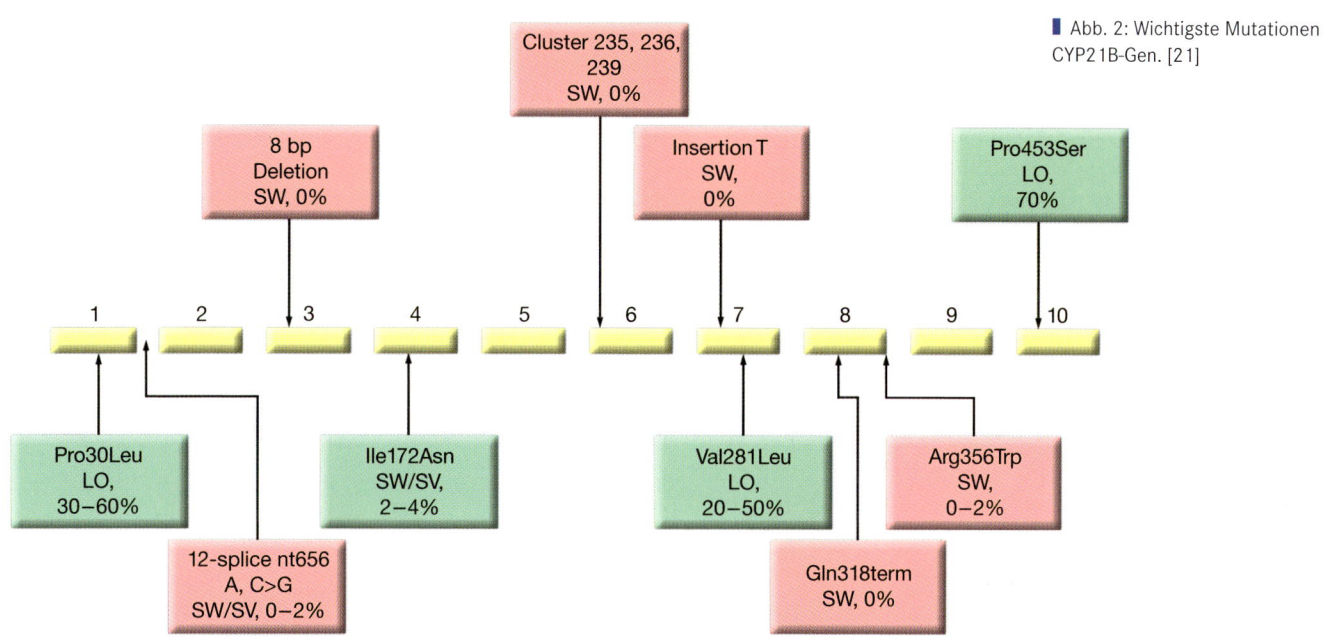

Abb. 2: Wichtigste Mutationen CYP21B-Gen. [21]

Für eine detaillierte Analyse der zugrunde liegenden Mutation kommen dann molekularbiologische Methoden zur Anwendung, insbesondere die Sequenzierung des Gens.

Therapie und Prognose

Therapeutisch wird bei den klassischen Formen des AGS Kortisol verabreicht. Besteht außerdem ein Mangel an Mineralkortikoid, muss dieses zusätzlich verabreicht werden. Eine suffiziente Therapie spiegelt sich in normwertigen ACTH-Spiegeln wider. Bei guter Einstellung der Hormonsubstitution ist die Prognose von Patienten mit AGS gut. Die Symptome verschwinden, die Patienten erlangen häufig eine normale Fruchtbarkeit. Allein die genitalen Veränderungen sind nicht rückgängig und werden daher operativ korrigiert.

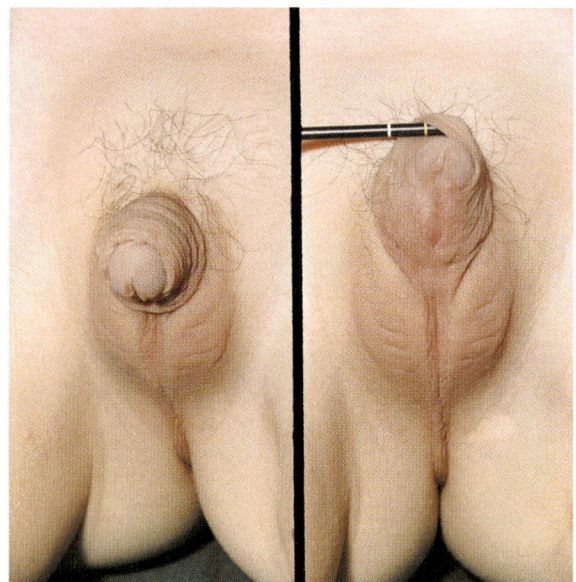

Abb. 3: Virilisiertes Genitale bei AGS. [15]

Zusammenfassung

✖ Das AGS entsteht durch einen Defekt eines der Enzyme für die Kortisol-Biosynthese.

✖ Mutationen betreffen meist die 21β-Hydroxylase, können aber auch in einer Minderzahl der Fälle die 11β-Hydroxylase oder die 3β-Hydroxysteroid-Dehydrogenase betreffen.

✖ Mutationen werden autosomal-rezessiv vererbt.

✖ Aufgrund der vermehrten Androgenproduktion kommt es zu einer Virilisierung.

✖ Das Salzverlustsyndrom entsteht durch eine gleichzeitige Aldosteron-Synthesestörung.

Muskeldystrophien

Muskeldystrophien sind eine Gruppe von Erkrankungen, die mit einer progredienten Degeneration der Skelettmuskulatur vergesellschaftet sind. Heute sind mehr als 30 verschiedene Formen bekannt, die meist genetisch bedingt sind. Die beiden häufigsten Formen sind die Muskeldystrophien Duchenne und Becker.

Muskeldystrophie Duchenne

Genetik

Die Muskeldystrophie Duchenne ist die häufigste Muskeldystrophie mit einer Inzidenz von 1 : 3300. Die Erkrankung wird X-chromosomal vererbt, weshalb fast alle Patienten männlich sind, da sie nur ein X-Chromosom besitzen und eine mutierte Kopie des Gens somit nicht durch ein zweites gesundes Allel korrigiert werden kann. Frauen müssen Mutationen auf beiden X-Chromosomen haben oder Turner-Frauen (X0) sein, um an einer Muskeldystrophie Duchenne zu erkranken.
Die Erkrankung entsteht durch eine Mutation (vorwiegend Deletionen) des Dystrophin-Gens (DMD). Die entsprechenden Mutationen sind „Nonsense"-Mutationen, die einen Frameshift (ein Verschieben) im Leseraster des Gens verursachen, was wiederum zu einem Abbruch und damit fehlender Synthese des Dystrophin-Gens führt. Mit zwei Dritteln wird die Mehrzahl dieser Mutationen vererbt, das restliche Drittel ist bedingt durch Neumutationen des DMD-Gens der Patienten.
Durch das fehlende Dystrophin kommt es zu Störungen in der Integrität der Plasmamembran der Muskelzellen und konsekutiv zu pathologischer Aktivierung und schließlich Nekrose und Untergang der Zelle.

Phänotyp

Die Muskeldystrophie Duchenne ist sehr früh in der Entwicklung auffällig. Die Kinder entwickeln sich die ersten Jahre normal. Doch schon zwischen dem zweiten und fünften Lebensjahr fällt eine Muskelschwäche auf. Typisch ist eine Schwäche der Becken- und Oberschenkelmuskulatur, die das Aufrichten aus dem Sitzen und Treppensteigen erschwert. Dazu kommt eine Gangunsicherheit, die als „Watschelgang" bezeichnet wird. Im Weiteren fällt eine zunehmende Pseudohypertrophie der Waden auf. Das untergehende Muskelgewebe wird dabei durch Binde- und Fettgewebe ersetzt. Um die entstehende Muskelschwäche zu umgehen, richten sich die Kinder an sich selbst auf (Gowers-Manöver, ▌Abb. 1) und benötigen zunehmend Hilfe der Eltern oder anderer Personen. Letzteres ist in der Regel zwischen dem fünften und siebten Lebensjahr der Fall. Am Oberkörper kommt es ebenfalls zu einer Atrophie der Muskulatur, wodurch die Schulterblätter hervorstehen (Scapula alata). Durch die Muskelschwäche im Schultergürtel fällt den Patienten das Anheben der Arme immer schwerer. Auch die Atemmuskulatur ist von der Erkrankung betroffen, weshalb die Patienten bei Infekten zunehmend Schwierigkeiten entwickeln, adäquat abzuhusten. Die Wirbelsäule weist eine deutlich sichtbare Hyperlordose auf (Abb. 2).
Mit Fortschreiten der Muskelschwäche werden die Patienten nach und nach vollständig pflegebedürftig. Die Patienten sind in der Regel ab dem zwölften bis 15. Lebensjahr auf einen Rollstuhl angewiesen.
Zusätzlich kommt es zu einer kardialen Beteiligung, die in einer Verminderung der Pumpfunktion und Arrhythmien münden kann. Schließlich wird als Ausdruck einer Beteiligung des Gehirns an der Erkrankung auch ein im Durchschnitt diskret reduzierter IQ beschrieben.
Die Lebenserwartung beträgt durchschnittlich 20 Jahre.

Diagnose

Diagnostisch findet sich neben der typischen Muskelschwäche die Creatinkinase (CK) deutlich erhöht. Zur definitiven Diagnose der Muskeldystrophie Duchenne führt dann die molekulare Analyse über eine Sequenzierung des DMD-Gens.
Wichtig ist die humangenetische Identifizierung der meist symptomlosen Überträgerinnen. Dies kann über eine bei der Mehrzahl der Überträgerinnen erhöhte CK und alternativ über eine Sequenzierung des DMD-Gens gelingen.

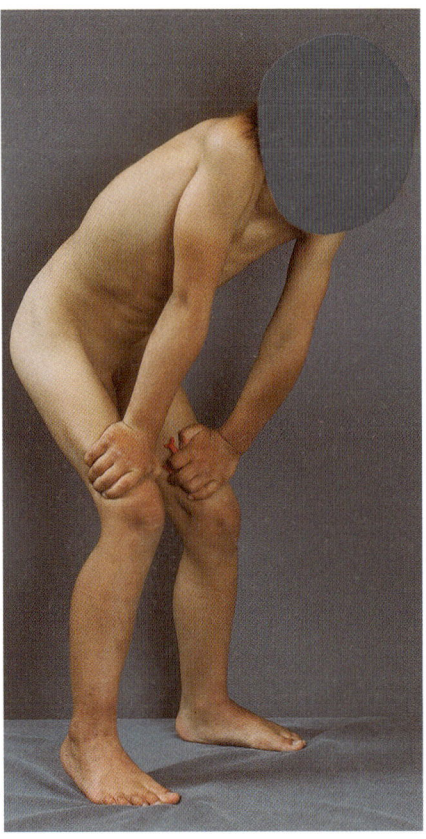

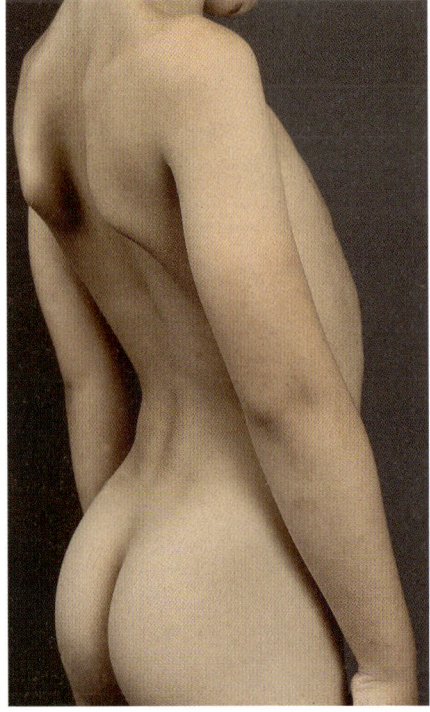

▌ Abb. 2: Hyperlordose. [15]

▌ Abb. 1: Gowers-Manöver. [15]

Therapie

Die therapeutischen Möglichkeiten bei der Muskeldystrophie Duchenne sind begrenzt. Sie beschränken sich im Wesentlichen auf supportive Maßnahmen wie Physiotherapie, Rollstuhl und ggf. maschinelle Beatmung.

Muskeldystrophie Becker

Genetik

Die Muskeldystrophie Becker entsteht ebenfalls durch eine Mutation des Dystrophin-Gens. Im Gegensatz dazu sind die zugrunde liegenden Mutationen allerdings „in frame" verändert, also nicht das Leseraster. Daher besitzt das resultierende Protein zwar nicht die volle, jedoch im Unterschied zur Duchenne-Muskeldystrophie noch eine Restaktivität. Dies erklärt den deutlich milderen Verlauf der Erkrankung.

Phänotyp

Grundsätzlich ähneln die Symptome der Muskeldystrophie Becker denen der Duchenne-Form. Allerdings verläuft die Erkrankung im Vergleich deutlich milder. Nicht selten bleibt die Gehfähigkeit bis in die fünfte Lebensdekade erhalten. Als Regel gilt: Wer mit 16 noch laufen kann, hat keine Muskeldystrophie Duchenne. Trotz der geringeren Muskelschwäche entwickeln sich kardiale Symptome und Atemschwäche, was sich in einer reduzierten Lebenserwartung von durchschnittlich 60 Jahren niederschlägt.

Myotone Dystrophie

Die myotone Dystrophie ist gekennzeichnet durch das gleichzeitige Bestehen einer Muskeldystrophie und einer Myotonie, also einer krankhaft verlängerten Muskelspannung. Die Erkrankung ist sowohl die häufigste Muskeldystrophie als auch die häufigste Myotonie.

Genetik

Die Erkrankung wird durch eine Expansion des Basentripletts CTG (Repeats) im nicht translatierten Bereich des 3'-Endes des Dystrophia-myotonica-Protein-kinase-Gens (DMPK) auf dem langen Arm von Chromosom 19 verursacht (19q13.3). Diese Repeat-Expansion führt zu einer verminderten Produktion der Myotonin-Proteinkinase. Dadurch werden die Muskelfasermembranen und die Kalziumpumpe des sarkoplasmatischen und endoplasmatischen Retikulums (SERCA) geschädigt, wobei letztere für den Rücktransport von Kalzium in das sarkoplasmatische/endoplasmatische Retikulum verantwortlich ist. Dies führt zu einer Beendigung von Muskelkontraktionen. Normalerweise finden sich am 3'-Ende des DMPK-Gens fünf bis 35 Kopien dieses Tripletts unmittelbar wiederholt aneinandergereiht (Repeat). Im mutierten Gen, das die Erkrankung auslöst, findet sich aber eine deutlich höhere Anzahl an diesen Repeats – mehr als 50. Erkrankte Personen können mehr als 1000 Repeats aufweisen. Weisen Patienten zwischen 36 und 49 Repeats auf, so spricht man von einer „Prämutation". Diese Patienten zeigen zwar in der Regel keine Symptome, allerdings kann es bei einer Vererbung der Mutation zu einer Expansion mit mehr Repeats kommen, die sich dann phänotypisch auswirken. Die Mutationen werden autosomal-dominant vererbt. Jungen sind davon häufiger betroffen.

Symptome

Bei der myotonen Dystrophie steht oft Schwäche der Muskulatur oder eine verminderte Ausdauer und Belastbarkeit im Vordergrund, die meist besonders die rumpfferne Muskulatur betreffen, konkret die Muskulatur der Hände und der Fußhebung. Die betroffene Muskulatur wird im Verlauf der Erkrankung schmächtiger.

Die klassische Form der myotonen Dystrophie fällt häufig im frühen oder mittleren Erwachsenenalter auf. Für die Patienten am belastendsten ist die progrediente Muskelschwäche. Diese betrifft vor allem die bulbäre Muskulatur wie den M. temporalis oder M. sternocleidomastoideus und die distale Extremitätenmuskulatur. Gleichzeitig finden sich mehr oder weniger stark ausgeprägte Zeichen der Myotonie, die sich insbesondere an Zunge und Handmuskulatur bemerkbar machen. So haben die Patienten zum Beispiel Schwierigkeiten beim Öffnen der Hand oder es kann beim Beklopfen der Handmuskulatur zu einer kleinen Wulstbildung kommen.

Für den Patienten kann sich die Myotonie primär als eine Steifigkeit der Muskulatur bemerkbar machen, wobei diese insgesamt, im Vergleich zu den Symptomen durch die Dystrophie der Muskulatur, in den Hintergrund tritt.

Zusammenfassung

- ✳ Muskeldystrophien sind durch eine progrediente Degeneration der Skelettmuskulatur gekennzeichnet.
- ✳ Es handelt sich dabei um einen X-chromosomalen Erbgang, von dem fast ausschließlich Jungen betroffen sind.
- ✳ Die Muskelatrophie Duchenne zeigt früh klinische Zeichen mit Muskelschwäche: Watschelgang, Gowers-Manöver, Wadenhypertrophie.
- ✳ Kardiale Beteiligung und Beteiligung der Atemmuskulatur sind typisch.
- ✳ Die Muskelatrophie Becker ist deutlich milder im Verlauf.
- ✳ Die Identifikation der Überträgerinnen ist wichtig.
- ✳ Die myotone Dystrophie ist eine Kombination aus Dystrophie und Myotonie.
- ✳ Myotone Dystrophie wird durch vermehrte CTG-Repeats auf Chromosom 19 ausgelöst.
- ✳ Erkrankte Patienten haben mehr als 50 Repeats, normal sind maximal 35.

Mentale Retardierung

„Mentale Retardierung" umfasst alle Formen einer kognitiven Entwicklungsstörung im Kindes- und Jugendalter. Die zugrunde liegende Ursache spielt dabei keine Rolle. Die Auswirkungen einer mentalen Retardierung erstrecken sich in den kognitiven, sprachlichen, sozialen, motorischen und emotionalen Bereich.

Der Grad der mentalen Retardierung wird über den Intelligenzquotienten (IQ) definiert, wobei ein Intelligenzquotient von 100 eine durchschnittliche Intelligenz widerspiegelt. Eine Minderung des IQ zwischen 70 und 85 wird als Lernbehinderung eingestuft. Eine Minderung des IQ unter 70 wird als „mentale Retardierung" bezeichnet, wobei nochmals unterschieden wird zwischen einer schweren mentalen Retardierung unter 34, einer mittelgradigen Intelligenzminderung zwischen 35 und 49 und einer leichten mentalen Retardierung zwischen 50 und 69. Mit mehr als 80 % sind bei Weitem die meisten mentalen Retardierungen als leicht einzustufen.

Prävalenz

Lernbehinderungen sind vergleichsweise häufig mit einer Prävalenz von ca. 3 % eines Jahrgangs. Die Prävalenz der geistigen Behinderung wird immerhin noch auf ca. 1,5 % und die der schweren mentalen Retardierung auf ca. 0,4 % geschätzt.

Ätiologie

Die Ätiologie der mentalen Retardierung ist vielfältig. Eine Klärung gelingt in schweren Fällen immerhin zu 50 %, in den leichteren Fällen ist eine ursächliche Diagnose seltener auszumachen.

Eine ganze Reihe von genetischen Ursachen kann zu einer mentalen Retardierung führen, so z. B numerische und strukturelle Chromosomenaberrationen, monogene Störungen, multifaktorielle Syndrome, teratogene Schädigungen und erworbene Störungen (▌ Tab. 1). Chromosomale Ursachen der mentalen Retardierungen liegen unter anderem in einer Trisomie 21, dem Cri-du-Chat, einer Mikrodeletion 22q11 oder einem Williams-Beuren-Syndrom begründet. Als monogene Störungen, die zu einer mentalen Retardierung führen, kommen die Neurofibromatose oder die tuberöse Sklerose infrage. Schließlich können auch Nukleotidexpansionen im Bereich einzelner Gene zu einer mentalen Retardierung führen, wie z. B. beim Fragiles-X-Syndrom.

Stoffwechselstörungen, die zum Teil ebenfalls in Gendefekten begründet sind, können auch zu mentaler Retardierung führen. Das bekannteste Beispiel ist die Phenylketonurie. Dysmorphiesyndrome oder Fehlbildungen des ZNS können schließlich auch mentale Retardierungen nach sich ziehen. Im Gegensatz zu diesen vererbten Ursachen der mentalen Retardierung kann eine mentale Retardierung ebenso erworben sein. Zu den häufigsten Ursachen gehören diesbezüglich prä- und postnatale Infektionen, mütterliche Erkrankungen, mütterlicher Alkohol- oder Drogenabusus sowie perinatale Probleme. Beispiele pränataler Infektionen, die zu einer mentalen Retardierung führen, umfassen Varizellen- oder Toxoplasmose-Infektionen. Führend unter den toxischen Einflüssen, die eine mentale Retardierung verursachen, ist nach

Genetische Ursachen mentaler Retardierung		
Erkrankung	Genetische Ursache	Häufigkeit
Trisomie 21	Trisomie des Chromosoms 21	1 : 1000 (zunehmend mit Alter der Mutter)
Trisomie 18	Trisomie des Chromosoms 18	1 : 6000 (zunehmend mit Alter der Mutter)
Trisomie 13	Trisomie des Chromosoms 13	1 : 10 000 (zunehmend mit Alter der Mutter)
Turner-Syndrom	Genosomale Fehlverteilung (X0)	1 : 2500
Fragiles-X-Syndrom	Repeat-Expansion des FMR-Gens auf X-Chromosom	1 : 4000
Cri-du-Chat-Syndrom	Mikrodeletion auf Chromosom 5p15.2	1 : 20 000 bis 1 : 50 000
Phenylketonurie	Mutation Phenylalaninhydroxylase-Gen auf Chromosom 12q22 – q24	1 : 7000
Myotone Dystrophie	Mutation des DMPK-Gens auf Chromosom 19q13	1 : 8000 bis 1 : 20 000
Neurofibromatose	Mutation des NF1-Gens	1 : 3000
Tuberöse Sklerose	Mutation des TSC1- oder TSC2-Gens auf Chromosom 9q34 oder 16p13	1 : 10 000
Rett-Syndrom	Mutation des MECP-Gens auf X-Chromosom	1 : 10 000
Rubinstein-Taybi-Syndrom	Deletion auf kurzem Arm von Chromosom 16 (16p13.3)	1 : 120 000
Angelman-Syndrom	Deletion des maternalen Segments von Chromosom 15q11.2 – q12	1 : 15 000

▌ Tab. 1: Genetische Ursachen.

wie vor der Abusus von Alkohol durch die Mutter während der Schwangerschaft.
Perinatale Probleme können ebenfalls zu erheblicher mentaler Retardierung führen. Von perinatalen Störungen wird zwischen der 28. SSW und der 4. Woche nach der Geburt gesprochen. Wesentliche Störungen, die perinatal auftreten können, sind Insuffizienzen der Plazenta oder EPH-Gestose, aber auch Asphyxie und Hirnblutung. Schließlich können auch postnatale Infektionen des ZNS oder Traumata und schwere Allgemeinerkrankungen eine mentale Retardierung zur Folge haben.
Von den genannten Ursachen ist die Trisomie 21 mit ungefähr 16,1 % der Fälle die häufigste Ursache der mentalen Retardierung. Sonstige Chromosomenanomalien (2,3 %), metabolische Erkrankungen (1,8 %) oder postnatale Infektionen (1,9 %) finden sich deutlich seltener.

Diagnose

Entsprechend den möglichen Ursachen der mentalen Retardierung stehen neben einem Test des IQ und einem formellen Entwicklungstest eine umfassende neurologische ebenso wie eine dysmorphologische Untersuchung im Vordergrund. Dabei kann zunächst ein MRT des Schädels über Erkrankungen und Fehlbildungen des Gehirns Auskunft geben. Ferner kann eine Chromosomenanalyse die Frage einer ursächlichen Chromosomenstörung klären. Dabei sind neben der Bestimmung des Karyotyps auch molekulare Untersuchungstechniken wie FISH, Methylierungsassays oder PCR-Analyse zur Bestimmung von Fragmentlängen sinnvoll. Sollte nach diesen Maßnahmen die Ursache einer mentalen Retardierung unklar bleiben, kann eine molekulare Analyse auf ein Fragiles-X-Syndrom oder monogene Erkrankungen sinnvoll sein.
Die meisten Kinder mit geistiger Behinderung (IQ < 70) weisen assoziierte Entwicklungsstörungen auf. Diese können auf verschiedenen Ebenen vorhanden sein, wie der motorischen Koordination, der sprachlichen Fertigkeit, der visuellen Wahrnehmung, zerebraler Bewegungsstörungen, aber auch in Form von Epilepsien. Daher ist nicht nur eine Intelligenzdiagnostik, sondern im Weiteren auch eine ausgedehnte neurologische und neuropsychologische Untersuchung erforderlich.
Für die genauere Diagnostik einer mentalen Retardierung stehen verschiedene Entwicklungstests und psychologische Untersuchungen zur Verfügung. Diese unterscheiden sich unter anderem hinsichtlich des Alters, in dem sie eingesetzt werden. So werden für das Kleinkindalter andere Tests eingesetzt als bei Kindern ab sechs Jahren. Manche Tests bieten auch bei einer kognitiven Fertigkeit unter einem IQ von 50 die Möglichkeit einer weiteren Differenzierung der mentalen Retardierung in mittel- und schwergradig.
Immer wieder fällt bei mental retardierten Kindern aber auf, dass sie sich trotz ihrer Retardierung gut sozial integrieren können und freundlich und aufgeschlossen sind. Diese Fähigkeit zur sozialen Eingliederung kann mit entsprechenden Tests unabhängig von den Intelligenzwerten festgestellt werden.

Zusammenfassung

- Mentale Retardierung umfasst alle Formen einer kognitiven Entwicklungsstörung im Kindes- und Jugendalter.
- Die meisten mentalen Retardierungen sind leichtgradig.
- Für 50 % der mentalen Retardierungen findet sich gegenwärtig eine Ursache.
- Die Prävalenz der mentalen Retardierung wird auf 3 bis 4 % geschätzt.
- Ursachen für mentale Retardierung können in numerischen und strukturellen Chromosomenaberrationen, monogenen Störungen, multifaktoriellen Syndromen, teratogenen Schädigungen und erworbenen Störungen begründet sein.
- Lernbehinderung: IQ zwischen 70 und 85.
- „Mentale Retardierung“: IQ unter 70.
- Leichte mentale Retardierung: IQ zwischen 50 und 69.
- Mittelgradige Intelligenzminderung: IQ zwischen 35 und 49.
- Schwere mentale Retardierung: IQ unter 34.

Chorea Huntington

Chorea Huntington ist eine fortschreitende neurologische Erkrankung, die insbesondere durch eine zunehmende Bewegungsunruhe und Wesensänderungen gekennzeichnet ist.

Genetik

Die Erkrankung wird autosomal-dominant vererbt. Die Prävalenz der Erkrankung variiert in verschiedenen Bevölkerungen von drei bis sieben pro 100 000 in Westeuropa bis hin zu 0,1 bis 0,38 pro 100 000 in Japan.

Chorea Huntington wird durch eine Mutation im Huntington disease gene (HD) verursacht. Das Gen wird in allen Körperzellen (ubiquitär) exprimiert, seine Funktion bleibt aber bis heute unklar. Die Erkrankung entsteht durch eine Expansion des Basentripletts CAG, das für die Aminosäure Glutamin codiert. Im Exon 1 des Gens finden sich normalerweise zehn bis 26 Kopien dieses Tripletts unmittelbar wiederholt aneinandergereiht (Repeats). Im mutierten Gen, das die Erkrankung auslöst, findet sich aber eine deutlich höhere Anzahl dieser Repeats, mehr als 36. Die Repeat-Expansion des HD-Gens wird meist vererbt, lediglich 3 % der Patienten haben diese neu entwickelt.

Weisen Patienten zwischen 27 und 35 Repeats auf, spricht man von einer Prämutation. Nachkommen, deren Vater eine Prämutation besitzen, haben ein Risiko von ungefähr 3 %, dass diese Prämutation im Rahmen der Vererbung und damit verbundenen DNA-Replikation zu einer Vollmutation mit 36 oder mehr Repeats mutiert. Alle Patienten, die eine volle Mutation mit mehr als 36 Repeats geerbt haben, haben diese von ihrem Vater erhalten.

Die Expansion des Glutathion-Repeats führt zu einer pathologischen Aktivierung des Genprodukts.

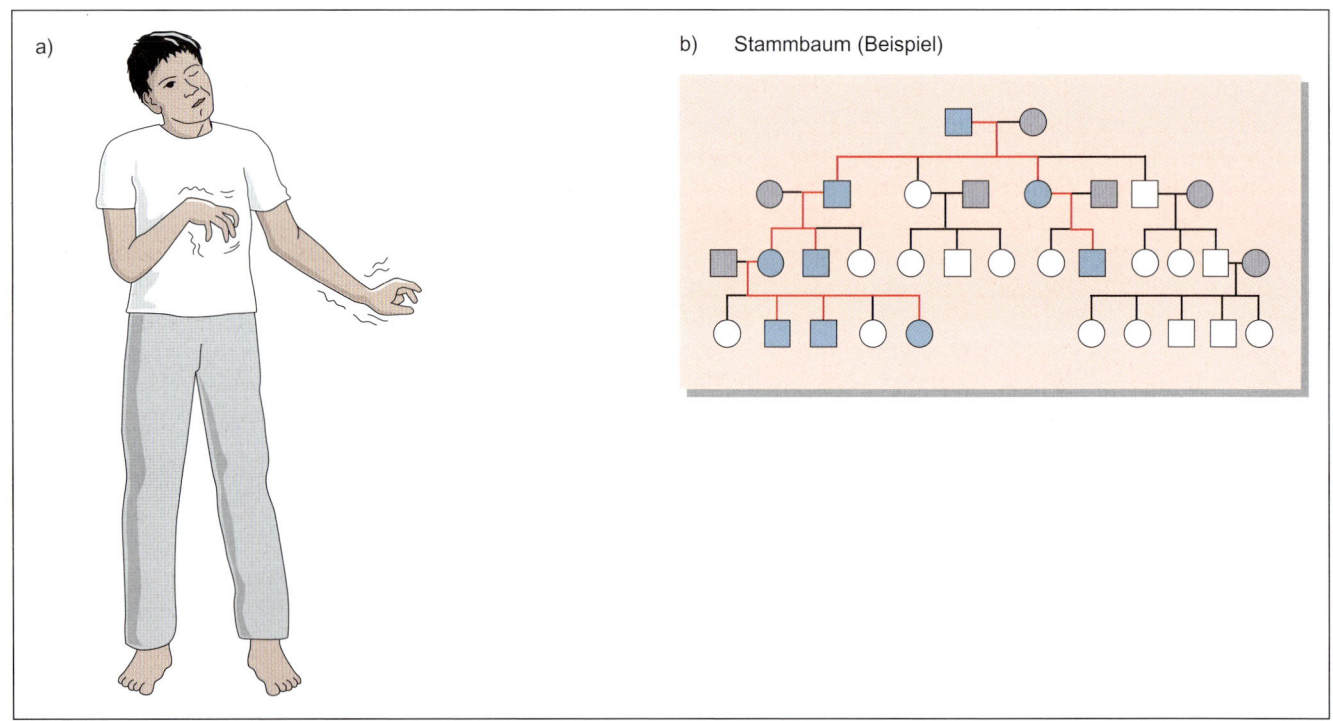

Abb. 1: a) Chorea major Huntington; b) Stammbaum einer Familie mit Chorea Huntington. Die runden Kreise symbolisieren weibliche Familienmitglieder, die Quadrate männliche Familienmitglieder. Diese Symbole sind im Falle einer Erkrankung farbig unterlegt. Die Vererbung erfolgt autosomal-dominant. [25]

Klinik

Ausbruch der Erkrankung ist in der Regel zwischen dem 35. und 50. Lebensjahr, wobei insgesamt eine große Bandbreite des Erkrankungsalters beobachtet wird. Unter anderem ist das Alter, in dem die Erkrankung ausbricht, abhängig davon, wie viele Repeats im HD-Gen akkumuliert sind. Je mehr Repeats sich finden, desto jünger erkranken die Patienten an Chorea Huntington. Im Vordergrund stehen neurologische Störungen, insbesondere Bewegungsstörungen und psychiatrische Veränderungen. Diese neurologischen Störungen haben ihr morphologisches Korrelat in degenerativen Veränderungen der Stammganglien mit Zelluntergang vorwiegend im Corpus striatum.

Die neurologischen Störungen umfassen eine zunehmende Bewegungsunruhe mit kontrollierten und unkontrollierten Bewegungen meist an Armen (betont an Händen und Fingern) und Beinen (betont an Füßen), aber auch den Rumpf betreffend. Später kommt es zu zunehmenden Erhöhungen der Muskelspannung und dadurch zu einer Verlangsamung der Bewegungen (❙ Abb. 1).

In den meisten Fällen führt die Krankheit zu einem unkontrollierten Grimassieren, das nicht willkürlich unterbrochen werden kann. Dadurch kommt es im weiteren Verlauf auch zu Schwierigkeiten beim Sprechen und Schlucken.

Kognitive Einschränkungen nehmen ebenfalls zu und beginnen früh während des Krankheitsverlaufs. Sie können alle Bereiche der kognitiven Funktion betreffen. Das Sprechen ist meist erst später beeinträchtigt.

Die psychiatrischen Auffälligkeiten sind in der überwiegenden Zahl der Fälle die ersten Symptome. Die Patienten sind vermehrt reizbar und unruhig. Dazu kommen depressive Symptome mit Pflichtvernachlässigung und Gleichgültigkeit. Im weiteren Verlauf der Erkrankung kommt es dann zu einer zunehmenden demenziellen Veränderung mit verminderter Merkfähigkeit und verlangsamter Auffassung von Ereignissen bis hin zur vollständigen Demenz. Schließlich führen die psychiatrischen Veränderungen auch zu Persönlichkeitsveränderungen und sozialem Rückzug.

Insgesamt schreitet die Erkrankung kontinuierlich fort. Die meisten Patienten sterben ca. 15 bis 20 Jahre nach Beginn der Symptome. Die juvenile Form mit einer hohen Repeat-Zahl weist häufig ein rascheres Fortschreiten auf. Die Patienten im Endstadium sind meist rigide und akinetisch, dement und stumm. Immobilität und Aspiration führen zu Pneumonien, die die häufigsten Todesursachen sind.

Diagnose

Die klinischen Symptome sind charakteristisch und erlauben oft eine klinische Diagnose der Erkrankung. Eine genetische Analyse, die bereits pränatal möglich ist, kann die Diagnose absichern. Dabei wird über eine PCR-Analyse die Länge des Repeat-tragenden Abschnitts bestimmt und so auf die Anzahl der Repeats rückgeschlossen.

Therapie

Eine ursächliche Therapie der Chorea Huntington ist nicht verfügbar. Die therapeutischen Optionen beschränken sich auf supportive Maßnahmen und das medikamentöse Management der unkontrollierten Bewegungen. Strukturelle Veränderungen des Gehirns, insbesondere im Bereich des Corpus striatum, werden mittels MRT oder CT des Gehirns erfasst.

Zusammenfassung

✖ Chorea Huntington ist insbesondere durch eine zunehmende Bewegungsunruhe und Wesensänderung gekennzeichnet.

✖ Die Erkrankung wird autosomal-dominant vererbt.

✖ Die Erkrankung entsteht durch eine Expansion des Basentripletts CAG.

✖ Im mutierten Gen finden sich mehr als 36 Repeats.

Skelettdysplasien

Osteogenesis imperfecta, Glasknochenkrankheit

Die Osteogenesis imperfecta ist eine heterogene Gruppe an Erkrankungen, die auf einer Störung des Kollagenhaushalts beruht, insbesondere auf einer veränderten Synthese des Kollagens vom Typ I. Die Erkrankung geht mit einer abnormen Brüchigkeit der Knochen einher.

Biochemie der Kollagensynthese

Kollagen I ist der wesentliche strukturelle Bestandteil von Knochen und Bindegewebe. Das Prokollagen I setzt sich aus insgesamt drei Einzelmolekülen zusammen. Zwei Pro-α_1-Ketten paaren sich mit einer Pro-α_2-Kette. Die Gene, die für die Pro-α_1- und die Pro-α_2-Ketten codieren, liegen auf den Chromosomen 17 und 7. Die drei Prokollagenketten sind helixförmig umeinander geschlungen. Dabei kommt der Aminosäurenabfolge in den Ketten eine wichtige Rolle zu. Die Abfolge der Aminosäuren ist typischer- und notwendigerweise in einer Vielzahl sich wiederholender Aminosäurentripletts angeordnet: Gly-A-B, wobei A und B variabel sein können. Die Position von Glycin ist jedoch wichtig, da Glycin die kleinste Aminosäure ist und als einzige in die mittige, axiale Position in der Helix passt. Ist dieses Glycin zu einer anderen Aminosäure mutiert, kommt es zu einer signifikanten Instabilität der Helixstruktur (■ Abb. 1). Da die Aufwicklung der helikalen Struktur des Kollagens vom C-terminalen Ende aus beginnt und in Richtung N-terminales Ende verläuft, haben Mutationen, die das C-terminale Ende der Prokollagenstrukturen betreffen, eine schwerere Störung der Kollagenfunktion zur Folge. Darüber hinaus führt eine Einschränkung oder Verlangsamung der Kollagensynthese durch eine Mutation zu vermehrten Veränderungen am Protein, bis dieses in die Kollagenhelix eingebaut und damit vor weiteren Veränderungen geschützt wird. Auf diese Weise wird die Windung der Helix weiter verlangsamt bzw. gestört.

Genetik

Mittlerweile ist eine Vielzahl verschiedener Mutationen bekannt, die die Struktur des Kollagens I beeinträchtigen können. Diese liegen entsprechend der Genlokalisation auf den Chromosomen 17 oder 7. Der Erbgang ist autosomaldominant und die Inzidenz der Erkrankung beträgt 1 : 20 000. Die meisten Mutationen sind De-novo-Mutationen, nur der kleinere Teil wird von den Eltern vererbt.

Phänotyp

Unterschieden werden vier wesentliche Hauptgruppen, wobei der Typ I bei Weitem am häufigsten ist.

Typ I

Diese Form der Osteogenesis imperfecta wird als die mildeste Form der Erkrankung angesehen. Die Neugeborenen weisen selten Frakturen auf (■ Abb. 2) – allerdings häufen sich diese, sobald das Kind laufen lernt, oft auch bei inadäquatem Trauma. Die Gelenke neigen zur Überstreckbarkeit aufgrund schwacher Bänder. Typisch sind blaue Skleren (■ Abb. 3), die allerdings nicht zwingend vorliegen müssen. Relativ früh treten Schallleitungsstörungen auf (ab der dritten Lebensdekade). Ab dem 20. Lebens-

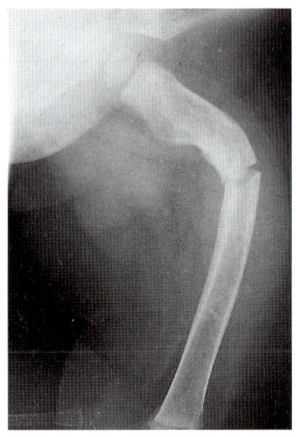

■ Abb. 2: Femurfraktur. [16]

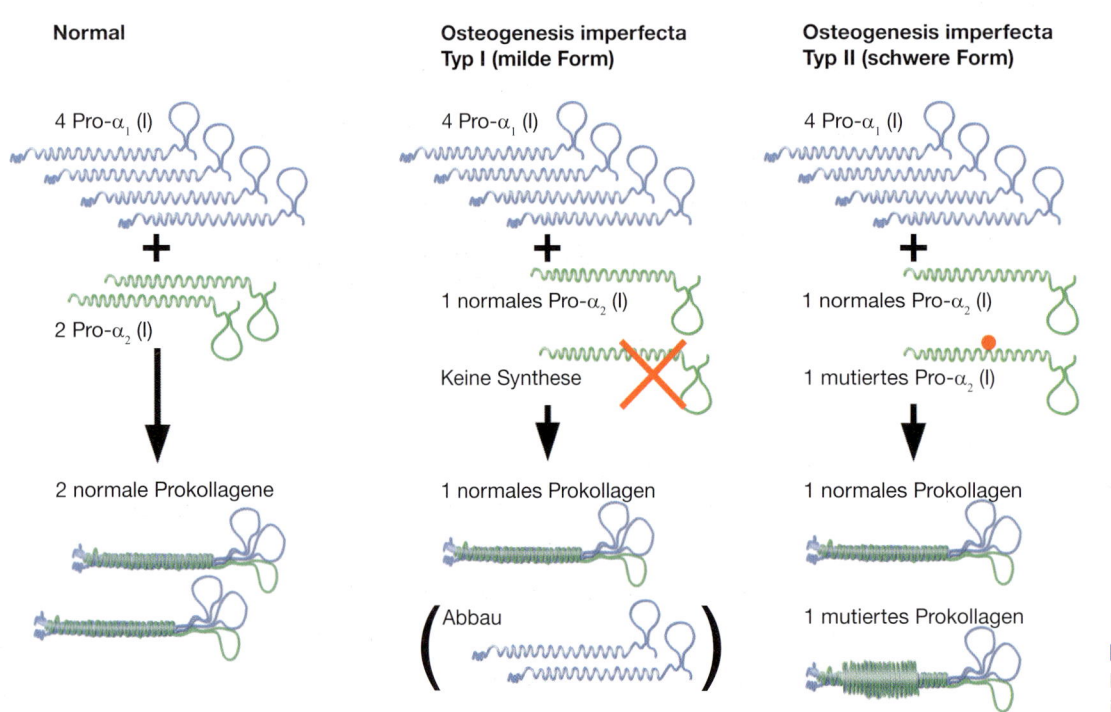

Normal	Osteogenesis imperfecta Typ I (milde Form)	Osteogenesis imperfecta Typ II (schwere Form)
4 Pro-α_1 (I)	4 Pro-α_1 (I)	4 Pro-α_1 (I)
2 Pro-α_2 (I)	1 normales Pro-α_2 (I)	1 normales Pro-α_2 (I)
	Keine Synthese	1 mutiertes Pro-α_2 (I)
2 normale Prokollagene	1 normales Prokollagen	1 normales Prokollagen
	(Abbau)	1 mutiertes Prokollagen

■ Abb. 1: Kollagen bei Osteogenesis imperfecta. [21]

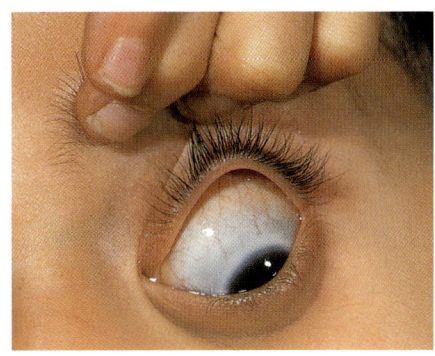

Abb. 3: Blaue Skleren. [16]

jahr werden die Knochen aber meist stabiler und die Frakturhäufigkeit nimmt ab.

Typ II

Der Typ II der Osteogenesis imperfecta ist oft perinatal letal. Ungefähr 50 % der Kinder sterben perinatal. Typisch sind perlschnurartig aufgetriebene Rippen mit multiplen Frakturen und Deformitäten. Die zunächst überlebenden Kinder sterben meist ebenfalls bald an kardiopulmonalen Komplikationen. Als kennzeichnend wird weiterhin ein weicher und nur gering verkalkter Schädel beschrieben („Kautschukschädel", *lat.* Calvaria membranacea).

Typ III

Typ III der Osteogenesis imperfecta zeichnet sich durch eine abnorme Knochenbrüchigkeit aus, verbunden mit schweren Deformitäten und stark ausgeprägter Kleinwüchsigkeit.

Typ IV

Die Patienten mit Typ IV der Osteogenesis imperfecta sind ebenfalls kleinwüchsig, jedoch weniger ausgeprägt als bei Typ III. Sie können meist laufen. Mit der Pubertät zeigt sich häufig eine Besserung der Knochenbrüchigkeit.

Therapie

Bis heute existiert keine ursächliche Therapie der Erkrankung. Wichtig sind jedoch eine gute orthopädische Therapie sowie eine genetische Beratung.

Achondroplasie

Die Achondroplasie ist bedingt durch eine Störung der Verknöcherung aus

dem Inneren der Knochen heraus, der enchondralen Ossifikation. Diese Störung betrifft vor allem die großen Röhrenknochen.

Genetik

Die Erkrankung entsteht durch eine Punktmutation im Rezeptor-Gen für den Fibroblasten-Wachstumsfaktor FGFR-3 (fibroblast growth factor receptor 3). Dieser Rezeptor reguliert die Knorpelbildung, weshalb es durch eine Mutation des Gens zu einer verfrühten Verknöcherung der Wachstumszone und damit zum Minderwuchs kommt. Die Erkrankung wird autosomal-dominant vererbt, wobei es sich bei den meisten Patienten (80 %) um eine Neumutation handelt, diese also nicht von den Eltern erworben wurde. Feten mit homozygoter Mutation sterben bereits im Mutterleib.

Phänotyp

Das charakteristische klinische Bild ist durch einen disproportionalen Minderwuchs gekennzeichnet (▮ Abb. 4). Es besteht ein vergrößerter Kopf (Makrozephalus) mit typisch verkleinertem Foramen occipitale. Gleichzeitig finden sich kurze plumpe Extremitäten. Die Wirbelsäule ist häufig im Sinne einer lumbosakralen Lordose verändert. Da der Rumpf vergleichsweise lang ist, ist die Erkrankung beim sitzenden Patienten nicht zu sehen.

Therapie

Eine ursächliche Therapie besteht auch hier nicht. Supportive Maßnahmen stehen im Vordergrund, so z. B. orthopädische Korrekturen der Beinachsen- und Wirbelsäulenstellung.

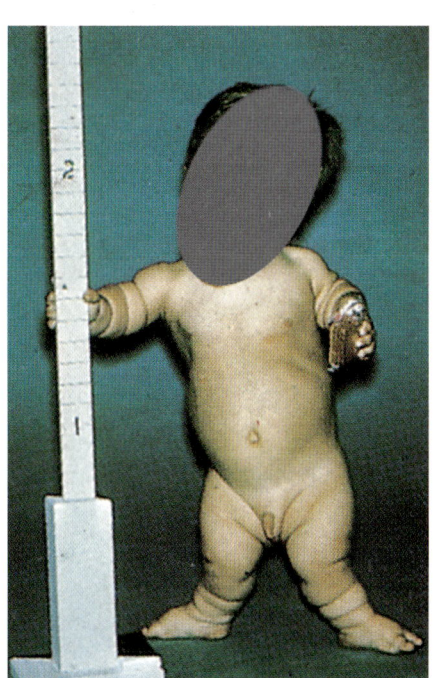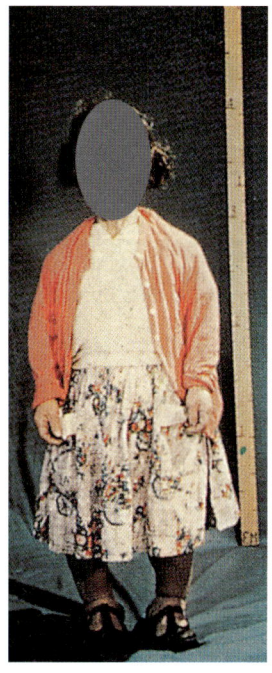

Abb. 4: Achondroplasie im Kindes- und Erwachsenenalter. [16]

Zusammenfassung

✖ Osteogenesis imperfecta ist eine heterogene Gruppe an Erkrankungen, die auf einer Störung des Kollagenhaushalts beruht.

✖ Typisch ist eine abnorme Knochenbrüchigkeit.

✖ Die Achondroplasie ist eine Störung der Verknöcherung. Sie führt zu einem disproportionalen Minderwuchs.

Marfan-Syndrom

Das Marfan-Syndrom ist eine Bindegewebserkrankung, die durch eine Mutation eines grundlegenden Bausteins des Bindegewebes ausgelöst wird, nämlich dem Fibrillin. Die genetische Veränderung führt zur Instabilität der Fasern. Entsprechend betreffen die Auswirkungen der veränderten Bindegewebsstruktur eine Vielzahl verschiedener Organsysteme.

Genetik

Beim Marfan-Syndrom handelt es sich um eine genetisch bedingte Erkrankung, die das Bindegewebe betrifft. Das Marfan-Syndrom tritt mit einer Häufigkeit von 1 : 10 000 auf und wird mit einer Wahrscheinlichkeit von 50 % auf die Nachkommen vererbt. Aufgrund von Spontanmutationen kann jedoch auch bei Kindern mit Eltern, die nicht an dieser Krankheit leiden, das Marfan-Syndrom auftreten. Ursache für das Marfan-Syndrom sind Mutationen im Fibrillin-1-Gen (FBN1), das für die Fibrillinsynthese verantwortlich ist (▌ Abb. 1). Fibrillin ist Hauptbestandteil des elastischen Bindegewebes und betrifft somit mehrere Organsysteme. Das Gen liegt auf dem langen Arm des Chromosoms 15. Mutationen werden autosomal-dominant vererbt (▌ Abb. 2).

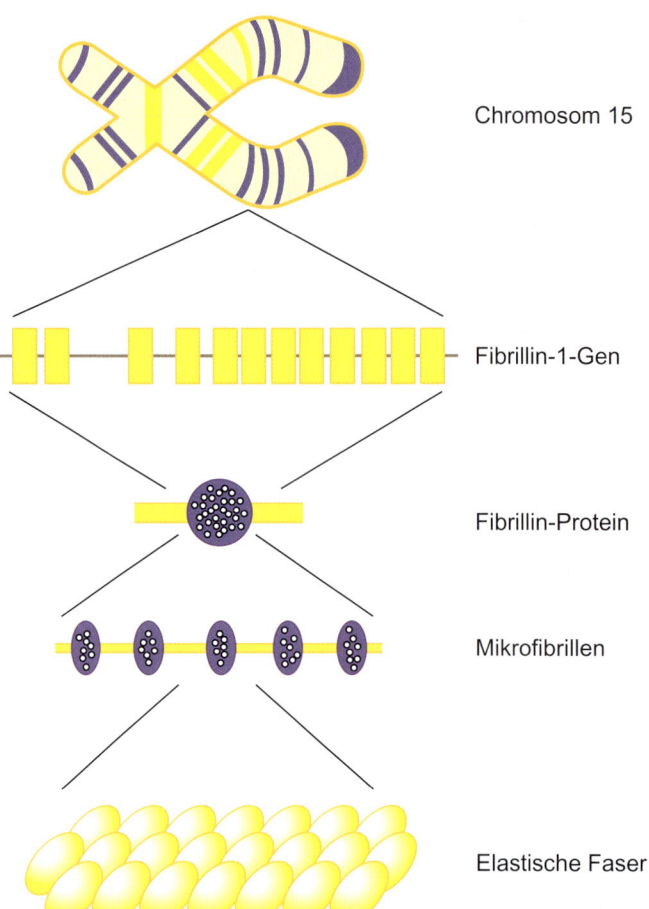

Chromosom 15

Fibrillin-1-Gen

Fibrillin-Protein

Mikrofibrillen

Elastische Faser

▌ Abb. 1: Molekulare Strukturen. Das Fibrillin-1-Gen kodiert für das Fibrillin-1-Protein, welches mit Fibrillin 2 Hauptbestandteil der Mikrofibrillen ist. In elastischen Fasern finden sich viele Mikrofibrillen quervernetzt. [1]

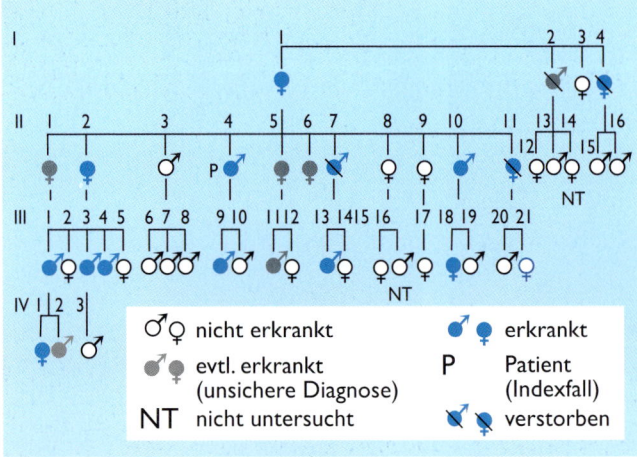

♂♀ nicht erkrankt   ♂♀ erkrankt
♂♀ evtl. erkrankt   P   Patient
    (unsichere Diagnose)   (Indexfall)
NT nicht untersucht   ♂♀ verstorben

▌ Abb. 2: Stammbaum Marfan-Syndrom. [16]

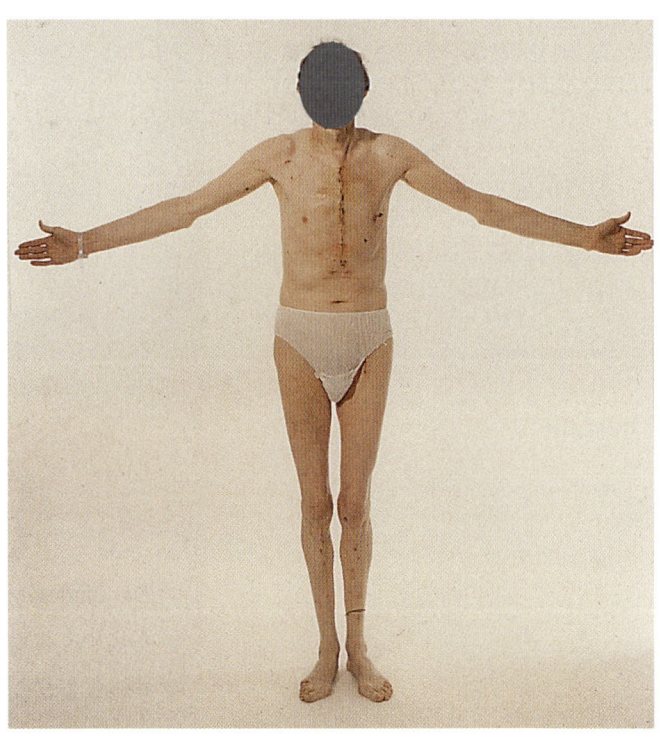

▌ Abb. 3: Patient mit Marfan-Syndrom. [16]

Symptome

Die für das Marfan-Syndrom verantwortliche Bindegewebs-
schwäche betrifft eine Vielzahl verschiedener Gewebe und
Organe. Äußerlich fällt zunächst in den meisten Fällen eine
überdurchschnittliche Körpergröße auf, wobei auch die
Gliedmaßen überlang erscheinen (▌Abb. 3, ▌Abb. 4).
Eine Überstreckbarkeit der Gelenke ist ebenso typisch wie
Fehlstellungen der Wirbelsäule (Skoliose, Kyphose) oder
Plattfüße. Weiterhin können Verformungen des Brustkorbs
im Sinne einer Trichter- oder Kielbrust auftreten.
Im Bereich der Aorta können sich, begünstigt durch die Bin-
degewebsschwäche, Aneurysmen ausbilden. Diese bergen
eines der Hauptrisiken des Marfan-Syndroms. Neben der
Aneurysmabildung findet sich oft eine Dissektion der Aorten-
wand bei diesen Patienten. Auch die Herzklappen können in
Mitleidenschaft gezogen werden, wobei es insbesondere zu
Aorten- oder Mitralklappeninsuffizienzen kommt.
Die Bindegewebsmutationen im Rahmen des Marfan-Syndroms können auch den bindegewebigen Aufhängeapparat
der Augenlinse betreffen. Durch diese Veränderungen kann
die Linse verlagert sein, was konsekutiv zu einer Kurzsichtigkeit führt. Auch ein Abreißen der Linse oder Linsentrübungen
können auftreten und im schlimmsten Fall zur Erblindung
des Auges führen (▌Abb. 5).
Schließlich kann die Bindegewebsschwäche auch die Lunge
betreffen. Dabei besteht vor allem das Risiko der Entwicklung
eines Pneumothorax.

Prognose

Unbehandelt ist die Lebenserwartung deutlich verkürzt und
liegt bei durchschnittlich 35 Jahren. Regelmäßige Untersuchungen sowie, falls notwendig, Operationen von kardialen
und vaskulären Pathologika können die Lebenserwartung
ungefähr verdoppeln. Empfohlen werden jährliche Untersuchungen, ob sich ein Aortenaneurysma oder kardiale Fehlbildungen entwickeln.

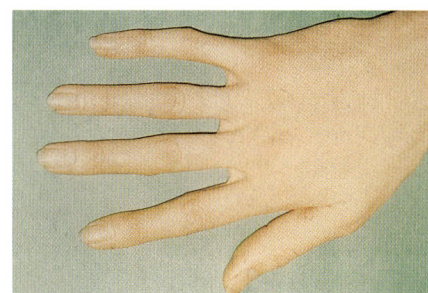

▌ Abb. 4: Langgliedrig-
keit bei Marfan. [16]

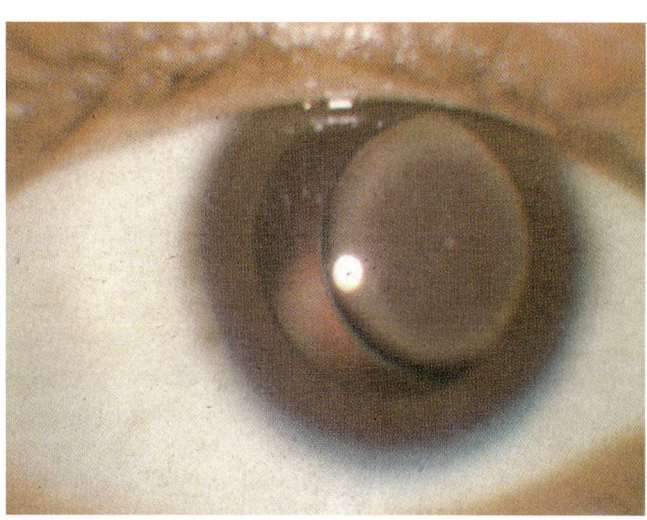

▌ Abb. 5: Schlotterlinse-Syndrom. [16]

Zusammenfassung

✖ Beim Marfan-Syndrom handelt es sich um eine genetisch bedingte
Erkrankung, die das Bindegewebe betrifft.

✖ Auffällig ist der große Wuchs der Patienten.

✖ Der Bindegewebsdefekt betrifft viele verschiedene Gewebe und Organe:
Neigung zu Aortenaneurysmen und Klappeninsuffizienzen, Defekten der
Augenlinse, Risiko einer Pneumothoraxentwicklung.

✖ Es besteht eine verkürzte Lebenserwartung.

Rett-Syndrom

Das Rett-Syndrom ist eine neurodegenerative Erkrankung, die fast ausschließlich Mädchen betrifft. Nach dem Down-Syndrom ist es die zweithäufigste Ursache der mentalen Retardierung bei Mädchen. Die Inzidenz beträgt 1 : 10 000.

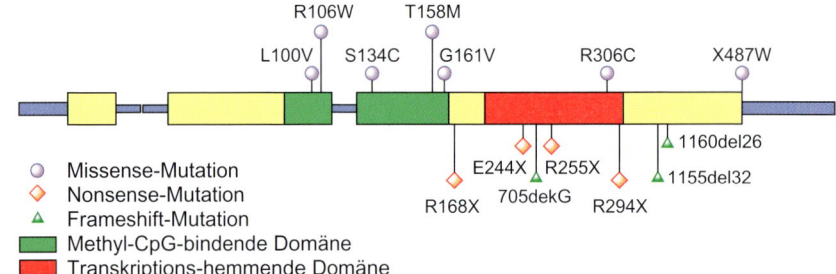

Verteilung von MeCP₂-Mutationen

- ○ Missense-Mutation
- ◇ Nonsense-Mutation
- △ Frameshift-Mutation
- ■ (grün) Methyl-CpG-bindende Domäne
- ■ (rot) Transkriptions-hemmende Domäne

R106W T158M
L100V S134C G161V R306C X487W
E244X R255X 1160del26
R168X 705dekG R294X 1155del32

❚ Abb. 1: Schematische Darstellung der verschiedenen Mutationen des MeCP-Gens, die zu einem Rett-Syndrom führen können. [1]

Genetik

Das Rett-Syndrom wird X-chromosomal-dominant vererbt. Die Erkrankung kommt fast ausschließlich bei Mädchen vor, da eine Mutation bei Jungen in den allermeisten Fällen vor der Geburt letal ist. Die zugrunde liegende Mutation konnte auf dem langen Arm des X-Chromosoms lokalisiert werden. In diesem Abschnitt ist vor allem das Gen Methyl-CpG-binding-protein-2 (MeCP2) betroffen (❚ Abb. 1). Dieses Gen codiert für ein Protein, das als Transkriptionsfaktor fungiert und die Aktivität gleich mehrerer Gene über eine Bindung an methylierte CpG-Inseln reguliert. Ist das Gen mutiert, kann das davon codierte Protein die Aktivität der Zielgene nicht mehr unterdrücken, was letztendlich zur Erkrankung führt. Lediglich 1 % der Mutationen werden vererbt, die allermeisten Fälle (99 %) sind De-novo-Mutationen.

Phänotyp

Kinder mit Rett-Syndrom entwickeln sich in den ersten Lebensmonaten zunächst scheinbar unauffällig. Manche Kinder lernen sogar laufen und entwickeln die Fähigkeit, einige Wörter zu sprechen. Nach sechs bis 18 Monaten tritt allerdings ein Stillstand der Entwicklung ein und schließlich kommt es zu einer Rückbildung des bis dahin Erlernten. Eines der ersten Zeichen ist eine Verlangsamung des Kopfwachstums, weshalb die Kinder in der Regel ab zwei Jahren eine Mikrozephalie aufweisen. Begleitend kommt es zu weiteren Entwicklungsstörungen, insbesondere der sprachlichen Fähigkeiten, und zu Rückbildungen des Gebrauchs der Hände. Damit verbunden sind auch stereotype Bewegungen der Hand, die einem Händewaschen in Brusthöhe ähneln. Die sprachliche Entwicklung ist verzögert oder fehlt ganz. Die Patienten sind

mental retardiert. Bei der überwiegenden Zahl der Patienten werden epileptische Anfälle beobachtet. Diese psychischen Veränderungen gehen mit motorischen Störungen und Ataxie einher. Infolge dieser Veränderungen machen sich auch sozialer Rückzug und Selbstverletzungen bemerkbar.

Im weiteren Verlauf der Erkrankung stabilisiert sich der Zustand der Patienten dann wieder, wobei die neurologischen Symptome, insbesondere die mentale Retardierung, bestehen bleiben. Die Patienten zeigen typischerweise autistische Symptome, die meist zwischen dem fünften und dem zehnten Lebensjahr beginnen.

Eines der schwerwiegendsten Symptome ist das Auftreten von epileptischen Anfällen. Diese können eine große Variabilität aufweisen bis hin zu tonisch-klonischen Krämpfen.

Schließlich entwickeln viele Patienten

eine schwere Skoliose. Die meisten Patienten verlieren ihre Mobilität im Teenageralter und sind danach an den Rollstuhl gebunden. Mit zunehmendem Alter entwickeln die Patienten zusätzlich Parkinson-Symptome. Die Lebenserwartung der Patienten ist fast normal. Eine Reihe von Patienten erreicht das 70. Lebensjahr, allerdings in schwer eingeschränkter körperlicher Verfassung.

Therapie

Die therapeutischen Möglichkeiten sind limitiert. Wesentlich sind eine pädagogische Unterstützung der Kinder ebenso wie eine antikonvulsive Therapie im Fall einer Epilepsie oder eine orthopädisch-chirurgische Therapie bei höhergradiger Skoliose. Daneben sind die Physio- und die Ergotherapie wichtig, um die Mobilität und Unabhängigkeit so lange wie möglich aufrechtzuerhalten.

Zusammenfassung

- ✖ Das Rett-Syndrom ist die zweithäufigste Ursache für mentale Retardierung bei Mädchen.
- ✖ Auslöser ist eine Mutation auf dem X-Chromosom, von der das MeCP2-Gen betroffen ist.
- ✖ Mutationen bei männlichen Embryonen sind pränatal letal.
- ✖ Es handelt sich um einen X-chromosomal-dominanten Erbgang.
- ✖ Auffällig ist die zunächst normale Entwicklung, dann ab dem 18. Monat eine Regression.
- ✖ Ausgeprägte neurologische Symptomatik mit mentaler Retardierung, Sprachstörungen und stereotypen Bewegungen der Hände.

Fragiles-X-Syndrom

Das Fragile-X-Syndrom ist nach der Trisomie 21 die häufigste Form der mentalen Retardierung. Die Inzidenz beträgt 1 : 4000. Die Namensgebung des Syndroms entstammt früheren Analysemethoden: In Kulturbedingungen unter Folsäuremangel oder Folsäureantagonisten entstehen Brüche am Ende des langen Arms des X-Chromosoms (▌Abb. 1).

Genetik

Ursache des Fragilen-X-Syndroms ist eine Mutation auf dem langen Arm des X-Chromosoms, im Speziellen im Bereich des Fragile-X-mental-retardation-1(FMR1)-Gens. Dabei handelt es sich um eine vielfache Wiederholung (Repeat) und Aneinanderreihung des Nukleotidtripletts CGG, die weit über das normale Maß in diesem Bereich hinausgeht. Die Trinukleotidexpansion, die zur Ausbildung des Fragilen-X-Syndroms führt, findet im nicht exprimierten Abschnitt am 5'-Ende des FMR1-Gens statt. Die CGG-Repeats befinden sich im Exon 1, das nicht translatiert wird. Das normale FMR1-Gen besitzt zwischen sechs und 54 Repeats. Patienten mit einer „Prämutation" besitzen 55 bis 200 Repeats und mehr als 200 Repeats werden als „Vollmutation" bezeichnet. Bei Patienten mit einer Vollmutation kommt es zu einer Hypermethylierung des Genabschnitts, die konsekutiv zu einer Deaktivierung des Promotors und somit zu einer Hemmung der Genfunktion führt (Abb. 2).
Das für das Fragile-X-Syndrom verantwortliche Gen mutiert in zwei Schritten. Die initiale Mutation, sog. Prämutation, verursacht noch keine klinischen Symptome. Im zweiten Schritt wandelt sich die Prämutation zu einer Vollmutation, die dann ursächlich für die klinischen Symptome ist. Prämutationen müssen durch Frauen vererbt werden, um in Vollmutationen zu transformieren.
Die Mutationen im Bereich des FMR1-Gens führen zu einer vermehrten Methylierung in diesem Bereich, was eine Minderaktivität des Gens nach sich zieht. Die genaue Funktion dieses Gens ist allerdings nach wie vor nicht bekannt.
Aufgrund der X-chromosomalen Lokalisation des zugrunde liegenden Gendefekts muss eine X-chromosomale Vererbung des Syndroms angenommen werden. Dies stimmt auch insofern, als die Mutter (die ein zweites gesundes Chromosom besitzt) in der Regel keine Symptome aufweist und das mutierte Gen zu 50 % an ihre Nachkommen weitergibt. Damit werden 50 % der Töchter Überträgerinnen. Gleichzeitig gibt es davon abweichend allerdings einige Auffälligkeiten im Erbgang, die von einer rein X-chromosomalen

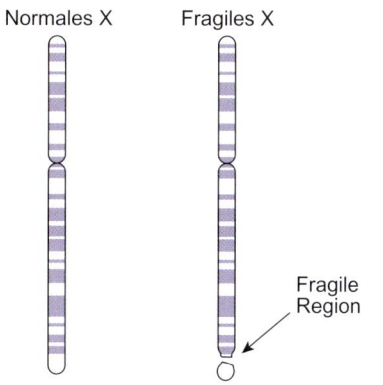

▌Abb. 1: Fragiles-X-Syndrom: Unter Folsäuremangel oder Folsäureantagonisten entstehen Brüche am Ende des langen Arms des X-Chromosoms. [1]

Vererbung abweichen. Dieses Phänomen wird als „Sherman-Paradoxon" bezeichnet. Eine Überträgerin mit einer Prämutation vererbt diese zu 50 % an ihre männlichen Nachkommen. Die Mutation ist dabei aber nicht notwendigerweise stabil, sondern kann bei den männlichen Nachkommen als Vollmutation ausgeprägt sein, sodass diese dann am Fragilen-X-Syndrom leiden. Männliche Nachkommen mit der Vollmutationsvariante sind fertil und vererben daher die Mutation weiter. Interessanterweise wird aber die Mutation an Töchter nur in Form der Prämutation weitergegeben.

Phänotyp

Wesentliches Merkmal ist eine mentale Retardierung. Insbesondere Sprachentwicklungsstörungen sind stark auffällig. Der Phänotyp der Kinder mit Fragilem-X-Syndrom ist anfangs diskret. Man sagt, die Kinder wachsen in das Syndrom hinein.
Als charakteristisch für das Syndrom wird ein langes Gesicht verbunden mit einer prominenten Stirn und markantem Kinn beschrieben. Die Ohren sind oft ebenfalls groß und die Nase breit.
Typisch für das Fragile-X-Syndrom ist weiterhin eine Vergrößerung der Hoden, ein Makroorchismus.

Diagnose

Die Diagnostik erfolgt zunächst über eine PCR-Untersuchung mit Bestimmung der Länge der Repeat-tragenden Region. Die Untersuchung kann auch pränatal im Rahmen einer Amniozentese oder Chorionzottenbiopsie durchgeführt werden.

Therapie

Eine kausale Therapie existiert nicht. Empfohlen werden aber eine Entwicklungs-, Sprach- und Verhaltenstherapie sowie das Meiden von Stresssituationen.

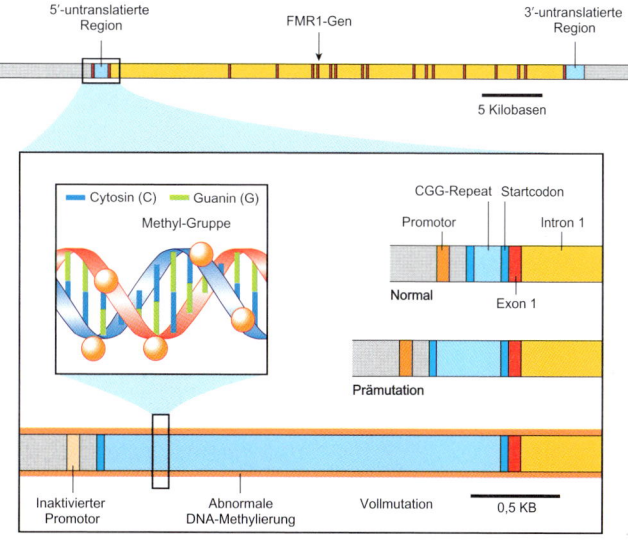

▌Abb. 2: Schematische Darstellung der Repeat-Expansion im FMR1-Gen und daraus resultierender Änderung der Regulation der Genaktivität. [1]

Zusammenfassung

✖ Das Fragile-X-Syndrom ist die zweithäufigste Form der mentalen Retardierung.
✖ Es wird durch Repeats des Nukleotidtripletts CGG verursacht.
✖ Die Anzahl an Repeats bestimmt die Ausprägung der klinischen Symptome. Mehr als 200 Repeats werden als „Vollmutation" bezeichnet.
✖ Die Vererbung weicht vom typischen X-chromosomalen Vererbungsgang ab.

Mukoviszidose (zystische Fibrose)

Ursächlich für Mukoviszidose ist eine Fehlfunktion der Chloridkanäle der exokrinen schleimproduzierenden Drüsen. Durch die Fehlfunktion der Chloridkanäle werden vermindert Chloridionen sezerniert, die über eine osmotische Aktivität normalerweise einen Flüssigkeitsübertritt in den Schleim fördern. Da dies aber bei den Patienten mit Mukoviszidose vermindert stattfindet, bilden die entsprechenden Drüsen ein vermehrt visköses Sekret. Dadurch werden die Ausführungsgänge der Drüsen verstopft und es kommt deshalb zu einem zystisch-fibrösen Umbau der Gewebe, verbunden mit Funktionsstörungen der Organe (❚ Abb. 1).

Genetik

Die Mukoviszidose wird autosomal-rezessiv vererbt. Mit einer Inzidenz von 1 : 2500 stellt die Mukoviszidose die häufigste Stoffwechselerkrankung der weißen Weltbevölkerung dar. Heterozygote Anlageträger sind phänotypisch gesund, ihre Zahl wird auf 1 : 25 geschätzt.
Die der Erkrankung zugrunde liegende Mutation liegt auf dem langen Arm des Chromosoms 7. Das betroffene

CTFR-Gen (cystic fibrosis conductance regulator) codiert für einen Chloridkanal, der durch die Mutation in seiner Funktion beeinträchtigt wird. Insgesamt ist eine Vielzahl verschiedener Mutationen in diesem Gen bekannt, die eine Mukoviszidose verursachen. Bei Weitem die häufigste Mutation ist allerdings eine Deletion von drei Nukleotiden im Exon 10 des Gens, was dazu führt, dass die Aminosäure Phenylalanin an Position 508 des Proteins fehlt. Dadurch entsteht eine Funktionseinschränkung des Proteins. Aus diesem Grund wird die Mutation auch als Delta-508-Mutation bezeichnet. Diese Mutation tragen 70 % der Patienten.

Phänotyp

Der Phänotyp der Erkrankung ist initial variabel. Bereits von Geburt an können erste Symptome auffallen. Ungefähr 10 % der Kinder weisen einen Mekoniumileus auf, eine Darmobstruktion durch den zähen Stuhl.
Im Gegensatz dazu kann bereits im Säuglingsalter eine exokrine Pankreasinsuffizienz auch zu persistierenden Durchfällen führen, da durch das fehlende Pankreassekret chronische

Durchfälle, Maldigestion, Mangelernährung und Verdauungsstörungen entstehen. Die Stühle sind fettig-glänzend und übel riechend. Wenn es zu einer Mitbeteiligung der endokrinen Pankreasfunktion kommt, kann darüber hinaus auch ein Diabetes mellitus entstehen. Mit diesen Stoffwechselstörungen sind häufig starke Gedeihstörungen der Kinder verbunden.
Zunehmend entwickeln sich auch pulmonale Symptome. Diese sind anfänglich vor allem durch chronische Bronchitiden und Pneumonien gekennzeichnet. Die Kinder husten ein zähes und oft eitriges Sekret ab. Die rezidivierenden pulmonalen Infekte führen nach und nach zur Ausprägung eines Lungenemphysems, was wiederum die Entwicklung einer Rechtsherzbelastung und eines Cor pulmonale nach sich zieht. Die Kinder sind dyspnoisch und zum Teil zyanotisch. Äußerlich bestehen Fassthorax (❚ Abb. 2), Uhrglasnägel und Trommelschlägelfinger (❚ Abb. 3) als Ausdruck der chronischen Lungenerkrankung.
Auch die Leber und Gallengänge können von den Veränderungen betroffen sein, da das CTFR-Gen eine hohe Aktivität in den Gallengängen besitzt. Dies

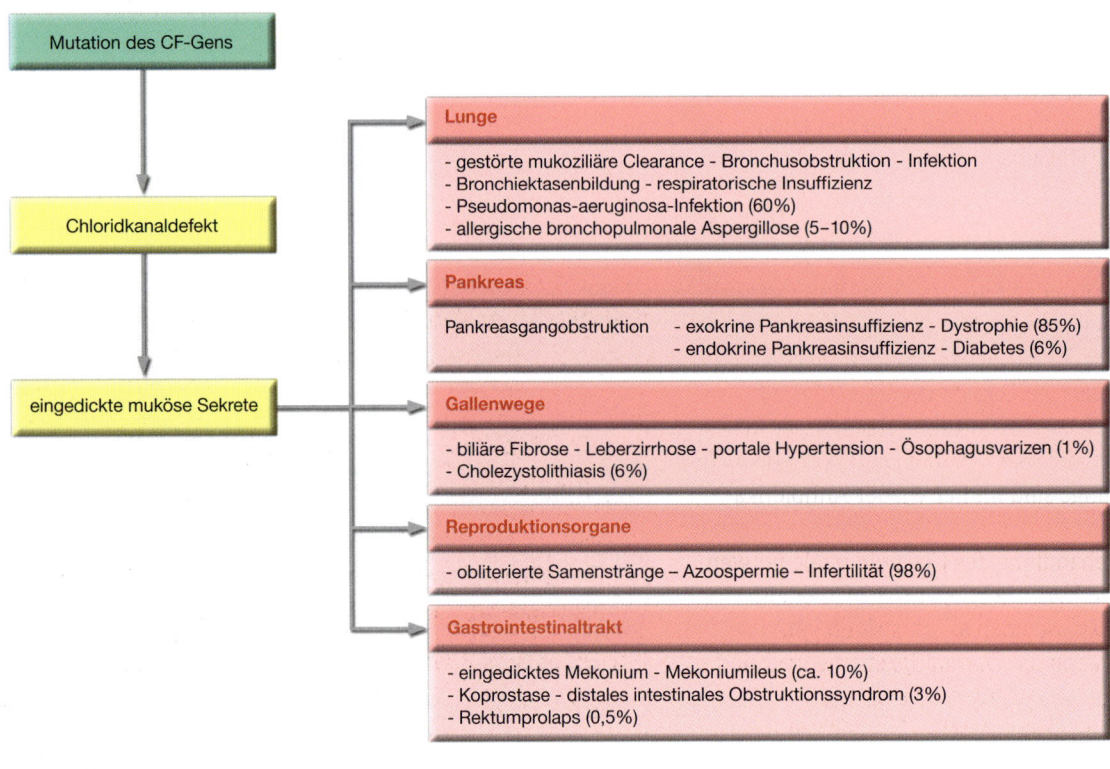

❚ Abb. 1: Chloridkanäle und Schleimbildung. [21]

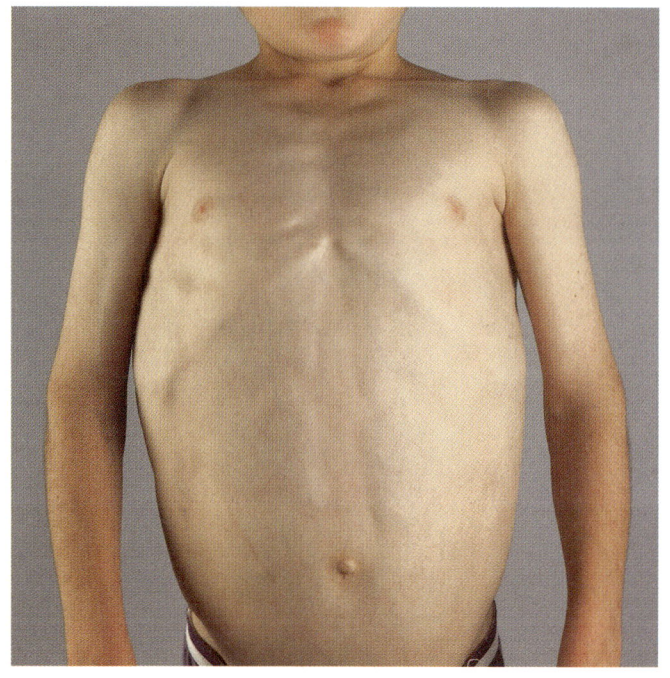

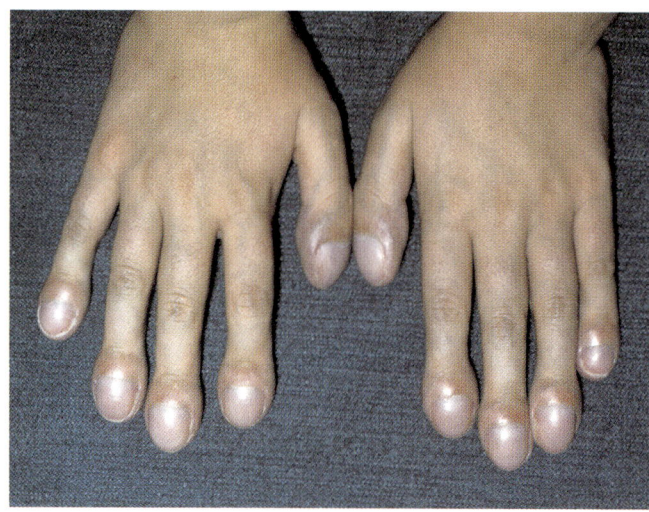

■ Abb. 3: Uhrglasnägel und Trommelschlägelfinger. [15]

■ Abb. 2: Fassthorax. [15]

führt zu Leberzirrhose mit sekundären Problemen des Pfortaderhochdrucks, wie z. B. Ösophagusvarizenblutung.
Die männlichen Patienten sind überwiegend steril, bedingt durch eine Aplasie der Vasa deferentia.

Diagnose

Die Diagnose wird zunächst über einen Schweißtest gestellt. Nachdem lokal ein Parasympatholytikum, Pilocarpin, auf die Haut aufgetragen wird und dadurch die Schweißbildung stimuliert, wird anschließend die Salzkonzentration des Schweißes gemessen. Ein Chloridgehalt des Schweißes von mehr als 60 mmol/l ist diagnostisch hinweisend auf eine Mukoviszidose. Aufgrund der möglichen Konsequenzen des Ergebnisses wird der Test mehrfach durchgeführt.
Der Nachweis der zugrunde liegenden Mutation erfolgt über Sequenzierung des CFTR-Gens.

Therapie

Eine ursächliche Therapie der Mukoviszidose existiert nicht. Zur Behandlung der pulmonalen Symptome stehen Broncholytika und Bronchodilatatoren im Mittelpunkt, um einen Abtransport des Schleims aus den Bronchien und der Lunge zu beschleunigen. Physiotherapeutische Maßnahmen wie Klopfmassagen können die Situation ebenfalls verbessern. Bei Entzündungen der Lunge sind immer wieder Antibiotikagaben notwendig. Im Spätstadium mit Lungenemphysem sind Sauerstoffgabe und Behandlung des Cor pulmonale notwendig. Ultima ratio ist hierbei eine Lungentransplantation, wobei diese bei Mukoviszidose noch als umstritten gilt.
Durch Lactulosegabe kann die Darmtätigkeit angeregt und somit einer Obstipation entgegengewirkt werden.
Die Ernährung sollte energiereich sein, da der Kalorienbedarf

aufgrund der unvollständigen Resorption, erhöhten Atemarbeit und wiederkehrenden Infekte erhöht ist. Eventuell müssen die Pankreasenzyme oral substituiert werden. Vitamine sollten ebenfalls substituiert werden. Bei Leberzirrhose besteht eventuell die Notwendigkeit der Senkung des Pfortaderhochdrucks mittels unselektiven β-Blockers.

Lebenserwartung

Die Lebenserwartung der Patienten ist reduziert, aber durch Verbesserung der Therapie zunehmend. Die Prognose wird insgesamt vor allem durch die pulmonale Symptomatik mit respiratorischer Insuffizienz und Cor pulmonale bestimmt. Die Lebenserwartung von Patienten mit Mukoviszidose liegt heute bei über 30 Jahren.

Zusammenfassung

✱ Mukoviszidose ist eine der häufigsten Stoffwechselerkrankungen.

✱ Ursächlich ist eine Mutation des CTFR-Gens auf Chromosom 7.

✱ Ein Defekt der Chloridkanäle verursacht hochviskösen Schleim, der zu Schäden an verschiedensten Organen führt, insbesondere Lunge, Pankreas und Leber.

✱ Die Lebenserwartung ist durch Organschäden eingeschränkt.

Hämatologische Erkrankungen

Hämophilien

Hämophilien sind Erkrankungen, die durch eine Störung der Blutgerinnung und daraus resultierender vermehrter Blutungsneigung gekennzeichnet sind. Anhand der betroffenen Gerinnungsfaktoren werden verschiedene Erkrankungsformen unterschieden.

Hämophilie A

Die Hämophilie A ist die häufigste Form der angeborenen Gerinnungsstörungen. Sie entsteht durch einen Mangel an Aktivität des Faktors VIII.

Genetik

Das für den Faktor VIII codierende Gen liegt auf dem langen Arm des X-Chromosoms. Mutationen dieses Gens können vielfältig sein. 50 % der Mutationen sind De-novo-Mutationen, die anderen 50 % der Fälle werden in einem X-chromosomalen Erbgang vererbt. Aus diesem Grund betrifft die Erkrankung fast nur männliche Patienten, da Frauen in der Regel ein zweites gesundes X-Chromosom haben. Frauen können allerdings Überträgerinnen sein. Die Inzidenz der Erkrankung beträgt 1 : 10 000.

Phänotyp

Die Ausprägung der Hämophilie kann sehr stark variieren. Eine schwere Hämophilie wird bei einer Faktor-VIII-Aktivität von 0 – 1 %, eine mittelschwere Hämophilie bei 1 – 5 %, eine leichte Hämophilie bei 5 – 15 % und eine Subhämophilie bei 16 – 50 % angenommen. Dieser Schweregrad bleibt während des Lebens stabil. Bei einer leichten Hämophilie manifestieren sich vermehrte Blutungen erst im Rahmen von größeren Traumen oder Operationen. Bei schwerer Hämophilie treten diese vermehrt auch spontan auf. Häufigste Blutungslokalisationen sind die großen Gelenke (Abb. 1).

Diese Blutungen treten während der Kindheit auf, wenn die Kinder zu krabbeln beginnen. Subhämophilien sind in der Regel klinisch unauffällig.

Therapie

Die Therapie besteht zunächst in der Vermeidung von Blutungen, unter anderem auch mit Knie- und Ellenbogenprotektoren. In Abhängigkeit von der Lokalisation der Blutung ist eine unterschiedlich starke Substitution von Faktor VIII notwendig. Bei intrakraniellen Blutungen muss dieser auf 70 – 100 % angehoben werden, bei früh behandelten Gelenkblutungen kann ein Anheben auf 30 % ausreichend sein. Bei schwerer Hämophilie ist eine Dauertherapie notwendig.

Hämophilie B

Die Hämophilie B entsteht durch einen Mangel an Faktor IX.

Genetik

Auch das Gen für Faktor IX liegt auf dem langen Arm des X-Chromosoms. Entsprechend unterliegt die Vererbung der Hämophilie B ebenso einem X-chromosomalen Erbgang, wobei die Erkrankung fast ausschließlich bei Männern vorkommt und Frauen Überträgerinnen sind. Die Inzidenz der Hämophilie B ist aber deutlich geringer als die der Hämophilie A, 1 : 30 000 Männer.

Thalassämie

Thalassämien sind hämatologische Erkrankungen, die sich durch eine quantitative Störung der Hämoglobinsynthese auszeichnen. Je nach betroffener Unterkette des Hämoglobins werden eine α- und eine β-Form unterschieden. Heterozygote Patienten haben eine partielle Resistenz gegenüber Malaria und damit einen Selektionsvorteil in Malariagebieten.

Die α-Thalassämie kommt in Europa kaum vor. Sie findet sich vermehrt in Südostasien.

β-Thalassämie

Genetik

Die genetische Ursache für die β-Thalassämie liegt auf dem kurzen Arm von Chromosom 11 (11p15.5). Dort liegt das Hämoglobin-β-Gen, das für die β-Kette des Hämoglobins codiert. In diesem Gen ist eine Vielzahl an Mutationen bekannt, die zur Entstehung der β-Thalassämie führen kann. Die meisten Mutationen werden autosomal-rezessiv vererbt. Die Schwere der Erkrankung hängt davon ab, ob die Patienten heterozygot oder homozygot für die entsprechende Mutation sind. Man spricht demnach von einer „Thalassaemia minor" oder „Thalassaemia major".

Phänotyp

Generell haben Patienten mit einer Thalassaemia minor geringe Symptome. Auffällig können eine mikrozytäre, hypochrome Anämie sowie gelegentlich eine meist milde Hepatosplenomegalie (Abb. 2) sein. Hingegen entwickeln Patienten mit einer Thalassaemia major früh Zeichen der Anämie, nämlich sobald die Bildung des fetalen Hämoglobins (HbF) reduziert wird. Dies ist ab dem dritten Lebensmonat der Fall. HbF enthält keine β-Kette und ist somit von der zugrunde liegenden Mutation nicht betroffen. Nach Reduktion des fetalen HbF kommt immer mehr die aufgrund der mutierten β-Kette ineffektive Erythropoese zum Tragen, es entwickeln sich zusätzlich eine hämolytische Anämie und ein Ikterus. Darüber hinaus kommt es durch die Splenomegalie ebenfalls zu einem vermehrten Erythrozytenabbau. Schließlich mündet dies in einer Wachstumsretardierung und extramedullärer Blutbildung sowie kompensatorisch in einer Knochenmarkshyperplasie.

Therapie

Unbehandelt sterben die meisten Patienten innerhalb von fünf Jahren. Therapeutische Bluttransfusionen verlängern das Leben der Patienten signifikant auf durchschnittlich 30 Jahre. Allerdings führen die wiederholten Transfusionen ebenso wie die ineffektive Erythropoese und hämolytische Anämie zu einer vermehrten Eisenablagerung in Leber, Herz und Pankreas (sekundäre Hämochromatose) und dort zu Symptomen und Einschränkungen der Organfunktion. Eine zu-

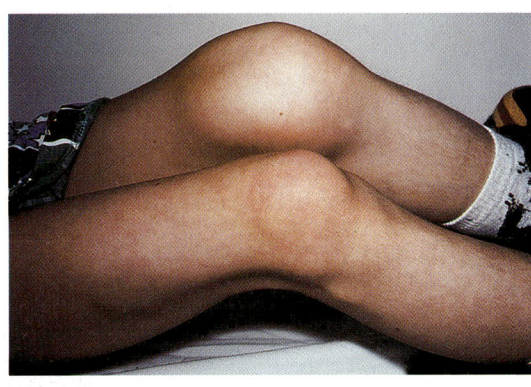

Abb. 1: Schwere Arthropathie nach rezidivierenden Gelenkblutungen bei Hämophilie. [11]

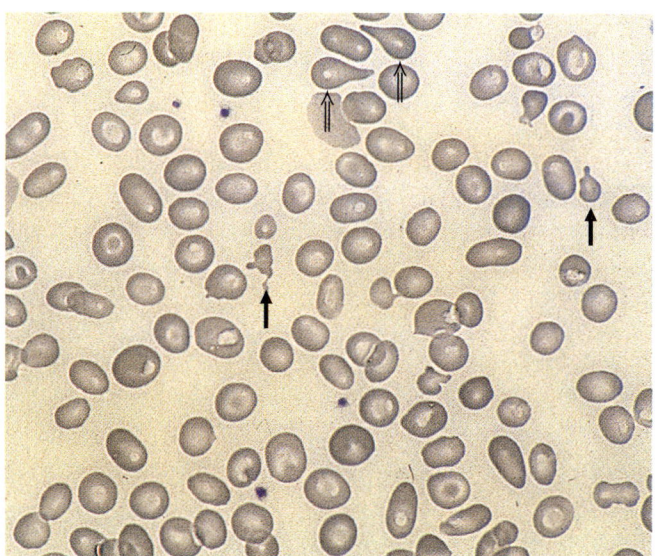

▌ Abb. 2: Blutausstrich bei Thalassämie. [26]

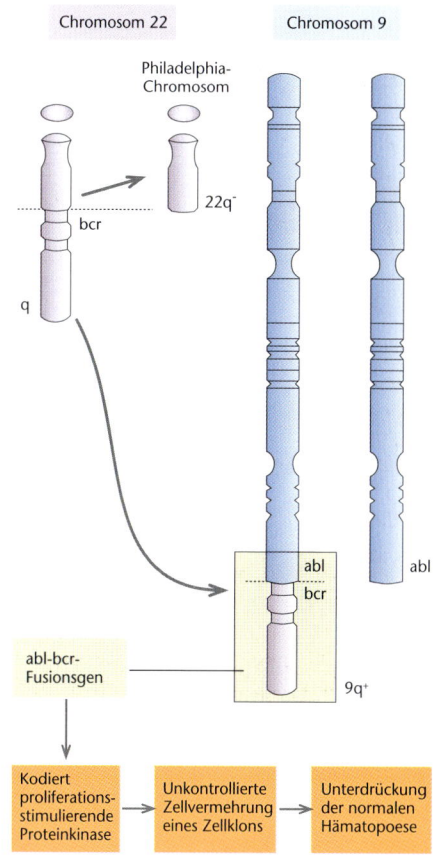

▌ Abb. 3: Schematische Darstellung der Translokation eines Stücks des langen Arms von Chromosom 22 auf den langen Arm von Chromosom 9 und Entstehung des BCR-ABL-Fusionsgens. [27]

sätzliche Therapie der Patienten mit Chelatbildnern kann das Überleben der Patienten nochmals verbessern.

Leukämien, chronische myeloische Leukämie

Genetik

Die chronische myeloische Leukämie (CML) macht ungefähr 15 % der Leukämien aus. Die Inzidenz liegt bei ungefähr 1 – 2 : 100 000. Mehr als 95 % der Patienten mit CML weisen eine Translokationsmutation zwischen den Chromosomen 9 und 22 auf. An der Translokationsstelle auf Chromosom 9 liegt das **Ab**elson-murine-**l**eukemia-viral-oncogene-homolog-1(ABL)-Gen, das für eine Tyrosinkinase codiert. Die Funktion dieser Tyrosinkinase ist nicht vollständig geklärt. Wird sie gentechnisch vermehrt aktiviert, führt das alleine auch nicht zur Ausbildung einer Leukämie. Durch die Translokation eines Stücks des langen Arms von Chromosom 22 auf den langen Arm von Chromosom 9 kommt es an der Fusionsstelle der beiden Chromosomenteile zu einem verlängerten Gen, dem sog. BCR-ABL-Fusionsgen der Breakpoint-Cluster-Region (BCR) mit dem ABL-Gen und dem daraus resultierenden BCR-ABL-Onkogen (**▌** Abb. 3). Dieses ist länger als die ursprüngliche ABL-Tyrosinkinase und besitzt auch eine vermehrte Tyrosinkinaseaktivität. Auch wenn die genaue Funktion dieses Fusionsproteins bis heute nicht geklärt ist, steht fest, dass es für die Entwicklung der CML verantwortlich ist. Wird das Fusionsprotein gentechnisch in Mäusen exprimiert, kommt es zur Leukämieentwicklung.

Das durch die Translokationsvorgänge sehr verkürzte Chromosom 22 wird als „Philadelphia-Chromosom" bezeichnet.

Therapie

Ein neuer therapeutischer Ansatz ist der zielgerichtete Einsatz eines Antikörpers (Imatinib) gegen das BCR-ABL-Fusionsprotein, das so in seiner Funktion gehemmt wird. Somit kann das Fortschreiten der Erkrankung verzögert werden.

Zusammenfassung

✖ Hämophilien sind Erkrankungen, die durch eine Störung der Blutgerinnung gekennzeichnet sind.

✖ Hämophilie A resultiert aus einem Faktor-VIII-Mangel.

✖ Hämophilie B resultiert aus einem Faktor-IX-Mangel.

✖ Thalassämien sind durch eine quantitative Störung der Hämoglobinsynthese gekennzeichnet.

✖ Je nach betroffener Unterkette des Hämoglobins werden eine α- und eine β-Thalassämie unterschieden. In Europa kommt im Wesentlichen nur die β-Thalassämie vor.

✖ Je nachdem, ob die Mutation homozygot oder heterozygot vorliegt, wird die Störung als „Thalassaemia major" oder „minor" bezeichnet, wobei die Major-Form viel ausgeprägtere Symptome aufweist und unbehandelt früh letal ist.

✖ 95 % der Patienten mit CML weisen eine Translokationsmutation zwischen den Chromosomen 9 und 22 auf. Es entsteht das BCR-ABL-Fusionsprotein als Onkogen.

Hamartosen

Charakteristisch für die Gruppe der Hamartosen sind Tumoren, die aus dem Ursprungsgewebe eines Organs entstehen, jedoch nicht dessen Gewebsorganisation übernehmen. Diese Tumoren sind überwiegend gutartig, können jedoch durch zunehmende Größe Symptome durch Kompression von Organen und Körperstrukturen verursachen – abgesehen von kosmetischen Problemen, die Hamartome in der Haut verursachen können.

Neurofibromatose Typ 1, von Recklinghausen

Die Neurofibromatose Typ 1 wird auch nach dem Erstbeschreiber des vollständigen Syndroms als „Neurofibromatose von Recklinghausen" bezeichnet.

Genetik

Die Neurofibromatose 1 wird durch eine Mutation den NF1-Gens auf dem langen Arm des Chromosoms 17 (17q11.2) verursacht. Ungefähr die Hälfte der Mutationen sind De-novo-Veränderungen. Insgesamt sind eine Vielzahl verschiedener Mutationen des Gens beschrieben, die die Erkrankung verursachen können. Die jeweiligen Mutationen des NF1-Gens werden autosomal-dominant vererbt. Das vom NF1 codierte Protein Neurofibromin spielt eine Rolle für die Zellproliferation und Gewebsdifferenzierung. Die genaue Funktion des Proteins ist aber bisher nicht bekannt.

Klinik

Das klinische Bild ist von einer erheblichen Varianz der Symptome gekennzeichnet. Das Krankheitsbild fällt zunächst durch multiple gutartige, fleischige Tumoren, sog. Neurofibrome, in der Haut der Patienten auf. Des Weiteren finden sich multiple flache, irregulär begrenzte, dunkel pigmentierte Hautflecke, nach ihrem Aussehen als „Café-au-Lait-Flecke" bezeichnet. Auch Sommersprossenzeichnung in der Achselhöhle oder Leistengegend (sogenanntes axillares oder inguinales Freckling) ist typischerweise mit der Erkrankung ver-

gesellschaftet. Häufig sind weiterhin die sog. Lisch-Knötchen, die kleinen benignen Hamartomen der Iris entsprechen. Weiterhin kann es zu Tumoren des Zentralnervensystems kommen, so z. B. zu Neurofibromen, insbesondere zu Optikusneurinomen. Knochenfehlbildungen können in Zusammenhang mit dem Syndrom ebenfalls auftreten, beispielsweise Fehlanlagen des Gesichtsschädels oder Krümmung der langen Röhrenknochen. Selten können auch maligne entartete Tumoren des Nervensystems oder der Muskulatur entstehen. Die Penetranz dieser Symptome ist sehr variabel und vom Alter abhängig. Die typischen zuvor aufgeführten Symptome entwickeln sich häufig erst im Laufe der Kindheit. Neugeborene weisen selten schon Symptome auf. So haben z. B. weniger als die Hälfte der später mit NF1 diagnostizierten Patienten Café-au-Lait-Flecken bereits bei der Geburt. Auch unter erwachsenen Patienten kann die Ausprägung erheblich variieren. Manche Patienten weisen lediglich einige Café-au-Lait-Flecken an der Haut und Lisch-Knötchen auf, andere können hingegen lebensbedrohliche Tumoren des Rückenmarks haben (Abb. 1).

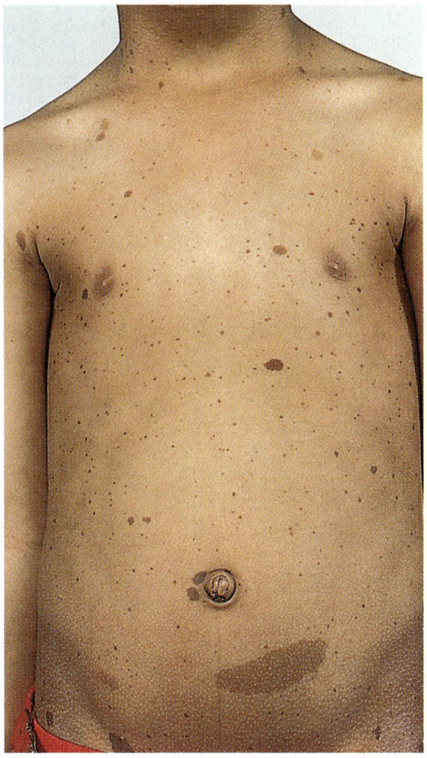

Diagnose

Aufgrund der typischen Symptome wird die Diagnose klinisch gestellt. Dabei müssen wegen der Variabilität für die Diagnose mindestens zwei diagnostische Kriterien der NF1 vorhanden sein. Tumoren des ZNS können gut mittels MRT detektiert werden. Eine genetische Diagnostik ist nur Ausnahmefällen vorbehalten und aufgrund der Länge des NF1-Gens sehr aufwendig.

> **Diagnostische Kriterien der Neurofibromatose Typ 1**
> (mindestens zwei der folgenden Kriterien müssen vorhanden sein)
> ▶ Mindestens sechs Café-au-Lait-Flecke mit einem Durchmesser von mehr als 0,5 cm bei Kindern und 1,5 cm bei Erwachsenen
> ▶ Zwei oder mehr kutane oder subkutane Neurofibrome oder ein plexiformes Neurofibrom
> ▶ Axilläres oder inguinales Freckling
> ▶ Optikusgliom
> ▶ Mindestens zwei Lisch-Knötchen der Iris
> ▶ Knochenfehlbildungen (z. B. Keilbeinaplasie bzw. -dysplasie), Krümmung der langen Röhrenknochen mit und ohne Pseudarthrosen
> ▶ Verwandter ersten Grades mit NF1

Therapie

Eine ursächliche Behandlung der Erkrankung ist bis heute nicht möglich. Die therapeutischen Optionen beschränken sich daher auf die operative Korrektur schmerzhafter, kosmetisch störender oder Organ- bzw. Nervenfunktionen beeinträchtigender Tumoren.

Neurofibromatose Typ 2

Die Neurofibromatose Typ 2 ist im Wesentlichen durch das Auftreten von Schwannomen, insbesondere beidseitigen Akustikusneurinomen und Meningeomen gekennzeichnet.

 Abb. 1: Café-au-Lait-Flecke und axilläres Freckling bei Neurofibromatose. [11]

Genetik

Die NF2 ist mit einer Inzidenz von ungefähr 1:50 000 seltener als die NF1. Sie wird durch eine Mutation des NF2-Gens auf Chromosom 22 (22q12.2) verursacht und autosomal-dominant vererbt. Auch für das NF2-Gen sind mittlerweile eine Vielzahl unterschiedlicher Mutationsformen bekannt, die zur Erkrankung führen können. Das vom NF2-Gen translatierte Protein heißt „Schwannomin". Dieses Protein ist mit dem Zytoskelett assoziiert und besitzt eine Tumorsuppressorfunktion. Durch eine Mutation des Gens wird diese Tumorsuppressorfunktion ausgeschaltet, was eine vermehrte Tumorbildung begünstigt.

Klinik

Bei den allermeisten Patienten (mehr als 90 %) findet sich bereits in jungem Alter ein beidseitiges Akustikusneurinom, was wegweisend für die Diagnose ist. Des Weiteren können sich Schwannome oder Meningeome der Hirnhäute oder anderer Hirnnerven ausbilden. Entsprechend beklagen die Patienten bei der Diagnose häufig eine Hörminderung, Tinnitus, Schwindel oder Gangunsicherheiten. Dazu können Kopfschmerzen, Parästhesien und Lähmungen kommen. Neben diesen das ZNS betreffenden Symptomen weist die überwiegende Zahl der Patienten auch Karataktbildungen in den Augen auf, meist schon im Kindesalter. Ferner finden sich auch subkutane Schwannome der peripheren Nerven, die wie Fibrome der NF1 aussehen können.

Diagnose

Auch für die NF2 existieren definierte Kriterien, die eine klinische Diagnose des Syndroms erlauben. Die Diagnose kann gestellt werden, wenn eines der diagnostischen Kriterien zutrifft.

Diagnostische Kriterien Neurofibromatose Typ 2
(zwei Kriterien müssen zutreffen)
▶ Vorliegen eines beidseitigen Tumors des N. vestibulocochlearis (Akustikusneurinom)
▶ Verwandtschaft ersten Grades zu Patienten mit NF2 sowie Vorliegen eines einseitigen Tumors des N. vestibulocochlearis (Akustikusneurinom) oder zweier anderer Tumoren als Meningeom, Neurofibrom, Gliom, Neurinom, posteriorer subkapsulärer Katarakt oder zerebrale Verkalkung
▶ Vorliegen von zwei der folgenden Tumoren: einseitiges Akustikusneurinom, multiple Meningeome, ein Meningeom, Neurofibrom, Gliom, Neurinom, posteriorer subkapsulärer Katarakt oder zerebrale Verkalkung

Therapie

Für die NF2 gibt es ebenfalls keine ursächliche Therapie. Die therapeutischen Optionen der Behandlung bestehen in der Entfernung von Tumoren im Bereich des Gehirns und Rückenmarks sowie der betroffenen Hirnnerven.

Tuberöse Sklerose, Morbus Bourneville-Pringle

Die tuberöse Sklerose ist durch das Auftreten prinzipiell gutartiger Tumoren gekennzeichnet, die das ZNS, Haut, Herz oder Nieren befallen können. An den betroffenen Organen können durch das Wachstum dieser Tumoren aber erhebliche funktionelle Einschränkungen entstehen.

Genetik

Auch die tuberöse Sklerose ist autosomal-dominant vererbt, die Inzidenz der Erkrankung wird mit 1:10 000 angenommen. Die Erkrankung kann durch verschiedene Mutationen der Tuberous-sclerosis-1-und-2-(TSC1- und TSC2-)Gene entstehen. 70 % der Mutationen sind De-novo-Mutationen, die also nicht von den Eltern vererbt wurden. Das TSC1-Gen ist auf dem langen Arm des Chromosoms 9 (9q34), das TSC2-Gen auf dem kurzen Arm von Chromosom 16 (16p13) lokalisiert.

Klinik

Die neurologischen Symptome hängen von der Lokalisation des Tumors ab; meist werden Kinder mit dieser Erkrankung durch epileptische Anfälle auffällig. Schwerere Störungen der kognitiven Fähigkeiten bis hin zur geistigen Behinderung können entstehen. Die Entwicklung von subependymalen Riesenzelltumoren kann den Liquorabfluss hemmen und so einen Hirndruck erzeugen. An der Haut können sog. White Spots, Areale mit verminderter Pigmentierung, auffallen, ebenso im Gesicht, insbesondere Angiolipome auf den Wangen, die als gelblich rote Papeln imponieren. Am Herzen können sich Rhabdomyome und an der Niere Angiomylipome entwickeln.

Therapie

Auch für die tuberöse Sklerose besteht keine ursächliche Therapie. Die Therapie zielt daher im Wesentlichen auf die Behandlung insbesondere der häufig vorkommenden Epilepsien ab. Diese kann allerdings auf die medikamentösen Behandlungen schlecht ansprechen, sodass zum Teil chirurgische Eingriffe diskutiert werden müssen.

Zusammenfassung
✖ Alle drei hier aufgeführten Syndrome, Neurofibromatose 1 und 2 sowie tuberöse Sklerose, entstehen durch primär gutartige Tumoren, die jedoch durch ihre raumfordernde Wirkung zu Symptomen der betroffenen Organe führen können.
✖ NF1, NF2 und tuberöse Sklerose werden alle autosomal-dominant vererbt, allerdings mit sehr unterschiedlicher Penetranz.

Teratogenität I

„Teratogenität" beschreibt die Tatsache, dass durch äußere Einwirkungen Fruchtschäden entstehen können. Heute sind eine ganze Reihe von fruchtschädigenden Infektionen, Medikamenten und Drogen, mütterlichen Erkrankungen, aber auch physikalische Einflüsse wie radioaktive Strahlung bekannt.

Teratogene Infektionen

Die wichtigsten teratogenen Infektionen lassen sich unter dem Merkwort TORCH-Infektionen zusammenfassen, was für Toxoplasmose, Röteln, Zytomegalie (im Englischen mit C geschrieben) und Herpesviren (Herpes simplex, Ebstein-Barr-Virus, Varicella-Zoster-Virus) steht. Das O wurde mittlerweile auch mit der Bezeichnung „others" für weitere seltenere Infektionen belegt, nämlich Lues, Listeriose, Parvovirus B19, Coxsackie-B-Virus, Masernvirus, Mumpsvirus, virale Hepatitis, HIV, Chlamydien, Gonokokken, Trichonomaden, Mykoplasmen, Streptokokken der Gruppe B oder bakterielle Vaginose.

> **Teratogene Infektionen (TORCH)**
> **T:** Toxoplasmose
> **O:** (Others) Lues, Listeriose, Parvovirus B19, Coxsackie-B-Virus, Masernvirus, Mumpsvirus, virale Hepatitis, HIV, Chlamydien, Gonokokken, Trichonomaden, Mykoplasmen, Streptokokken der Gruppe B.
> **R:** Röteln
> **C:** Cytomegalie
> **H:** Herpes-Viren (Herpes simplex, Ebstein-Barr-Virus, Varicella-Zoster-Virus)

Toxoplasmose

Grundsätzlich ist die Toxoplasmose eine häufige Erkrankung – ungefähr die Hälfte der Bevölkerung besitzt Antikörper gegen Toxoplasmose als Zeichen der durchgemachten Infektion. Frauen mit Antikörpern sind immun gegen die Erkrankung und für die Nachkommen besteht kein Risiko einer Fruchtschädigung durch Toxoplasmose.
Die Erkrankung wird durch das Protozoon Toxoplasma gondii verursacht. Der Hauptwirt dieses Parasiten ist die Katze. Wenn Katzen mit dem Erreger infiziert sind, scheiden sie die Eier aus, die dann von den Patienten aufgenommen werden. Alternativ können die Patienten sich über den Genuss rohen Fleisches (z. B. Mett) infizieren, da auch Tiere die Eier aufnehmen, woraufhin sich diese als Zysten im Muskelgewebe einnisten.
Infektionen mit Toxoplasma gondii haben keine typische Symptomatik, viele verlaufen blande, ohne dass Symptome beklagt werden. Es finden sich aber auch grippeähnliche Symptome und Lymphknotenschwellungen im Hals- und Nackenbereich.
Im Gegensatz dazu kann eine Toxoplasmose-Infektion während der Schwangerschaft zu schweren Fruchtschäden, insbesondere auch zu Hirnschäden des Fetus, wie z. B. Hydrozephalus, führen, bis hin zum Schwangerschaftsabort. Die meisten Schädigungen entstehen durch eine Infektion im zweiten oder dritten Trimenon.

Röteln

Röteln sind eine hochansteckende Infektionskrankheit, die durch das Rötelnvirus (Rubellavirus) ausgelöst wird. Aufgrund der heute zur Verfügung stehenden Lebendimpfung sind die meisten Mütter gegen Röteln geimpft. Die Erkrankung geht mit einem typischen Exanthem aus einzeln stehenden geröteten Effloreszenzen einher, die im Gesicht beginnen und sich dann am ganzen Körper ausbreiten. Diese bilden sich meist nach ein bis drei Tagen zurück. Im Weiteren kann es zu Fieber, Kopf- und Gliederschmerzen, Lymphknotenschwellung sowie einem leichten Katarrh der oberen Luftwege kommen. In seltenen Fällen können sich infolge der Infektion Enzephalitiden entwickeln.
Während der ersten vier Monate der Schwangerschaft kann eine Infektion zu schweren Schäden des Embryos führen. Besonders hoch ist das Risiko in den ersten acht Wochen, danach fällt es ab und nach der 16. Schwangerschaftswoche sind keine Fruchtschäden mehr zu erwarten.
Das Rötelnvirus verhindert die Mitose von infizierten Zellen, sodass es zu Organfehlbildungen kommen kann. Hauptfehlbildungen durch Röteln sind Herzfehler, Katarakt und Schwerhörigkeit. Die Herzfehler können sich insbesondere als offener Ductus Botalli, Septumdefekte und Fallot-Tetralogie manifestieren (■ Tab. 1).

Zytomegalievirus

Etwa 50 % der erwachsenen Bevölkerung sind seropositiv für das Zytomegalievirus (CMV), was einer latenten Infektion entspricht. Die Übertragung von CMV erfolgt oral oder über sexuellen Kontakt, aber auch intrauterin oder perinatal. Die Erstinfektion verläuft in den meisten Fällen ohne wesentliche

Symptome	Häufigkeit (%)
Sensonervale Schwerhörigkeit – Taubheit	80 – 90
Intrauterine Wachstumsretardierung, Dystrophie	50 – 85
Katarakt	35
Retinopathie	35
Offener Ductus arteriosus	30
Pulmonalstenose	25
Psychomotorische Retardierung	10 – 20
Meningoenzephalitis	10 – 20
Verhaltensauffälligkeiten	10 – 20
Hepatosplenomegalie	10 – 20
Gedeihstörung	10
Hepatitis	5 – 10
Thrombozytopenische Purpura	5 – 10
Mikrophthalmie	5

■ Tab. 1: Symptome der Rötelnembryopathie (nach Cherry 1998). [33]

Symptome und das Virus findet sich danach latent in den lympho- und monozytoiden Zellen. Eine mögliche Reaktivierung kann ebenfalls asymptomatisch verlaufen, aber auch zu Organbeteiligungen wie einer Kolitis, Enzephalitis, Retinitis, Hepatitis und anderen führen. Eine Infektion mit CMV während der Schwangerschaft führt allerdings zu erheblichen Schädigungen des Embryos, gleichzeitig gehört die CMV-Infektion zu den häufigsten Virusinfektionen, die zu einer Fruchtschädigung in der Schwangerschaft führen. Sie führen entweder zu einem Abort oder zu einer schweren zerebralen Schädigung, wie zum Beispiel einem Hydrozephalus, einer Mikrozephalie, Meningitiden, Verkalkungen des Gehirns oder Neugeborenenkrämpfen. CMV-Infektionen während der Schwangerschaft sind nach dem Down-Syndrom die zweithäufigste Ursache geistiger Behinderung bei Neugeborenen. Im Weiteren kann die Infektion auch andere Schäden verursachen, wie z. B. Hepatitis, Thrombozytopenie oder das Bild einer Sepsis. Die Überlebenschancen der Neugeborenen bei disseminierter Infektion sind schlecht.

Varicella-Zoster-Virus

Varicella-Zoster-Virus-Infektionen werden als Tröpfchen- oder Kontaktinfektion sowie aerogen übertragen. Die Erreger sind hochkontagiös. Die Varizelleninfektion kann in zwei Erkrankungsformen auftreten, Windpocken und Zoster.
Charakteristisch für die Windpocken-Erkrankung ist ein juckendes Exanthem, das mehrere Stadien durchläuft. Zunächst zeigen sich rote Flecke, dann entwickeln sich darauf Papeln, nachfol-

gend helle Bläschen, die schließlich verkrusten. Der Verlauf ist in der Regel gutartig. Die Zoster-Erkrankung entspricht einer Reaktivierung der Varizelleninfektion oft unter Immunsuppression oder psychisch belastenden Situationen. Varizelleninfektionen in der Schwangerschaft können aber zu einer Fruchtschädigung führen. Insbesondere entwickeln sich narbige Hautveränderungen, Augenerkrankungen, neurologische Defekte und Skeletthypoplasien.
Eine konnatale Infektion, also eine Infektion der Mutter vier Tage vor bis zwei Tage nach der Geburt, endet aber mit einer Wahrscheinlichkeit von 25–30 % letal für das Kind. Häufigste Todesursache ist dann eine Pneumonie. Bei einer Varizelleninfektion in der Spätschwangerschaft besteht hingegen kein erhöhtes Risiko für das ungeborene Kind.

Medikamente

Thalidomid

Thalidomid wurde Ende der 50er-Jahre in Deutschland unter dem Namen „Contergan" als Schlaf- und Beruhigungsmittel eingeführt. Es war rezeptfrei erwerblich und erfuhr sehr rasch eine weite Verbreitung. In Österreich und in der Schweiz, wo das Medikament rezeptpflichtig war, kam es kaum zu Schädigungen von Feten aufgrund der restriktiven Verwendung.
Insbesondere innerhalb der ersten drei Schwangerschaftsmonate kommt es durch Thalidomid zu schweren Fehlbildungen. Betroffen sind von allem die Gliedmaßen (Dysmelien), vor allem können Röhrenknochen (Phokomelie) oder Gliedmaßen sogar vollständig

fehlen (Aplasien). Die Schädigungen werden hervorgerufen, weil Thalidomid einen Wachstumsfaktor für Gefäße (VEGF, vascular endothelial growth factor) hemmt, was eine fehlende Blutgefäßbildung in den Extremitäten nach sich zieht und sich letztendlich in der verkürzten oder fehlenden Anlage von Armen oder Beinen niederschlägt. Dabei kommt es abhängig vom Zeitpunkt der Thalidomid-Einnahme zu spezifischen Fehlbildungen. Die Dosis der Thalidomid-Einnahme ist für das Ausmaß der Schädigung hingegen nicht relevant.
Aufgrund der erheblichen teratogenen Wirkung wurde Thalidomid Anfang der 60er-Jahre vom Markt genommen. In den letzten Jahren erlebt es aber eine erneute Renaissance bei der Behandlung von Blutgefäßblockaden in Tumoren, die dadurch in ihrem Wachstum gehemmt werden sollen.

Marcumar

Marcumar und Cumarine insgesamt können zu schweren Fehlbildungen führen. Vor allem Fehlbildungen der Nase und der Augen, Verkürzung der Zehen und Fingerendglieder sind häufig. Auch zu einer mentalen Retardierung kann es unter Marcumar-Einnahme kommen. Die ersten sechs Wochen der Schwangerschaft scheinen von diesen Fruchtschädigungen allerdings ausgenommen zu sein.
Aufgrund der fehlenden Plazentagängigkeit von Heparin hat dies keine fruchtschädigende Wirkung zur Folge. Deshalb sollte vor einer geplanten Schwangerschaft die Umstellung auf Heparin geprüft werden.

Zusammenfassung

✖ Fruchtschäden können durch äußere Ursachen ausgelöst werden.

✖ Infektionen, Medikamente, mütterliche Erkrankungen wie Diabetes mellitus und physikalische Einflüsse wie radioaktive Strahlung können Fruchtschäden verursachen.

✖ Die zu Fruchtschäden führenden Infektionskrankheiten werden unter dem Merkwort „TORCH" zusammengefasst.

Teratogenität II

Alkohol-Embryopathie

Die Alkohol-Embryopathie (AE) gehört nach wie vor zu den häufigsten Schädigungen von Feten durch teratogene Substanzen. Sie ist eine der häufigsten Ursachen für geistige Retardierung. Alkohol hemmt als Zellgift die Mitose und damit das Wachstum und die Entwicklung von Organen. Noch ist unklar, ob das Ethanol selbst oder seine Metaboliten, wie z. B. Acetaldehyd, die Schädigungen bedingen. Da chronischer Alkoholkonsum bei der Mutter meist mit einer Mangelernährung einhergeht, insbesondere hinsichtlich Spurenelementen und Vitaminen, kommt dies im Weiteren auch als Ursache einer Schädigung des Fetus infrage. Ob es eine kritische Schwelle des Alkoholkonsums gibt, unter der keine Schädigung des ungeborenen Kindes zu erwarten ist, ist nach wie vor umstritten. Sicher ist hingegen, dass es keine klare Dosis-Schädigungs-Beziehung gibt.

Die Häufigkeit der Alkohol-Embryopathie wird unter den Neugeborenen in Deutschland mit ungefähr 1 : 500 geschätzt. Die Kinder mit Alkohol-Embryopathie weisen eine typische Fazies und häufig eine geistige Retardierung auf. Entsprechend der Ausprägung dieser Symptome werden drei Schweregrade der AE unterschieden:

Grad I

Grad I ist gekennzeichnet durch Minderwuchs, Mikrozephalie und Untergewicht. Eine Einschränkung der Intelligenz ist allenfalls mild ausgeprägt.

Grad II

Grad II zeichnet sich durch eine bereits höhere Einschränkung der Intelligenz aus, der durchschnittliche IQ beträgt ungefähr 80. Gesichtsveränderungen, wie sie bei AE III vorkommen, können sich mild andeuten, sind jedoch nicht deutlich ausgeprägt.

Grad III

Grad III zeichnet sich durch eine typische Fazies aus. Diesbezüglich wesentliche Zeichen sind eine niedrige und abgerundete Stirn, ein verkürzter eingesunkener Nasenrücken, verengte Lidspalten, schmale Oberlippen, ein verkürzter Unterkiefer (Retrogenie) und eine Verkürzung der vertikalen Vertiefung zwischen Oberlippe und Nase, des Philtrums (Abb. 1). Neben der typischen Fazies besteht in der Regel eine geistige Behinderung. Minderwuchs, Mikrozephalie und Muskelhypotonie gehören ebenfalls zum Syndrom. Schließlich können auch Organfehlbildungen mit der AE III vergesellschaftet sein. Insbesondere finden sich Herzfehlbildungen wie Septumdefekte, die in ca. 30 % der Fälle vorhanden sind, aber auch Anomalien des Genitales und Urogenitalfehlbildungen.

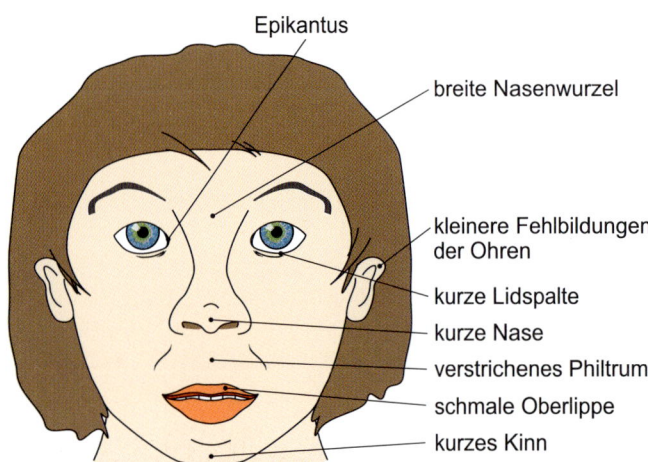

Abb. 1: Charakteristische Fazies des fetalen Alkoholsyndroms. [31]

Diabetes mellitus

Diabetes mellitus verdoppelt die Fehlbildungsrate. Dabei findet sich kein typisches Syndrom einer diabetischen Embryopathie, die Veränderungen sind eher unspezifisch. Eines der wesentlichen Probleme sind Veränderungen der Plazenta, die ebenfalls unspezifische Entwicklungsstörungen aufweist, was bis hin zu einer Plazentainsuffizienz führen kann. Dies erhöht die Rate an Totgeburten unter Müttern mit Diabetes mellitus.

Häufiger als diese Fehlbildungen ist jedoch die Fetopathia diabetica bei schlecht eingestelltem Blutzucker von Müttern mit Diabetes mellitus. Dabei sind Mutter und Fetus rezidivierenden Hyperglykämien ausgesetzt, worauf der Fetus mit einer vermehrten Insulinausschüttung, einem fetalen Hyperinsulinismus, reagiert. Das Kind nimmt dadurch an Größe und Gewicht zu, da es zu einer vermehrten Glykogeneinlagerung in die Organe kommt. Nach der Geburt führt die erhöhte Insulinfreisetzung zu Hypoglykämien. Der gesteigerte Glukoseabbau führt über eine Alkalose zu einer Änderung des ionisierten Anteils des Kalziums, sodass die Kinder hyperexzitabel sind. Schließlich finden sich bei den Kindern auch vermehrt Atemnotsyndrome.

Radioaktivität, ionisierende Strahlung

Eine teratogene Wirkung von radioaktiven Strahlen wird durch Brüche der DNA und daraus resultierender Störung der Replikation hervorgerufen. Die teratogene Wirkung hängt dabei von der absorbierten Dosis, aber auch vom Entwicklungsstadium des Fetus ab.

Die Kenntnisse über die Auswirkungen von radioaktiver Strahlung während der Schwangerschaft beziehen sich zu einem großen Teil auf Kinder, deren Mütter während der Schwangerschaft den Atombombenangriffen auf Hiroshima und Nagasaki in Japan ausgesetzt waren. Diese Mütter und ihre Kinder waren zu diesem Zeitpunkt jedoch wesentlich höheren Dosen an Radioaktivität ausgesetzt, als sie im Rahmen der heutigen Röntgendiagnostik als wesentlicher Quelle zusätzlicher Strahlenbelastung verwendet werden.

Nach dieser atomaren Strahlenexposition wurden insbesondere Veränderungen im Bereich des Nervensystems und der Augen beobachtet. Diese Veränderungen können zu psychomotorischen Defizienzen, Mikrozephalie, Spina bifida und Augenanomalien, wie Katarakten, führen. Es wurden allerdings nie Hirnfehlbildungen diagnostiziert, wenn eine Bestrahlung unter 50 cGy vorlag.

Zusammenfassung

✖ Alkohol-Embryopathie gehört nach wie vor zu den häufigsten Schädigungen von Feten durch teratogene Substanzen.

✖ Sie ist eine der häufigsten Ursachen für geistige Retardierung.

✖ Diabetes mellitus der Mütter verdoppelt die Fehlbildungsrate bei Kindern.

✖ Radioaktive Strahlen können Embryopathien auslösen, indem sie zu DNA-Brüchen führen.

Hereditäres Mammakarzinom

Brustkrebs ist die häufigste Tumorerkrankung bei Frauen (█ Abb. 1). In Deutschland erkranken jährlich ungefähr 48 000 Frauen. Jede zehnte Frau erkrankt im Lauf ihres Lebens an einem Mammakarzinom. Die meisten Erkrankungen treten sporadisch auf. Ungefähr 10 % der Brustkrebserkrankungen sind genetisch bedingt (geerbt) und werden durch genetische Mutationen verursacht.

Genetik

Die heute bekannten Ursachen hereditärer Formen des Mammakarzinoms lassen sich zu einem großen Teil auf Mutationen in den beiden BReast-CAncer-Genen BRCA1 und BRCA2 reduzieren. Vererbte Mutationen in beiden Genen und dadurch verursachte hereditäre Tumorformen folgen einem autosomal-dominanten Erbgang.
Die Prävalenz für BRCA1-Mutationen in der Bevölkerung liegt bei 1 : 5 bis 1 : 1000. Sie finden sich auf dem langen Arm von Chromosom 17. Das Genprodukt, das BRCA-Protein, erfüllt wichtige Funktionen im Rahmen der DNA-Reparatur, der Zellzykluskontrolle und der Induktion des programmierten Zelltods. Im Rahmen der DNA-Reparatur bindet das Protein direkt an die DNA und ist unmittelbar an den Reparaturmechanismen beteiligt, wobei der genaue Mechanismus noch unklar ist. Diese essenzielle Rolle erklärt auch die schweren Fehlregulationen, die durch eine Mutation des Gens entstehen. Durch die fehlende Reparatur der Mutationen kommt es zu einer intrazellulären Akkumulation. Infolgedessen kann es dann zu einer malignen Entartung der Zelle kommen. Mittlerweile sind mehr als 500 Mutationen des Gens bekannt. Die Keimbahnmutationen des Gens sind in der überwiegenden Zahl Veränderungen, die zu einem verkürzten BRCA1-Protein führen.
Die Prävalenz für BRCA2-Mutationen in der Bevölkerung wird auf 1 : 2000 geschätzt. Das Gen liegt auf dem langen Arm von Chromosom 13. In ähnlicher Weise wie BRCA1 ist das BRCA2-Gen in die DNA-Reparatur und damit in die Elimination von Mutationen in anderen Genen involviert. BRCA2 und -1 binden gemeinsam an zentrale Proteine der DNA-Reparatur, wobei der Mechanismus en détail nicht bis ins Letzte geklärt ist. Entsprechend löst auch eine Mutation oder Deletion des BRCA2-Gens schwerwiegende Störungen aus, indem die fehlende DNA-Reparatur durch BRCA2 die Wahrscheinlichkeit einer Tumorbildung erhöht. Dabei ist das Spektrum möglicher Mutationen sehr weit – bisher wurden über 450 verschiedene Mutationen auf diesem Gen identifiziert, von denen viele das Risiko für eine Tumorentstehung erhöhen.

Klinik des hereditären Mammakarzinoms

Bei BRCA-Mutationen beträgt das Lebenszeitrisiko, an einem Mammakarzinom zu erkranken, ungefähr 85 %. Dabei erkrankt wiederum die Hälfte der Patientinnen vor dem 50. Lebensjahr. Sowohl bei BRCA1- als auch bei BRCA2-Mutationen steigt das Risiko mit dem Lebensalter an. Patientinnen, die ein Mammakarzinom überstanden haben, besitzen ein weiterhin stark erhöhtes Risiko für die Entwicklung eines Zweitkarzinoms, insbesondere in der kontralateralen Brust. Das Risiko für die Entwicklung eines Tumors in der kontralateralen Brust ist deutlich größer als das Risiko für die erneute Entwicklung eines Rezidivs in derselben Brust. Neben einem erhöhten Risiko für ein Mammakarzinom gehen Mutationen des BRCA1-Gens mit einem erhöhten Risiko für ein Ovarialkarzinom einher.
Auch bei männlichen Patienten findet sich infolge von Mutationen eines der beiden Gene ein erhöhtes Risiko für eine Tumorentwicklung. Bei Mutationen des BRCA1-Gens ist dieses Risiko gering, bei Mutationen des BRCA2-Gens besteht immerhin ein Lebenszeitrisiko von 6 %. Neben einem erhöhten Mammakarzinomrisiko besteht bei Männern infolge von Mutatio-

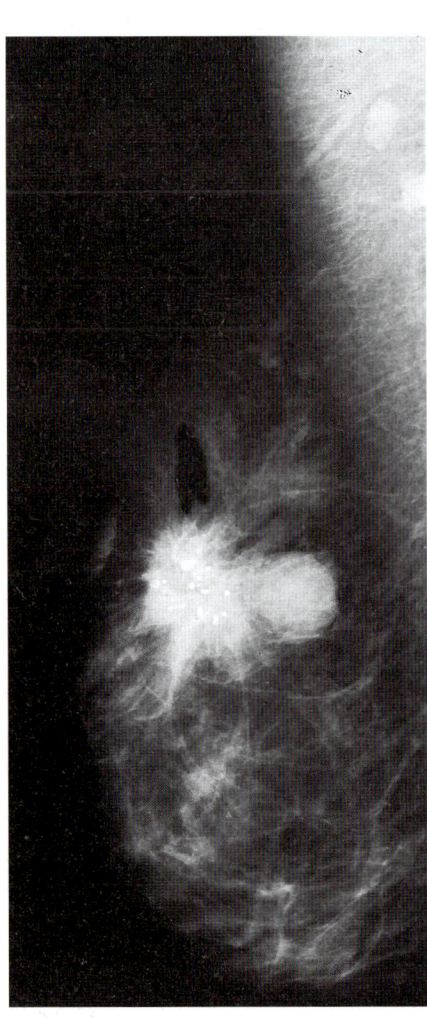

█ Abb. 1: Mammakarzinombefund in Mammografie. [28]

nen der Gene auch ein erhöhtes Risiko für die Entwicklung eines Prostata- oder Kolonkarzinoms. BRCA2-Mutationen sind neben dem Mammakarzinom auch mit der Entstehung von Tumoren des Pankreas, Kehlkopfes, Ösophagus, Gastrointestinaltrakts, der Gallenblase und von Melanomen vergesellschaftet.

Genetische Diagnostik

Aufgrund der Vielzahl an verschiedenen bekannten Mutationen der BRCA-Gene, die zu einem hereditären Mammakarzinom führen können, kann eine Diagnose der bei der jeweiligen Patientin vorliegenden individuellen Mutation nur durch Sequenzierung des Gens und Vergleich mit der bekannten Sequenz erfolgen. Dies ist mit erheblichem Aufwand und Kosten verbunden, sodass eine klinische Selektion von Patientinnen, die für eine molekularbiologische Diagnostik infrage kommen, notwendig ist. Diese Selektion von Patientinnen und deren Familien bezüglich einer (familiären) genetischen Diagnostik erfolgt anhand klinischer Kriterien. Dabei ist klinischerseits von einer Hochrisikokonstellation auszugehen, wenn die folgenden Kriterien erfüllt sind:

▶ Mammakarzinom unter 30 Jahren
▶ bilaterales Mammakarzinom unter 40 Jahren
▶ Ovarialkarzinom unter 40 Jahren
▶ Mammakarzinom und ein zusätzlicher Tumor (Pankreas, Kehlkopf,

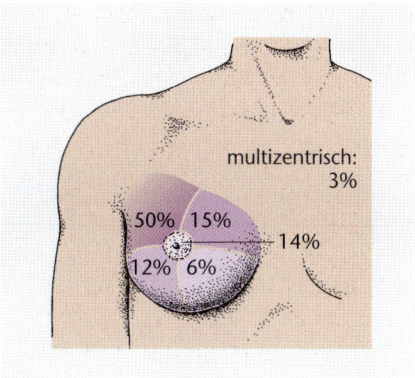

multizentrisch: 3%
50% 15%
14%
12% 6%

Ösophagus, Gastrointestinaltrakt, Gallenblase oder Melanom)
▶ Mammakarzinom bei männlichen Patienten
▶ Mammakarzinom bei zwei erstgradig Verwandten, eine davon mit Erkrankungsalter unter 50 Jahren
▶ mehr als drei Verwandte mit Mamma- oder Ovarialkarzinom, eine der Frauen mit den anderen beiden erstgradig verwandt
▶ ein Angehöriger der Familie mit nachgewiesener Mutation in BRCA1 oder BRCA2

Empfehlungen zur Krebsvorsorge bei bekannten Mutationen

Bei Familienmitgliedern aus Hochrisikofamilien mit erblichem Mammakarzinom sind sehr engmaschige Vorsorgeuntersuchungen empfohlen. Ab dem 25. Le-

bensjahr oder fünf Jahre vor der Erkrankung des jüngsten erkrankten Familienmitglieds sollten regelmäßig alle sechs Monate ärztliche Vorsorgeuntersuchungen einschließlich Sonografie der Brust erfolgen. Ab dem 30. Lebensjahr wird zusätzlich jährlich ein transvaginaler Ultraschall der Ovarien empfohlen, Bestimmung des Tumormarkers CA125 und jährlich ein MRT der Brust (▌ Abb. 2). Eine präventive Mastektomie und Ovariektomie kann das Risiko, an einem Mamma- oder Ovarialkarzinom zu erkranken, deutlich – bis zu 90% – senken. Neueste Untersuchungen zeigen, dass Patientinnen, die sich einer solchen Operation unterziehen, nur noch ein Risiko besitzen, an Brustkrebs zu erkranken, welches vergleichbar mit dem der Normalbevölkerung oder sogar noch niedriger ist. Daher sollte diese Option in jedem Fall mit der Patientin besprochen werden.

Zusammenfassung

✖ Ungefähr 10% der Brustkrebserkrankungen folgen einem genetischen Erbgang.
✖ Der größte Teil der zugrunde liegenden Mutationen betrifft die beiden BReast-CAncer-Gene BRCA1 und BRCA2.
✖ Bei einer BRCA-Mutation beträgt das Lebenszeitrisiko, an einem Mammakarzinom zu erkranken, ungefähr 85%.
✖ Die Hälfte der Patientinnen erkrankt vor dem 50. Lebensjahr.
✖ In Hochrisikogruppen sind frühzeitige, ab dem 25. Lebensjahr beginnende Vorsorgeuntersuchungen auf Mamma- und Ovarialkarzinome indiziert.

Lynch-Syndrom, hereditäres nicht polypöses Kolon-karzinom (HNPCC), familiäre adenomatöse Polyposis (FAP)

Familiäre Häufung von Kolonkarzinomen kommt oft vor. Es wird heutzutage davon ausgegangen, dass bis zu 30 % der Kolon-karzinome einer familiären Häufung unter-liegen. Davon machen mit einem Anteil von 5–7 % aller Kolonkarzinome die Gruppen der Kolonkarzinome im Rahmen des Here-ditary non polyposis colon cancer (HNPCC) die größte Anzahl der vererbten Kolontumo-ren aus. Die familiäre adenomatöse Poly-posis (FAP) besitzt aufgrund ihrer Eigen-schaft, eine obligate Präkanzerose zu sein – d. h. alle Patienten mit einer FAP bekommen im Lauf ihres Lebens (meist früh) ein Kolon-karzinom –, eine wichtige Rolle.

Lynch-Syndrom, hereditäres nicht-polypöses Kolon-karzinom (HNPCC)

Genetik

Dem hereditären nicht polypösen Kolon-karzinom (HNPCC) zugrunde liegend ist ein Defekt des humanen Mismatch-repair-Sys-tems. Während der Replikation der DNA kommt es immer wieder zu Fehlern beim Ablesen der Sequenz und Synthetisierung des neuen DNA-Strangs. Insbesondere Mutationen, die auf diese Weise im Bereich für Proteine codierender Abschnitte des Genoms entstehen, können Erkrankungen wie z. B. Tumoren verursachen. Der mensch-liche Organismus besitzt ein Reparatursys-tem, das solche Fehler ausschneidet und korrigiert. Dieses Reparatursystem besteht im Wesentlichen aus sechs Genen (MSH2, MLH1, PMS1, PMS2, MSH6 und MLH3), die für Proteine codieren, die im Zusammen-spiel den mutierten DNA-Abschnitt aus-schneiden und korrigierte Basen in die Lücke einfüllen. Ist nun aber das Reparatur-system selbst von Mutationen betroffen, kann es diese Reparaturmechanismen nicht mehr in vollem Umfang unterstützen. Zellen mit defektem Reparatursystem akkumulie-ren häufiger Mutationen in Protoonkogenen

und Tumorsuppressorgenen, die konsekutiv zu einer Tumorentstehung führen. Von den sechs Genen, die am humanen Reparatur-system beteiligt sind, machen Mutationen in den Genen MLH1 und MSH2 den größten Teil aus – bis zu 70 %. Die Vererbung der jeweiligen Mutationen erfolgt autosomal-dominant.

Klinik

Entgegen dem im Namen „HNPCC" sugge-rierten Auftreten von Kolonkarzinomen ent-wickeln nicht alle Patienten mit entspre-chenden genetischen Mutationen ein Kolon-karzinom. Aus diesem Grund wurde auch der Begriff „Lynch-Syndrom" wieder mehr in den Vordergrund gerückt. Das Kolonkar-zinom ist aber die häufigste Tumorentität, die sich bei Patienten mit Lynch-Syndrom entwickelt. Ungefähr 80 % der Patienten mit HNPCC/Lynch-Syndrom entwickeln im Lauf ihres Lebens ein Kolonkarzinom. Auf-fällig ist eine signifikant frühere Entstehung der Kolonkarzinome bei Patienten mit Lynch-Syndrom im Vergleich zu Patienten, die nicht an einem Lynch-Syndrom leiden. Das Lynch-Syndrom ist weiterhin mit einem aggressiveren Wachstum der Kolonkarzi-nome und einer schlechteren Überlebens-prognose der Patienten verbunden. Auch die Lokalisation ist unterschiedlich: Lynch-Syn-drom-assoziierte Tumoren entstehen ver-mehrt im rechtsseitigen Kolon.
Abgesehen von Kolonkarzinomen entwickeln sich bei den Patienten häufig Endometrium-karzinome mit einem kumulativen Risiko von ungefähr 20 %, im Laufe des Lebens einen solchen Tumor zu entwickeln. Des Weiteren finden sich bei Patienten mit Lynch-Syndrom gehäuft Magenkarzinome, hepatozelluläre Karzinome, cholangiozel-luläre Karzinome, Tumoren der ableitenden Harnwege, Ovarialkarzinome, Karzinome des Dünndarms, Pankreaskarzinome, Tumo-ren der Haut, Glioblastome sowie Talgdrü-senadenome und Keratoakanthome (Muir-Torre-Syndrom).

Diagnostik

Klinische Kriterien

Aufgrund der Häufigkeit des Lynch-Syndroms unter Patienten mit kolorektalem Karzinom wurden Kriterien entwickelt, die es ermög-lichen, Patienten mit Lynch-Syndrom-be-dingtem erblichem kolorektalem Karzinom sicher zu erfassen. Initial wurden die so-genannten Amsterdam-Kriterien eingeführt. Diese wurden weiter verfeinert und als Ams-terdam-II-Kriterien bezeichnet. Treffen die bei der Analyse des Familienstammbaums erarbeiteten Amsterdam-Kriterien für einen Patienten und alle seine Familienmitglieder zu, so gilt ein HNPCC als sehr wahrschein-lich. Zuletzt wurden die sog. Bethesda-Kri-terien eingeführt, die den Personenkreis definieren, deren Tumoren auf das Vorliegen einer genomischen Instabilität untersucht werden sollen, wenn eines der Kriterien zutrifft. Dies bringt insbesondere bei kleinen Familien eine Verbesserung.

> **Amsterdam-Kriterien I**
> ▶ Mindestens drei Familienmitglieder haben oder hatten ein Kolonkarzinom.
> ▶ Eines dieser Familienmitglieder ist erstgradig mit einem der beiden anderen verwandt.
> ▶ Die Kolonkarzinome treten in mindes-tens zwei aufeinander folgenden Genera-tionen auf.
> ▶ Mindestens einer der Erkrankten ist oder war bei Diagnosestellung jünger als 50 Jahre.
> ▶ Eine familiäre adenomatöse Polyposis (FAP) ist ausgeschlossen.

> **Amsterdam-Kriterien II**
> ▶ Mindestens drei Angehörige der Fami-lie haben oder hatten einen mit HNPCC vergesellschafteten Krebs (Dickdarm oder Mastdarm, Gebärmutter, Dünn-darm, Nierenbecken oder Harnleiter).
> ▶ Eines dieser Familienmitglieder ist erstgradig mit einem der beiden anderen verwandt.
> ▶ Die Tumorerkrankungen treten in mindestens zwei aufeinander folgenden Generationen auf.
> ▶ Mindestens einer der Erkrankten ist oder war bei Diagnosestellung jünger als 50 Jahre.
> ▶ Eine familiäre adenomatöse Polyposis (FAP) ist ausgeschlossen.

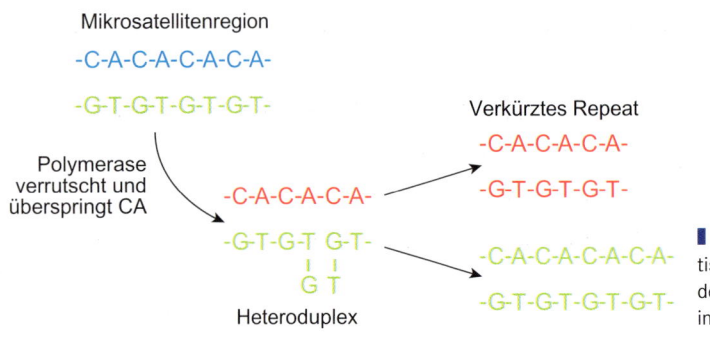

■ Abb. 1: Schema-tische Darstellung der Mikrosatelliten-instabilität. [1]

Mikrosatelliten

Charakteristischerweise werden bei Patienten mit Lynch-Syndrom Veränderungen der Mikrosatellitenmarker nachgewiesen, sog. Mikrosatelliten-Instabilitäten. Mikrosatelliten sind Abschnitte im Genom, in denen kurze Nukleotid-Repeats (z. B. … CA-CA-CA …) vielfach hintereinandergekoppelt vorkommen. Beim Ablesen der Sequenz im Rahmen der Replikation kommt es hier leicht zu einem „Verrutschen" der Polymerase und zu Fehlern beim Ablesen und Replizieren. Es werden dadurch mehrere dieser Nukleotid-Repeats in die neue DNA eingebaut (∎ Abb. 1). Aufgrund des Defekts im DNA-Reparaturmechanismus werden diese Fehler nicht korrigiert. Es findet sich deshalb bei Patienten mit Lynch-Syndrom eine Sequenzlängendifferenz zwischen Tumor und gesundem Gewebe als Hinweis auf eine fehlerhafte DNA-Replikation und DNA-Korrektur. Dies wird als „Mikrosatelliten-Instabilität" bezeichnet. Ergibt sich so ein Hinweis auf das Vorliegen eines Lynch-Syndroms, erfolgt die Diagnosesicherung schließlich mittels Sequenzierung der Gene, die am menschlichen DNA-Reparatursystem beteiligt sind.

Therapie und Vorsorge

Die Therapie von Kolonkarzinomen im Rahmen eines Lynch-Syndroms unterscheidet sich nicht von der Therapie bei Patienten ohne Lynch-Syndrom.
Gleichzeitig ist die Identifikation von Muta-

tionsträgern in der Familie von Patienten enorm wichtig, um diese frühzeitig in Vorsorgeprogramme einschließen zu können mit dem Ziel, Tumoren so früh wie möglich in einem noch kurativen Stadium zu diagnostizieren.

Familiäre adenomatöse Polyposis, FAP

Ein kleiner Teil der erblichen Kolonkarzinome sind Tumoren im Rahmen der familiären adenomatösen Polyposis (FAP) und der Subgruppe des Gardner-Syndroms.

Genetik

Verantwortlich für die Entstehung der FAP sind Mutationen im Adenomatous-Polyposis-coli(APC)-Gen auf dem langen Arm von Chromosom 5 (5q21–22). Mutationen des APC-Gens führen zu einem verminderten Abbau des nachgeschalteten Proteins β-Catenin, das dann vermehrt eine ganze Reihe von Transkriptionsfaktoren aktiviert, die eine Tumorentstehung begünstigen. Die Mutationen des APC-Gens werden auto-

somal-dominant vererbt. Die Inzidenz des Syndroms beträgt 1 : 10000.

Klinik

Patienten mit FAP weisen typischerweise unzählige Polypen im gesamten Kolon auf (∎ Abb. 2). Bei Patienten mit Gardner-Syndrom finden sich darüber hinaus noch Osteome, z. B. am Kiefer, oder Desmoidtumoren der Muskulatur, insbesondere im Bereich der Bauchdecke. Auch im Duodenum kann die Erkrankung mit einer Polypenbildung vergesellschaftet sein. Das Risiko für die Entwicklung eines Duodenalkarzinoms liegt bei 10 %. Die multiplen Polypen entwickeln sich innerhalb der ersten beiden Lebensdekaden. Sie sind obligate Präkanzerosen, das heißt, dass alle Patienten mit FAP ein Kolonkarzinom entwickeln.

Therapie und Vorsorge

Aufgrund der Stellung des Syndroms als obligate Präkanzerose wird den Patienten eine prophylaktische Kolektomie um das 20. Lebensjahr empfohlen.

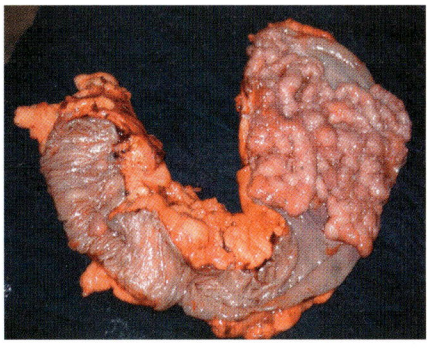

∎ Abb. 2: Bild eines FAP-Kolons. [30]

Zusammenfassung

✖ Hereditäre Formen des Kolonkarzinoms sind häufig, sie machen ca. 10 % der Kolonkarzinome aus.

✖ Das HNPCC/Lynch-Syndrom ist die häufigste Form des hereditären Kolonkarzinoms.

✖ HNPCC/Lynch-Syndrom wird durch Mutationen im DNA-Reparatursystem verursacht.

✖ Neben dem Kolonkarzinom kann beim HNPCC/Lynch-Syndrom eine ganze Reihe anderer assoziierter Tumoren entstehen.

✖ Die familiäre adenomatöse Polyposis ist eine obligate Präkanzerose.

✖ Bei der FAP ist eine prophylaktische Kolektomie um das 20. Lebensjahr angezeigt.

Multiple endokrine Neoplasien (MEN)

Als „multiple endokrine Neoplasien" (MEN) werden eine Gruppe von Erkrankungen bezeichnet, die erblich sind, zu einer Neoplasie endokriner Drüsen prädisponieren und mit Überfunktion der beteiligten endokrinen Organe einhergehen. Die MEN werden je nach den beteiligten Organen in drei Untergruppen eingeteilt, MEN1, MEN2A und MEN2B (■ Abb. 1).

Genetik

Alle MEN-Syndrome folgen einem autosomal-dominanten Erbgang. Beide Syndrome sind selten, die Prävalenz für MEN1 liegt bei ungefähr 1:50 000, die für MEN2 bei ungefähr 1:30 000.

MEN1

Ursächlich für das MEN1-Syndrom ist eine Mutation des MEN1-Gens. Das Gen findet sich auf dem langen Arm des Chromosoms 11 (11q13) und ist ein Tumorsuppressorgen. Mutationen dieses Gens kommen bei den meisten Patienten mit dem klinischen Bild eines MEN1-Syndroms vor. Die zur Erkrankung führende Mutation selbst kann zwischen den Patienten allerdings sehr unterschiedlich sein, insgesamt sind heute mehr als 200 unterschiedliche Mutationen bekannt, die zu einem MEN1 führen können. Entsprechend der Funktion des Gens als Tumorsuppressor bedeutet eine Mutation eine verminderte Kontrolle der Tumorentwicklung, was letztendlich zu einem stark erhöhten Risiko führt, an einem oder mehreren mit dem Syndrom vergesellschafteten Tumoren zu erkranken.

MEN2

Für die Entwicklung eines MEN2 sind Mutationen des RET-Gens auf dem langen Arm des Chromosoms 10 (10q11.2) verantwortlich. Bei RET handelt es sich um ein sog. „Protoonkogen", also ein Gen, das durch eine Mutation eine Aktivierung erfahren kann und dann zu einem Onkogen wird, indem es die Wahrscheinlichkeit einer Tumorentstehung (z. B. durch Aktivierung des Zellzyklus) erhöht. Auch für dieses Gen gibt es eine ganze Reihe von Mutationen, die alle zu einem MEN2-Syndrom führen können.

Klinik und Tumorlokalisationen der MEN

MEN1 (Werner-Syndrom)

Das Alter, in dem die Symptome einsetzen, kann auch innerhalb einer Familie sehr stark variieren. Das typische Erstmanifestationsalter von MEN1 liegt zwischen dem 20. und 30. Lebensjahr und die meisten Patienten mit einer MEN1-Mutation erkranken vor dem 50. Lebensjahr. Viele MEN1-Patienten werden schon mit ungefähr 20 Jahren wegen eines Hyperparathyreoidismus auffällig. Im Rahmen des MEN 1 finden sich zu einem sehr hohen Prozentsatz (mehr als 90 %) Tumoren der Nebenschilddrüsen. Entsprechend werden viele Patienten mit einem primären Hyperparathyreoidismus – erhöhtem Kalziumspiegel und Osteopenie – auffällig. Tumoren des Pankreas sind ebenfalls häufig mit MEN1 vergesellschaftet. Auch hier können die Symptome erheblich variieren, was insbesondere davon abhängt, welche der Zellen des Pankreas einer Überfunktion unterliegen. Ein Drittel der Patienten leidet an einer vermehrten Produktion von Gastrin durch die G-Zellen des Gastrointestinaltrakts. Entsprechend finden sich bei diesen Patienten vermehrt Ulzerationen des Magens und Duodenums im Sinne eines Zollinger-Ellison-Syndroms. Im Weiteren kann die Blutzuckerregulation durch eine veränderte Sekretion von Insulin, Glukagon oder Somatostatin beeinträchtigt sein. Als dritte, häufig mit einem MEN1 vergesellschaftete endokrine Tumorentität finden sich Tumoren der Hypo-

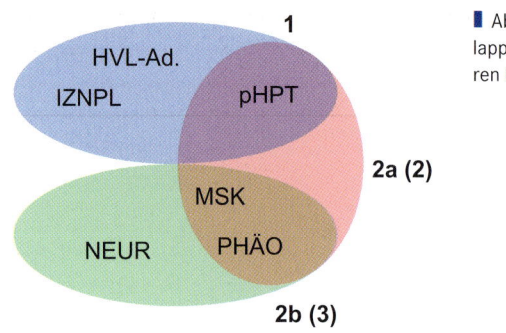

■ Abb. 1: Überlappung von Tumoren bei MEN. [7]

HVL-Ad.:	HVL-Adenom
IZNPL:	Inselzellneoplasma
pHPT:	primärer Hyperparathyreoidismus
MSK:	medulläres Schilddrüsenkarzinom
PHÄO:	Phäochromozytom
NEUR:	Neurom
2, 2a, 2b, 3:	Typen der multiplen endokrinen Neoplasien

physe mit einer Wahrscheinlichkeit von 30 %. Am häufigsten sind diese prolaktinbildend, weshalb Patienten mit solchen Tumoren in ihrer Fertilität eingeschränkt sein können.

Neben diesen drei Haupttumorentitäten des MEN1 können sich eine Vielzahl weiterer Tumoren mit dem Syndrom assoziieren, z.B. Tumoren der Nebenniere, des Bronchialsystems oder Thymus. Die Diagnostik des MEN1 zeichnet sich durch das Vorliegen zweier der drei häufigsten Tumoren aus, also Tumoren der Nebenschilddrüse, des Pankreas oder der Hypophyse (■ Tab. 1).

MEN2

Auch die Formen des MEN2-Syndroms sind durch das Auftreten mehrerer endokriner Tumoren gekennzeichnet. Patienten mit einem der beiden Subtypen der MEN2 entwickeln medulläre Karzinome der Schilddrüse und Tumoren der Nebennieren, Phäochromozytome. Die Tatsache, dass Patienten mit einem MEN2 fast sicher ein Schilddrüsenkarzinom bekommen, unterscheidet das Syndrom klar von MEN1. Darüber hinaus sind medulläre Schilddrüsenkarzinome, die sich bei Patienten mit MEN2 entwickeln, signifikant aggressiver in ihrem biologischen Verhalten als solche von Patienten, die kein MEN2 aufweisen. Neben diesen Haupttumorlokalisationen werden je nach weiteren assoziierten Tumoren zwei weitere Subtypen des Syndroms unterschieden, MEN2A und MEN2B.

MEN2A (Sipple-Syndrom)

Beim Subtyp MEN2A findet sich neben einem medullären Schilddrüsenkarzinom und einem Phäochromozytom bei ungefähr einem Fünftel der Patienten ein Hyperparathyreoidismus. Im Vergleich zu MEN erkranken die Patienten deutlich früher, meist bereits im Kindesalter. Dabei können sich initial medulläre Schilddrüsenkarzinome bereits vor dem zehnten Lebensjahr entwickeln. Auch hier steigt die Anzahl der an Tumoren erkrankten Patienten mit zunehmendem Alter; die überwiegende Zahl der Patienten erkrankt vor dem 30. Lebensjahr. Selten ist das Syndrom weiterhin mit einem Morbus Hirschsprung oder einer Cutaneous lichen amyloides assoziiert.

MEN2B (Williams-Pollock-Syndrom, Gorlin-Vickers-Syndrom)

Kennzeichnend für den Subtyp 2B ist das Auftreten von Neurinomen, insbesondere an Lippen und Zunge, und das Auftreten einer gastrointestinalen Ganglioneuromatose zusätzlich zur Entwicklung eines medullären Schilddrüsenkarzinoms und Phäochromozytoms.

Drüse	Häufigkeit	Hormone	Symptome
MEN1			
Nebenschilddrüse	90	Parathormon	Hyperkalzämie
Endokrines Pankreas	50 – 85		
Gastrinome	Bis 50	Gastrin	Zollinger-Ellison-Syndrom
Insulinome	Bis 30	Insulin	Hypoglykämie
VIPome	Bis 12	VIP (= vasoaktives intestinales Polypeptid)	Wässrige Durchfälle, Verner-Morrison-Syndrom
Adenohypophyse	30 – 65		
Hormoninaktive HVL-Adenome	Bis 70		Hypophysenvorderlappeninsuffizienz, lokale Symptome
Prolaktinome	23	Prolaktin	Amenorrhö, Infertilität, Galaktorrhö,
STH produzierende Adenome	27	Wachstumshormon	Impotenz
ACTH produzierende Tumoren	3,6	ACTH	Akromegalie
			Morbus Cushing
MEN2			
Medulläres Schilddrüsenkarzinom	90	Calcitonin	Langsames Wachstum, Durchfall
Phäochromozytom des NN-Marks	85 – 90	Adrenalin/Noradrenalin	Arterielle Hypertonie
Beidseitig	70 – 80		
Ektop	10 – 15		
Nebenschilddrüsen (nur 2a)	60	Parathormon	Hyperkalzämie

Tab. 1: Häufigkeiten der Organbeteiligung bei den multiplen endokrinen Neoplasien. [34]

Ferner wird der Körperbau der Patienten oft als groß und schlank und daher als marfanoider Phänotyp beschrieben. Diese Form der MEN zeichnet sich ferner durch ein besonders aggressives Tumorwachstum aus. Die Tumoren entstehen oft in früher Kindheit und das Syndrom führt durch die Tumorerkrankungen oft bereits zwischen dem 20. und 30. Lebensjahr zum Tod der Patienten.

Genetik der MEN2

Die MEN2 werden autosomal-dominant vererbt. Ein geringer Anteil (ca. 6 – 9 %) der MEN2A auslösenden Mutationen, aber ungefähr die Hälfte der MEN2B-Syndrome entstehen de novo. Ursächlich für beide MEN2-Syndrome sind Mutationen des RET-Protoonkogens. Der überwiegende Teil der Mutationen liegt in einem der Codons 609, 611, 618, 620 oder 634 für MEN2A, wohingegen für MEN2B nur an Position 918 relevante Veränderungen bekannt sind. Die Mutationen führen zu einer Aktivierung einer Tyrosinkinase und nachfolgend zur Tumorentstehung.

Diagnostik

Der Verdacht des Vorliegens von MEN ergibt sich zunächst aus der klinischen Zusammenschau mehrerer Tumoren. Die weitere Diagnostik beinhaltet dann die Sequenzierung der beiden für MEN-Entwicklung verantwortlichen Gene, um eine Mutation aufzudecken. Aufgrund der Vielfalt der möglichen Mutationen gelingt dies nur über eine Sequenzierung des Gens.
Nach der Identifizierung eines Patienten mit MEN ist insbesondere die Untersuchung der

Familienangehörigen und dabei die Identifikation von Mutationsträgern wichtig, um die regelmäßigen Vorsorgeuntersuchungen durchführen zu können. Genetische Untersuchungen sind in Familien mit MEN1 ab 16 Jahren, bei Familien mit MEN2 wesentlich früher – vor dem sechsten Lebensjahr – angezeigt. Anlageträger für MEN1 können aber oft schon in jugendlichem Alter anhand von biochemischen Verlaufsparametern, wie Serumkalzium- oder Parathormonspiegel, erkannt werden. Hypophysenadenome können mittels Prolaktin- oder Wachstumshormonbestimmung auffällig werden. Schließlich können durch einen Mahlzeit-Stimulationstest und anschließender Messung des pankreatischen Polypeptids und Gastrins Tumoren des Pankreas und Duodenums aufgedeckt werden.

Bei MEN2 ist aufgrund des frühen und die Prognose bestimmenden Auftretens von medullären Schilddrüsenkarzinomen die direkte genetische Diagnostik sinnvoll.

Therapie

Grundsätzlich erfolgt die Therapie nach denselben Therapiestrategien, wie sie für Patienten etabliert sind, die diese Tumoren ohne das Vorliegen eines MEN haben.
Beim Vorliegen einer RET-Mutation wird zur Prophylaxe der insbesondere bei MEN2B obligaten Entstehung eines medullären Schilddrüsenkarzinoms die Entfernung der Schilddrüse empfohlen. Aufgrund der frühen Entstehung dieser Tumoren im Kindes- oder Jugendalter ist eine frühzeitige genetische Diagnostik notwendig.

Zusammenfassung

✖ Als „multiple endokrine Neoplasien" (MEN) werden eine Gruppe von Erkrankungen bezeichnet, die erblich sind, zu einer Neoplasie endokriner Drüsen prädisponieren und mit Überfunktion der beteiligten endokrinen Organe einhergehen.

✖ Es handelt sich dabei um eine autosomal-dominante Vererbung.

✖ MEN1 führt zu Tumoren der Nebenschilddrüse, des endokrinen Pankreas und der Hypophyse.

✖ MEN2 hat ein medulläres Schilddrüsenkarzinom, ein Phäochromozytom und Tumoren der Nebenschilddrüse oder Neurinome zur Folge.

Li-Fraumeni-Syndrom

Das Li-Fraumeni-Syndrom (LFS) fällt innerhalb von Familien auf, deren Familienanamnese eine Vielzahl an verschiedenen Tumoren aufweist. Die charakteristischsten Tumoren sind bei jungen Menschen Osteosarkome, Weichteilsarkome und Brustkrebs, aber auch Leukämien, Lymphome, Hirntumoren und Adenokarzinome. Gleichzeit liegt hinsichtlich der Tumoren aber eine autosomal-dominante Prädisposition für die Erkrankung vor.

Genetik

Das Li-Fraumeni-Syndrom wird zum überwiegenden Teil (mehr als 70 %) durch Keimbahnmutationen des Tumorsuppressors p53 verursacht. p53 akkumuliert nach DNA-Schädigung in der Zelle, indem es durch das Signal einer DNA-Schädigung nach der Translation (posttranslational) stabilisiert und so vor einem Abbau geschützt wird. Das akkumulierte p53 stimuliert dann die Expression von spezifischen Genen, die in DNA-Reparaturmechanismen eingebunden sind. Diese kontrollieren den Zellzyklus oder leiten den programmierten Zelltod (Apoptose) ein. Durch p53 wird der Zellzyklus verlangsamt. Dadurch gewinnt die Zelle Zeit, über die ebenfalls induzierten Zellreparaturmechanismen die Schädigung der DNA zu korrigieren, bevor die nächste Zellteilung ansteht. Bei hoher p53-Akkumulation kann p53 aber auch den programmierten Zelltod (Apoptose) auslösen, was schließlich zum Untergang der Zelle führt. Aufgrund dieser zentralen Stellung und der Eigenschaft, auf Schädigungen der DNA reagieren zu können, wird der Tumorsuppressor p53 auch als „Wächter des Genoms" bezeichnet (s. „Tumorgenetik", S. 20, ▌ Abb. 1). Entsprechend kommt Mutationen des p53-Gens erhebliche Bedeutung zu, indem sich die Schäden der DNA ansammeln und so letztendlich zur malignen Entartung der Zelle führen. Mutationen des auf dem kurzen Arm des Chromosoms 17 liegenden p53-Gens können vielfältiger Natur sein. Insgesamt ist mittlerweile eine Vielzahl verschiedener Mutationen bekannt (▌ Abb. 1).

Das Risiko, an Krebs zu erkranken, ist bereits bei jungen Patienten mit einer Mutation relevant. Im Alter von 15 Jahren leiden bereits 15 % der Patienten an einem Tumor. Das Risiko steigt mit zunehmendem Alter und beträgt schließlich mit 50 Jahren bei Frauen 80 % und bei Männern 40 %. Die Diskrepanz der Tumorinzidenz zwischen den Geschlechtern in diesem Alter wird durch die Anzahl an Mammakarzinomen erklärt, die fast ausschließlich Frauen betreffen.

Das Risiko für einen Zweittumor ist hoch, besonders auch nach einer Chemotherapie oder Bestrahlung, da diese wiederum DNA-Schäden verursachen, die unter einer p53-Mutation in geringerem Maß korrigiert werden und somit zu weiteren Zellschäden und möglichen Entartungen führen können.

Bei einer kleineren Anzahl an Familien mit Li-Fraumeni-Syndrom werden die Tumoren durch eine Keimbahnmutation des Checkpoint-Kinase-2-(CHK2-)Gens ausgelöst. Das CHK2-Gen liegt auf dem langen Arm des Chromosoms 22 und ist ein Mitglied der p53-Signalkette. Wird also CHK2 durch eine Mutation in seiner Funktion gehemmt, kommt es auch auf diesem Weg zu einer Funktionseinschränkung von p53: Seine Signale zur Regulation der DNA-Reparatur, des Zellzyklus oder des programmierten Zelltods in der Zelle können nicht weitergeleitet werden, erreichen damit ihr Ziel nicht und können damit ihre Aufgabe nicht erfüllen.

Klinische Charakteristika

Die Diagnose eines klassischen Li-Fraumeni-Syndroms wird vorerst anhand klinischer und familienanamnestischer Kriterien gestellt: Zunächst ist das Auftreten eines Sarkoms vor dem 45. Lebensjahr verdächtig auf das Syndrom, wenn gleichzeitig mindestens zwei Verwandte bekannt sind, die ebenfalls vor dem 45. Lebensjahr an einem bösartigen Tumor oder, unabhängig vom Alter, an einem Sarkom erkrankt sind. Von letzteren beiden Verwandten muss mindestens einer erstgradig, der andere kann zweitgradig verwandt sein. In

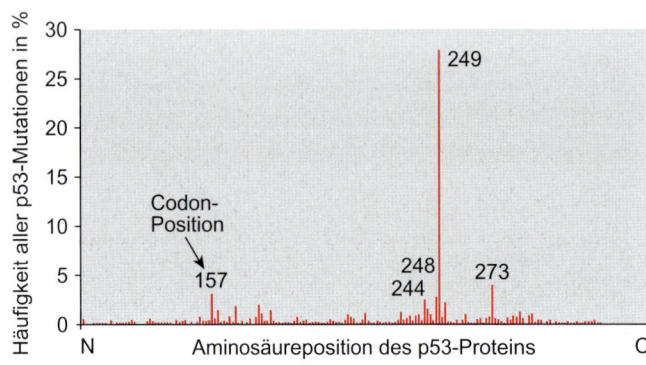

▌ Abb. 1: p53-Mutationen. [1]

Familien, die diese Kriterien erfüllen, tragen bis zu 80 % der Mitglieder eine p53-Mutation.

Daneben werden etwas erweiterte Kriterien zur Diagnose des Li-Fraumeni-like-Syndroms verwendet. Folgende Diagnose deutet danach auf ein Li-Fraumeni-like-Syndrom hin:

▶ ein Tumor im Kindesalter oder
▶ ein mit dem Li-Fraumeni-Syndrom assoziierter Tumor vor dem 45. Lebensjahr

in Verbindung mit

▶ einem erst- oder zweitgradig Verwandten, bei dem ein mit dem Li-Fraumeni-Syndrom assoziierter Tumor (unabhängig vom Alter) diagnostiziert wurde, sowie zusätzlich mit
▶ einem erst- oder zweitgradig Verwandten mit einem Tumor (auch nicht Li-Fraumeni-charakteristischen Tumor) oder
▶ einem erst- oder zweitgradig Verwandten mit einem Li-Fraumeni-Syndrom-assoziierten Tumor vor dem 60. Lebensjahr.

Als charakteristische Tumoren, die mit dem Syndrom vergesellschaftet sind, gelten:

▶ Osteosarkome
▶ Weichteilsarkome
▶ Mammakarzinome
▶ Leukämien
▶ Lymphome
▶ Hirntumoren
▶ Nebennierentumoren (adrenokortikales Karzinom)

Schließlich ist eine molekularpathologische Untersuchung ebenfalls indiziert beim Vorliegen von drei unabhängigen

Primärtumoren, von denen der erste vor dem 45. Lebensjahr diagnostiziert wurde.

> **Kriterien des klassischen Li-Fraumeni-Syndroms**
> 1) Der Indexpatient leidet an einem Sarkom vor dem 45. Lebensjahr.
> 2) Mindestens ein Verwandter ersten Grades erkrankte vor dem 45. Lebensjahr an einem Karzinom oder an einem Sarkom.
> 3) Mindestens ein weiterer Verwandter ersten oder zweiten Grades erkrankte vor dem 45. Lebensjahr an einem Karzinom oder an einem Sarkom.

Molekulare Diagnostik

Aufgrund der Vielzahl verschiedener bekannter Mutationen des p53-Gens, die zu einem Li-Fraumeni-Syndrom führen können, kann eine Diagnose der beim jeweiligen Patienten vorliegenden individuellen Mutation nur durch Sequenzierung des Gens und Vergleich mit der bekannten Sequenz erfolgen.

Therapie

Ziel der Therapie ist die Prävention von Tumorerkrankungen. Die Therapie von diagnostizierten Tumoren folgt den gängigen Therapiekonzepten der jeweiligen Tumoren, unabhängig von ihrer Entstehung vor dem Hintergrund eines Li-Fraumeni-Syndroms. Wichtig ist die genetische Beratung der Familien und Identifizierung von Mutationsträgern, um diese frühzeitig in Vorsorge- und Früherkennungsprogramme einzuschließen. Auch Patienten mit einem Tumor müssen sich weiterhin regelmäßigen Nachsorge- bzw. weiteren Vorsorgeuntersuchungen unterziehen. Sie haben ein hohes Risiko, Zweittumoren zu entwickeln.

> **Zusammenfassung**
> ✖ Die Anamnese von Familien mit Li-Fraumeni-Syndrom weist eine Vielzahl verschiedener Tumoren auf.
> ✖ Typische Tumoren sind Osteosarkome, Weichteilsarkome, Mammakarzinome, Leukämien, Lymphome, Hirntumoren und Adenokarzinome.
> ✖ Das Li-Fraumeni-Syndrom wird zum überwiegenden Teil – mehr als 70 % – durch Keimbahnmutationen des Tumorsuppressors p53 verursacht.
> ✖ In einer kleineren Anzahl von Familien mit Li-Fraumeni-Syndrom werden die Tumoren durch eine Keimbahnmutation des Checkpoint-Kinase-2-(CHK2)-Gens ausgelöst.

Retinoblastom

Das Retinoblastom ist ein bösartiger Tumor der Netzhaut. Die Erkrankung tritt schon im frühen Kindesalter auf und findet sich bei der genetisch bedingten Form häufig beidseitig. Der Tumor geht von den unreifen Zellen der Netzhaut aus und entwickelt sich daher nur in früher Kindheit, bis zum fünften Lebensjahr.

Genetik

Das Retinoblastom ist der Prototyp einer durch Mutationen eines Tumorsuppressorgens verursachten Tumorerkrankung. Die Inzidenz beträgt 1 : 20 000.

Ungefähr 40 % der Erkrankungen werden autosomal-dominant vererbt, das Kind erbt ein mutiertes Allel des Retinoblastoma-Gens Rb1. Das Rb1-Gen findet sich auf dem langen Arm von Chromosom 13 (13q14). Somit bleibt nur noch ein funktionierendes Allel pro Zelle. Kommt es nun in einer Zelle zu einer sporadischen Mutation des anderen Allels, besitzt diese Zelle keine gesunde Kopie des Tumorsuppressors Rb1 mehr und die den Zellzyklus und Zelltod regulierende Funktion des Gens wird ausgeschaltet. Es sind eine Vielzahl verschiedener Mutationen bekannt, die zu einem funktionellen Defekt des Rb1-Gens führen. In ungefähr 3 % der Fälle kann sogar bereits lichtmikroskopisch eine Deletion des Bereichs, in dem Rb1 liegt, nachgewiesen werden. Dadurch kann es konsekutiv – auch wenn die genauen Mechanismen noch nicht geklärt sind – zu einem vermehrten Tumorwachstum kommen.

Anhand entsprechender Beobachtungen bei Patienten mit Retinoblastom stellte Alfred Knudson seine „Two-hit-Hypothese" zum Verlust der Funktion der Tumorsuppressorenwirkung bzw. zur Auswirkung von Mutationen in Tumorsuppressorgenen auf (▌ Abb. 1).

Patienten mit einer vererbten Mutation eines Allels sind vollständig abhängig von der intakten Funktion des verbleibenden gesunden Rb1-Allels. Allerdings ist das Auftreten einer zweiten, sporadischen Mutation theoretisch sehr hoch. Aus diesem Grund entwickeln die meisten Kinder mit einer vererbten Rb1-Mutation ein Retinoblastom. Häufig entwickeln sich die Retinoblastome sogar beidseitig durch unabhängige Mutationen auf beiden Seiten. Gleichzeitig muss eine solche Mutation aber nicht vorkommen, sodass die Penetranz der Erkrankung bei vererbtem Gendefekt nicht 100 % ist.

Die 60 % der Patienten, die keine vererbte Rb1-Mutation haben, aber dennoch an einem Retinoblastom leiden, entwickeln die Mutationen auf beiden Allelen sporadisch. Da dies generell ein seltenes Ereignis ist, findet sich ein Retinoblastom in diesen Fällen fast nur einseitig – im Gegensatz zur vererbten Form.

Das Rb1-Gen ist nicht nur in der Retina aktiv, sondern auch in vielen anderen Geweben. Entsprechend treten auch in diesen Geweben Mutationen auf, sodass es bei der vererbten Form zu zusätzlichen Veränderungen, z. B. in Form von Osteosarkomen, Fibrosarkomen oder Melanomen, kommen kann.

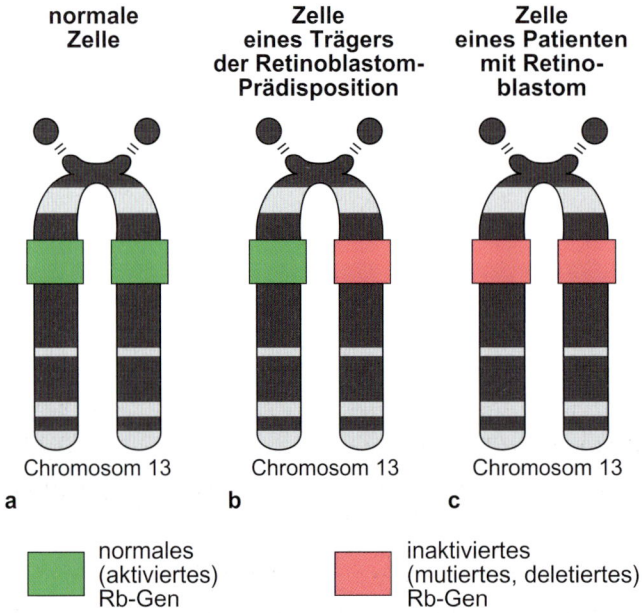

▌ Abb. 1: Two-hit bei Retinoblastom. [7]

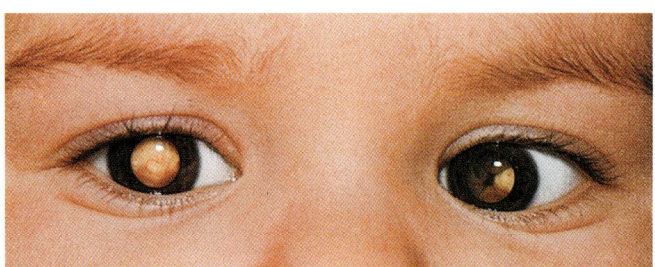

Abb. 2: Katzenauge. [8]

Klinik

Die Tumoren entstehen in der frühen Kindheit, in der Regel bis zum fünften Lebensjahr. Aufgrund des Tumorwachstums auf der Netzhaut kommt es zu Gesichtsfeldeinschränkungen bis hin zur Blindheit auf dem betroffenen Auge. Diagnostisches Zeichen ist das sog. Katzenauge (Leukokorie) (Abb. 2). Durch das Tumorwachstum im Auge wird einfallendes Licht durch das Tumorgewebe und nicht von der Netzhaut reflektiert. Dies führt zu einer weißlichen Reflexion im Gegensatz zu normalen roten Augen auf Fotografien. Darüber hinaus findet sich häufig ein Schielen des betroffenen Auges. Auch ein Glaukom kann durch das Tumorwachstum entstehen. Die Tumoren wachsen im Inneren des Auges schnell, Fernmetastasen sind hingegen selten.

Entsprechend der Aktivität des Rb1-Gens können zusätzlich auch in anderen Organen Tumoren vorkommen; assoziierte Tumoren sind Osteosarkome, Fibrosarkome oder Melanome.

Diagnostik

Die Diagnose kann oft schon durch die klinische Untersuchung, einschließlich Spiegeln der Augen, vermutet werden. Bildgebende Verfahren wie MRT oder CT sind notwendig, um die genaue Ausdehnung im Auge und ggf. auch Fernmetastasen festzustellen. Mittels DNA-Sequenzierung kann zwischen der erblichen und nicht erblichen Form des Retinoblastoms unterschieden werden.

Zusammenfassung

* Das Retinoblastom ist ein Tumor des Auges, ausgehend von den Zellen der Netzhaut.
* Die Tumoren entwickeln sich in früher Kindheit.
* 40% entstehen durch die Vererbung einer Mutation des Rb1-Tumorsuppressorgens.
* Patienten mit erblicher Form weisen häufig beidseitige, Patienten mit sporadischer Mutation meist nur einseitige Tumoren auf.
* Anhand des Retinoblastoms wurde von Alfred Knudson die Two-hit-Hypothese erarbeitet.

Fallbeispiele

C Fallbeispiele

Fall 1: Kolonkarzinom

In Ihre Sprechstunde kommt ein 38-jähriger Mann, der berichtet, Blut im Stuhl festgestellt zu haben. Der Patient ist subjektiv beschwerdefrei, Stuhlunregelmäßigkeiten werden nicht berichtet. Aus der Vorgeschichte sind keine weiteren Erkrankungen bekannt.

Frage: Welche Untersuchungen veranlassen Sie?
Antwort: Blutbild, rektale Untersuchung. Hämoccult. Proktoskopie, Koloskopie.

Szenario 1

Die Koloskopie ergibt rechtsseitig einen breitbasig aufsitzenden Tumor. Dieser wird biopsiert. Histologisch zeigt sich ein invasiv wachsendes Karzinom. Das Staging ergibt einen Tumor im Stadium Dukes B. Dieser wird operativ versorgt.

Frage 1: Welche Anzeichen lassen Sie vermuten, dass es sich um eine vererbbare Form des Kolonkarzinoms handeln könnte?

Frage 2: Welche Maßnahmen ergreifen Sie, um dies zu bestätigen oder auszuschließen?

Frage 3: Kann es sich bei diesem Patienten auch um ein Karzinom auf der Basis einer FAP handeln?

Frage 4: Wie häufig sind familiäre Kolonkarzinome?

Frage 5: Welche Vorsorgemaßnahmen raten Sie Familienmitgliedern, die dieselbe Mutation tragen?

Frage 6: Inwiefern spielt die Erkenntnis des Vorliegens einer familiären Form des Kolonkarzinoms eine Rolle für die Behandlung des Patienten?

Szenario 2

Die Koloskopie zeigt den Dickdarm ausgekleidet mit unzähligen Polypen.

Frage 1: Wie lautet Ihre Verdachtsdiagnose?

Frage 2: Wie bestätigen Sie diese?

Frage 3: Können die Polypen endoskopisch abgetragen werden?

Frage 4: Sind die Polypen auf das Kolon beschränkt?

Frage 5: Welche therapeutischen Empfehlungen geben Sie dem Patienten?

Szenario 3

Bei der klinischen Untersuchung findet sich ein Tumor im Kiefergelenk, der einem Osteom entsprechen könnte. Die Koloskopie weist eine Vielzahl an Polypen des Kolons auf.

Frage 1: Wie lautet Ihre Verdachtsdiagnose?

Frage 2: Welche therapeutischen Empfehlungen geben Sie dem Patienten?

Szenario 1

Antwort 1: Patienten mit einer erblichen Form des Kolonkarzinoms erkranken im Durchschnitt früher. Insofern sind junge Patienten primär suspekt auf das Vorliegen einer hereditären Form des Kolonkarzinoms. Zur weiteren Einschätzung, ob eine hereditäre Tumorform vorliegen kann, dienen die Amsterdam- und Bethesda-Kriterien (siehe Kapitel „HNPCC"). Nach den Bethesda-Kriterien sollte dieser Patient auf das Vorliegen eines HNPCC getestet werden.

Antwort 2: Sie veranlassen eine molekularpathologische Untersuchung der Gene des humanen DNA-Reparatursystems. Dies ist in der Regel eine Sequenzierung der Gene, wobei die Gene MLH1 und MSH2 70 % der Mutationen tragen und deshalb primär sequenziert werden.

Antwort 3: Die familiäre adenomatöse Polyposis (FAP) ist durch das Vorkommen von hunderten von Polypen im Kolon gekennzeichnet. Ein einzelner Polyp oder Tumor entspricht daher schon makroskopisch nicht einer FAP.

Antwort 4: Hereditäre Kolonkarzinome werden derzeit mit 7 – 10 % aller Kolonkarzinome angenommen. Gegenwärtig wird darüber hinaus geschätzt, dass bis zu 30 % aller Kolonkarzinome mit einer familiären Häufung von Kolonkarzinomen oder Tumoren allgemein vergesellschaftet sind.

Antwort 5: Familienmitglieder mit derselben Mutation sollten sich ab dem 25. Lebensjahr jährlich einer Koloskopie unterziehen.

Antwort 6: Die Behandlung des Indexpatienten ist unabhängig von der Diagnose einer hereditären Form des Kolonkarzinoms.

Szenario 2

Antwort 1: Die Verdachtsdiagnose lautet familiäre adenomatöse Polyposis (FAP).

Antwort 2: Die Diagnose kann bereits makroskopisch gestellt werden. Molekularpathologisch können Mutationen des APC-Gens die Diagnose bestätigen.

Antwort 3: Aufgrund der Vielzahl der Polypen – es sind hunderte bis tausende – ist ein endoskopisches Vorgehen aussichtslos.

Antwort 4: Nein. Auch im Duodenum kann die Erkrankung mit einer Polypenbildung vergesellschaftet sein. Das Risiko für die Entwicklung eines Duodenalkarzinoms liegt bei 10 %.

Antwort 5: Dem Patienten muss eine Kolektomie um das 20. Lebensjahr empfohlen werden.

Szenario 3

Antwort 1: Multiple Polypen in Kombination mit Osteomen machen ein Gardner-Syndrom wahrscheinlich.

Antwort 2: Auch beim Gardner-Syndrom als einer Unterform der FAP muss dem Patienten die Kolektomie mit ungefähr 20 Jahren empfohlen werden.

Fall 2: Minderwuchs

Ihnen wird ein zwölfjähriges Mädchen überwiesen, das durch eine Körpergröße von 135 cm auffällt. Diese Größe liegt deutlich unterhalb der dritten Perzentile. Die serologische Untersuchung ergibt keine wesentlichen Auffälligkeiten, insbesondere keinen Hinweis auf einen Wachstumshormonmangel oder anderweitige Hormonausfälle. Auch Hinweise auf eine chronische Herz- oder Lungenerkrankung, Malabsorption oder Mangelernährung finden sich nicht. Schließlich kann auch keine pathologisch veränderte Knochenreifung diagnostiziert werden. Das Kind wird Ihnen mit der Frage einer genetischen Ursache des Minderwuchses vorgestellt.

Szenario 1

Bereits auf den ersten Blick zeigt sich ein disproportionaler Minderwuchs. Die Beine sind stark verkürzt, während der Rumpf annähernd normal groß ist.

Frage 1: Welche Erkrankung könnte für den Minderwuchs aufgrund dieser Beobachtung verantwortlich sein?

Frage 2: Beschreiben Sie das typische Aussehen eines solchen Patienten.

Frage 3: Welche Größe ist bei Erwachsenen mit dieser Erkrankung zu erwarten?

Frage 4: Wie wird die Erkrankung vererbt?

Frage 5: Ist die Diagnose aus einem Karyogramm ersichtlich?

Szenario 2

Sie veranlassen ein Karyogramm und es stellt sich heraus, dass ein X-Chromosom fehlt.

Frage 1: Wie lautet der Karyotyp?

Frage 2: Welche Erkrankung ist mit diesem Karyotyp verknüpft?

Frage 3: Beschreiben Sie das typische Aussehen einer solchen Patientin

Frage 4: Welche Größe ist bei Erwachsenen mit dieser Erkrankung zu erwarten?

Szenario 3

Im Rahmen der klinischen Untersuchung finden sich eine Reihe weiterer Auffälligkeiten. Der Mund steht häufig offen und die Zunge zeigt sich hervorverlagert vorstehend. Die Stirn imponiert breit und die Nasenwurzel ist tief. Insgesamt ist das Gesicht elfenhaft. Der Kopf ist mikrozephal.

Frage 1: Welche Erkrankung könnte für den Minderwuchs aufgrund dieser Beobachtung verantwortlich sein?

Frage 2: Beschreiben Sie das typische Aussehen eines solchen Patienten.

Frage 3: Welche Größe ist bei Erwachsenen mit dieser Erkrankung zu erwarten?

Frage 4: Wie wird die Erkrankung vererbt?

Frage 5: Ist die Diagnose aus einem Karyogramm ersichtlich?

Frage 6: Kennen Sie weitere Syndrome, die mit Minderwuchs vergesellschaftet sind?

Szenario 1

Antwort 1: Differenzialdiagnostisch kommt vor allem eine Achondroplasie infrage.

Antwort 2: Das charakteristische klinische Bild ist durch einen disproportionalen Minderwuchs gekennzeichnet. Es besteht ein vergrößerter Kopf (Makrozephalus) mit typisch verkleinertem Foramen occipitale. Gleichzeitig finden sich kurze plumpe Extremitäten. Die Wirbelsäule ist häufig im Sinne einer lumbosakralen Lordose verändert. Da der Rumpf vergleichsweise lang ist, haben die Patienten fast eine normale Sitzhöhe.

Antwort 3: Erwachsene Patienten mit einer Achondroplasie erreichen im Durchschnitt eine Körpergröße von 130 bis 150 cm.

Antwort 4: Die Erkrankung wird autosomal-dominant vererbt, wobei es sich bei den meisten Patienten (80 %) um eine Neumutation handelt.

Antwort 5: Die Erkrankung entsteht durch eine Punktmutation im Rezeptor-Gen für den Fibroblasten-Wachstumsfaktor FGFR-3. Im Karyogramm sind aber nur Mutationen von ganzen Chromosomenabschnitten nachzuweisen, weshalb die Erkrankung dort also nicht nachweisbar ist.

Szenario 2

Antwort 1: Der Karyotyp lautet 45, X0.

Antwort 2: Das Ullrich-Turner-Syndrom.

Antwort 3: Der Phänotyp des Turner-Syndroms kann sehr variabel sein. Die Patientinnen sind minderwüchsig. Oft liegt ein Pterygium colli vor, der Haaransatz ist tief, der Kiefer schmal und der Gaumen hoch gebogen. Wesentlich ist auch die Fehlentwicklung bzw. das Fehlen der Ovarien. Diese sind bei den Turner-Patientinnen zwar in der richtigen Lokalisation angelegt, aber meist bindegewebig umgebaut („streak ovaries"). Aufgrund des Fehlens von funktionellem Ovarialgewebe haben die meisten Patientinnen unbehandelt keine Pubertätsentwicklung und eine primäre Amenorrhö. Damit verbunden ist auch bei den meisten Patientinnen eine primäre Sterilität.

Antwort 4: Die durchschnittliche Körpergröße der Patientinnen liegt bei 140 bis 150 cm.

Szenario 3

Antwort 1: Differenzialdiagnostisch kommt in diesem Fall ein Williams-Beuren-Syndrom infrage.

Antwort 2: Das Gesicht wird oft als „Elfengesicht" beschrieben: Die Stirn ist breit bei gleichzeitig tiefer Nasenwurzel und prominenten Wangenknochen. Der Mund ist breit und die ersten Zähne im Kiefer liegen vergleichsweise weit auseinander. Die Iris kann weißliche radspeichenähnliche Einschlüsse aufweisen, die als „Iris stellata" bezeichnet werden. Sie sind besonders bei blauen Augen zu sehen, bei braunen nur mit der Spaltlampe. Viele Patienten verfügen über ein absolutes Gehör. Des Weiteren erkennen sie Gesichter sehr schnell wieder und lernen sehr leicht und frühzeitig lesen. Auch die Sprache entwickelt sich rasch und die Kinder fallen durch ihre Eloquenz auf. Aufgrund dieser Fähigkeiten werden die Patienten mit Williams-Beuren-Syndrom auch als „Cocktailparty personalities" beschrieben.

Antwort 3: Patienten mit Williams-Beuren-Syndrom weisen im Vergleich zur genetisch prädeterminierten Körpergröße eine um ca. 10 cm verminderte Größe auf.

Antwort 4: Auch bei diesem Syndrom entsteht ein Großteil der Syndrome durch De-novo-Mutationen. Die Deletion kann autosomal-dominant vererbt werden.

Antwort 5: Dem Williams-Beuren-Syndrom liegt eine Mikrodeletion auf dem kurzen Arm von Chromosom 7 (7q11.23) zugrunde. Im Karyogramm sind aber nur Mutationen von ganzen Chromosomenabschnitten nachzuweisen. Im Karyogramm ist die Erkrankung also nicht nachweisbar.

Antwort 6: Das Prader-Willi-Syndrom.

Fall 3: Genetische Diagnostik

Ein junges Ehepaar kommt zu Ihnen mit der Bitte um eine genetische Testung.

Szenario 1

In der Familie treten vermehrt verschiedene Tumoren auf. Der Vater der Frau ist kürzlich an einem Kolonkarzinom erkrankt. Die Großmutter (väterlicherseits) der Frau litt an einem Endometriumkarzinom, an dem sie auch verstarb. Ein Onkel (väterlicherseits) der Frau leidet an einem Magenkarzinom. Der Mann hat keinen Kontakt zu seinen Geschwistern, sein Vater leidet an einer Schilddrüsenüberfunktion.

Frage 1: Welche Verdachtsdiagnose haben Sie?

Frage 2: Welche Diagnostik veranlassen Sie?

Frage 3: Ist diese Veränderung mittels FISH nachweisbar?

Frage 4: Mit Ihrer Diagnostik finden Sie heraus, dass auch die Frau, die in Ihre Sprechstunde kommt, Trägerin der Mutation ist. Was empfehlen Sie der Patientin?

Szenario 2

Das Paar hat kürzlich ein Kind mit Trisomie 21 geboren.

Frage 1: Welches der beiden Elternteile hat das überschüssige Chromosom vererbt?

Frage 2: Ist ein Sequenzieren des Chromosoms sinnvoll?

Frage 3: Ist eine Mikrosatellitentestung sinnvoll?

Szenario 3

Bei der Mutter der Frau wurde kürzlich eine Chorea Huntington festgestellt. Das Paar kommt mit der Bitte um eine genetische Diagnostik mit der Frage, ob die Frau Anlageträgerin für die Erkrankung ist.

Frage 1: Welche Diagnostik veranlassen Sie?

Frage 2: Ist diese Veränderung auch durch Sequenzieren der DNA zu sehen?

Frage 3: Ab welchem Alter bieten Sie eine Testung von Nachkommen an, um eine Mutation auch bei diesen zu suchen?

Szenario 1

Antwort 1: Die Verdachtsdiagnose lautet HNPCC (Lynch-Syndrom).

Antwort 2: Als wesentliche Diagnostik muss die Sequenzierung der Gene des humanen DNA-Reparatursystems veranlasst werden, wobei die Gene MLH1 und MSH2 70 % der Mutationen tragen und deshalb primär sequenziert werden.

Antwort 3: Mittels FISH sind größere Mutationen auf Chromosomenebene nachweisbar. Die Mutationen, die zu HNPCC führen, sind jedoch oft nur wenige Nukleotide lang. Somit ist ein Nachweis mittels FISH nicht möglich.

Antwort 4: Der Frau ist eine jährliche Koloskopie als Vorsorgeuntersuchung zu empfehlen.

Szenario 2

Antwort 1: Das überzählige Chromosom kann sowohl vom Vater als auch von der Mutter vererbt werden. In den meisten Fällen stammt es aber von der Mutter.

Antwort 2: Eine Sequenzierung ist nicht sinnvoll, da es sich hier nicht um eine Genmutation, sondern um eine chromosomale Fehlverteilung handelt.

Antwort 3: Die Trisomie ist nicht Ausdruck eines Fehlers des humanen DNA-Reparatursystems. Eine Mikrosatellitentestung ist daher nicht sinnvoll.

Szenario 3

Antwort 1: Die klinischen Symptome sind charakteristisch und erlauben oft bereits eine klinische Diagnose der Erkrankung. Eine genetische Analyse kann die Diagnose sichern. Dabei wird über eine PCR-Analyse die Länge des Repeat-tragenden Abschnitts bestimmt und so auf die Anzahl der Repeats des Huntington-disease-Gens rückgeschlossen.

Antwort 2: Prinzipiell können zusätzliche Repeats auch mittels Sequenzieren der DNA gesichert werden. Allerdings ist die Sequenzierung der DNA eine sehr teure Methode im Vergleich zur Analyse mittels PCR.

Antwort 3: Ab 18 Jahren.

Quellenverzeichnis

[1] W. Zettlmeier, Barbing/A. Teufel, Mainz.

[2] W. Zettlmeier. In: Dettmer U. et al.: Intensivkurs Biochemie. Elsevier/Urban & Fischer, 2005.

[3] W. Zettlmeier. In: Kremer A.: Crashkurs Biochemie. Elsevier/Urban & Fischer, 2005.

[4] Dr. A. Teufel, Mainz.

[5] S. Elsberger. In: Emminger H./Kia. T.: Exaplan. Elsevier/Urban & Fischer, 5. Auflage 2007.

[6] W. Zettlmeier. In: Kreutzig T.: Kurzlehrbuch Biochemie. Elsevier/Urban & Fischer, 12. Auflage 2006.

[7] H. Rintelen. In: Classen, M./Diehl, V./Kochsiek, K.: Innere Medizin. Urban & Fischer, 5. Auflage 2003.

[8] Spalton, D. et al.: Atlas of Clinical Opthalmology. Mosby 3rd edition 2004.

[9] W. Zettlmeier. In: Wenisch, T.: Kurzlehrbuch Physik, Chemie, Biologie. Elsevier/Urban & Fischer 2. Auflage 2009.

[10] Fahlke C. et al.: Taschenatlas Physiologie. Elsevier/Urban & Fischer 2008.

[11] Lissauer, T./Clayden, G.: Illustrated Textbook of Paediatrics. Elsevier/Mosby, 3rd edition 2007.

[12] G. Raichle, Ulm, in Verbindung mit der Reihe Klinik- und Praxisleitfaden, Urban & Fischer Verlag, München.

[13] H. Rintelen. In: Pfreundschuh M./Schölmerich J.: Pathophysiologie – Pathobiochemie. Elsevier/Urban & Fischer, 2. Auflage 2004.

[14] S. Elsberger. In: Emmert B./Gerstorfer M.: Crashkurs Gynäkologie. Elsevier/Urban & Fischer 2005.

[15] Fotosammlung des Dr. von Haunerschen Kinderspitals, zur Verfügung gestellt von Prof. Dr. med. D. Reinhardt. In: Muntau, A.: Intensivkurs Pädiatrie. Elsevier/Urban & Fischer 5. Auflage 2009.

[16] Forbes C./Jackson W.: Color Atlas and Text of Clinical Medicine. Mosby, 3rd edition 2002.

[17] W. Zettlmeier; nach Vorlage von: Dr. I. Rost, Martinsried.

[18] Prof. Dr. med. P. Heitz. In: Böcker, W./Denk, H./Heitz, P.: Pathologie. Elsevier/Urban & Fischer, 4. Auflage 2008.

[19] J. Bennek, Universität Leipzig, Kinderchirurgie. In: Menche, N./Asmussen-Clausen, M.: Pflege heute. Elsevier/Urban & Fischer, 4. Auflage 2008.

[20] S. Elsberger. In: Muntau, A.: Intensivkurs Pädiatrie. Elsevier/Urban & Fischer 5. Auflage 2009.

[21] S. Klebe. In: Mayatepek, E.: Pädiatrie. Elsevier/Urban & Fischer 2007.

[22] PD. Dr. T. Hansen, Mainz.

[23] Prof. Dr. med. J. P. Kaltwasser, Frankfurt. In: Classen, M./Diehl, V./Kochsiek, K.: Innere Medizin. Urban & Fischer, 5. Auflage 2003.

[24] Leischner, H.: BASICS Onkologie. Elsevier Urban & Fischer 2007.

[25] S. Adler. In: Schindelmeiser, J.: Neurologie für Sprachtherapeuten. Elsevier/Urban & Fischer 2007.

[26] Böcker, W./Denk, H./Heitz, P.: Pathologie. Elsevier/Urban & Fischer, 4. Auflage 2008.

[27] S. Adler. In: Renz-Polster, H./Krautzig, S.: Basislehrbuch Innere Medizin. Elsevier/Urban & Fischer, 4. Auflage 2008.

[28] Kauffmann, G./Moser, E./Sauer, R.: Radiologie. Elsevier/Urban & Fischer, 3. Auflage 2006.

[29] Goerke, K./Junginger, C.: Pflege konkret Gynäkologie Geburtshilfe. Elsevier/Urban & Fischer, 3. Auflage 2007.

[30] Prof. Dr. T. Schiedeck, Ludwigsburg; PD Dr. med. L. Mirow. In: Berchtold R. et al.: Chirurgie. Elsevier/Urban & Fischer, 6. Auflage 2008.

[31] S. Elsberger, Planegg. In: Schulze S.: BASICS Embryologie. Elsevier/Urban & Fischer 2011.

[32] Kreutzig T.: Kurzlehrbuch Biochemie. Elsevier/Urban & Fischer, 12. Auflage 2006.

[33] Mayatepek E./Aksu F: Repetitorium Pädiatrie. Elsevier/Urban & Fischer 2007.

[34] Classen, M./Diehl, V./Kochsiek, K. et al.: Innere Medizin. Urban & Fischer, 5. Auflage 2003

[35] Emminger H./Kia T.: Exaplan. Elsevier/Urban & Fischer, 5. Auflage 2007.

Register

Register